· 中医养生重点专科名医科普丛书 ·

总主编 · 肖 臻 郑培永

龙华中医肿瘤谈

主 编 王中奇 郑培永

副主编 邓海滨 王立芳 赵晓珍 吴 继

编 委（以姓氏笔画为序）

王 瑞 王少墨 王雯珺 白月琴 苏 婉

杨 佳 杨 鹭 沈 璟 张程程 金贵玉

周 航 胡紫洁 钦敬茹 徐祖红 谢 瑜

蔡玥娇

中国中医药出版社

· 北 京 ·

图书在版编目（CIP）数据

龙华中医谈肿瘤 / 王中奇，郑培永主编 . —北京：中国中医药出版社，2018.10

（中医养生重点专科名医科普丛书）

ISBN 978 – 7 – 5132 – 5105 – 1

Ⅰ.①龙… Ⅱ.①王… ②郑… Ⅲ.①肿瘤—中医临床—经验—中国—现代 Ⅳ.① R273

中国版本图书馆 CIP 数据核字（2018）第 153476 号

中国中医药出版社出版

北京市朝阳区北三环东路 28 号易亨大厦 16 层

邮政编码 100013

传真 010-64405750

廊坊市三友印务装订有限公司印刷

各地新华书店经销

开本 710×1000 1/16 印张 15.5 字数 229 千字

2018 年 10 月第 1 版 2018 年 10 月第 1 次印刷

书号 ISBN 978 – 7 – 5132 – 5105 – 1

定价 46.00 元

网址 www.cptcm.com

社 长 热 线 010-64405720

购 书 热 线 010-89535836

维 权 打 假 010-64405753

微信服务号 zgzyycbs

微商城网址 https://kdt.im/LIdUGr

官方微博 http://e.weibo.com/cptcm

天猫旗舰店网址 https://zgzyycbs.tmall.com

如有印装质量问题请与本社出版部联系（010-64405510）

前言

　　中华优秀传统文化是中华民族的突出优势，而中医药学是"中华民族的瑰宝"，是"打开中华文明宝库的钥匙"，"凝聚着深邃的哲学智慧和中华民族几千年的健康理念及其实践经验"，博大精深，简便廉验，已成为中华文化软实力的代表。为了推进中医药文化的普及，增进中国人民乃至世界人民的健康，我们特别编撰了《中医养生重点专科名医科普丛书》。

　　本丛书一共分为 8 本。其中，《龙华中医谈养生》最为重要，具有提纲挈领的作用。此书对中医养生的精髓做了详尽的介绍，具体从中医养生的概念和特点、中医养生学发展简史、中医养生学的基本理论、中医养生的基本原则、五脏养生、情志养生、体质养生、环境与养生、起居作息与养生、睡眠养生、饮食养生、气功养生、针灸经络养生、药物养生、因人养生等方面，论述了中医养生的脉络发展、基本原理与基本方法，既有理论的探索，更注重对大众健康养生方法的指导。

　　另外 7 本分别是《龙华中医谈心病》《龙华中医谈肝病》《龙华中医谈肺病》《龙华中医谈肾病》《龙华中医谈脑病》

《龙华中医谈肿瘤》《龙华中医谈风湿病》。这7本书均采取问答体例，重在说明具体各科疾病诊疗过程中应注意的问题，如各科疾病的特征、发病机理、辅助检查资料的解读、西医基础治疗、临床治疗中常见的问题及处理、日常中医养生的方法与注意事项等，偏重实用，重在解决具体问题。

　　全套丛书既有宏观论述，又有微观内容，理论联系实际，选材精练，专业严谨，对大众养生健康具有较高的参考价值。对于书中的不足之处，欢迎大家提出宝贵的意见和建议，以便再版时进一步完善。最后，希望本套丛书的出版，能使大家强身健体，延年益寿。

肖　臻　郑培永

2018年8月

内容提要

　　癌症已成为危害人类健康的重要因素，由于癌症的发病原因仍不完全清楚，治疗手段尚有诸多不足，一些肿瘤往往出现复发转移，难以彻底治愈，导致人们往往谈癌色变。上海龙华医院肿瘤科一直致力于运用中医药治疗恶性肿瘤，在临床治疗的同时，尤其重视对肿瘤患者的健康教育。本书作者均具有丰富的中西医结合治疗肿瘤的经验，尤其重视肿瘤康复养生。

　　本书针对患者经常提出的疑难问题，从肿瘤起源开始，为读者讲述肿瘤缘何而来及影响肿瘤生长的因素，根据中医"治未病"思想，从饮食、情志、生活习惯、周围环境等方面，全面解答如何预防、控制肿瘤。本书还从现代医学角度出发，科学严谨地介绍了手术治疗、化学治疗、放射治疗、分子靶向治疗等现代医学手段；详细解读了肿瘤标志物的临床意义；诠释"带瘤生存""姑息治疗""无伤害原则"等对于改善肿瘤患者生存质量的意义。全书通俗易懂、言简意赅，旨在为肿瘤患者的康复指明道路，为普及肿瘤康复养生的知识略尽绵力。

目录

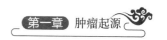

第一章 肿瘤起源

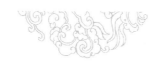

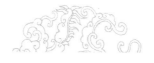 **我了解自己吗——浅谈人体的结构和功能**

在事物瞬息万变的今天，"肿瘤"对于大家来说似乎不再是一个新鲜词。很多读者的身边多多少少都会有一些肿瘤患者。然而，即便这样，闻"瘤"色变的人仍然不在少数。作为医生，被问及最多的问题便是："医生，您能不能给我讲解一下，肿瘤到底是什么呢？"

每每被问及这样的问题时，作为医生的我总是千言万语涌上心头，却不知该从何讲起。那么，在认识与了解肿瘤之前，请先问自己一个问题：我们对于自己身体的结构和功能了解吗？有的人会说，当然啦，身体是由头发、皮肤、眼睛、耳朵、鼻子……构成的呀！眼睛是用来看东西的，耳朵是用来听声音的……诚然，这样的回答当然不算错误。但是说到这里，是否算是真正了解构成我们自身身体的结构与功能呢？显然，这样的回答不能算是严谨的。

人体，是一个不可分割的有机整体。细胞则是其结构与功能的基本单位。许多形态和功能相似的细胞在一起便形成了组织，比如上皮组织、结缔组织、肌组织和神经组织。几种组织相结合即成为具有一定形态和结构的器官（例如心脏、肝脏、肾脏……），在结构和功能上密切相关的一系列器官联合起来便构成了系统。人体可分为运动、消化、呼吸、泌尿、生殖、循环、内分泌、感觉及神经九个系统。各个系统在神经系统的支配和调节下，既分工又合作，实现各种复杂的生命活动，使人成为了一个完整有机的整体。

这般讲，可能会让人感觉太抽象。其实细胞就好像我们生活在这个社会上的每个人，每个人都有着不同的想法、爱好或者志向。当三五个好友因为志同道合或是感情深厚聚集在一起，就变成了"组织"，不同"组织"的人因为共同拥有正义感而一起报考了警校，成了警察；而另外几个"组织"的人因为都热爱救死扶伤而成了医生……不同身份的人聚集在一起就像各个器官一样拥有了不同的功能，最后这些功能各异的人相互搭配工作又构成了不同的部门（系统），不同的部门各自分工明确，必要时相互配合，才能让社会正常运转。归根到底，社会的运转离不开人的活动。

因此，您的身体运转离不开正常细胞的活动。而"肿瘤"便是身体这个"社会"里的"人"变坏了。

② 一堂历史课——细胞的发现

前面我们已经说过，细胞是人体的结构与功能的基本单位，身体的运转离不开细胞的活动。那么在人类是怎么发现细胞的呢？

说到细胞发现的过程，不得不提到一个名字，那就是罗伯特·胡克（Robert Hooke，1635—1703）。他是英国著名的博物学家、物理学家、发明家，著名的胡克定律便是他的杰作。在生物学方面，他将自己运用显微镜所观察到的内容记录在《显微术》一书中，并第一次对细胞进行了命名。

在显微镜发明之前，人们观察物体只能依靠自己的眼睛，我们可以看见花朵的美丽、天空的蔚蓝，以及溪水的清澈，但是却无法继续观察微观世界的奇妙，直到发明了显微镜，人类才开始对微观世界有了新的认识。

然而由于技术有限，一开始显微镜发明之后，人们更多的是使用显微镜观察昆虫的微观构造或是观察事物极微小的结构，胡克也是这些众多科学家之一。1665年，胡克从一小块清洁的软木上切下光滑的薄片，当他把它放到显微镜下观察时，似乎看到了一些小的空洞，但并不十分清楚。胡克切下的极薄的切片是白色的，他便在它的下面衬上一片黑色的木板，再用一个凸镜投光其上，于是他清楚地看到了薄片全部是多孔多洞的，像一个个蜂窝。胡克当时研究软木是为了阐明软木轻而具有弹性和疏水性等特点，结果却发现了很多的小孔或小室。胡克觉得他们的形状类似教士们所住的单人房间，所以他借用cella这个意为"狭小房间"的拉丁词语，将所观察到的小孔命名为cell，中文翻译为细胞，并一直沿用至今。

同年胡克出版了 *Micrographia*（《显微术》）一书，该书详细记录了这次伟大的发现。胡克所用的显微镜至今仍然保存在华盛顿国家健康与医学博物馆中。荷兰商人、科学家列文胡克（A.van Leeuwenhoek，1632—1723）对显微镜镜片进行了改进，并对微生物进行了细致的观察，包括对植物细胞、原生动物、细菌、红细胞等进行了观察和描述，记录下许多重要的观察结果，被誉为微生物学之父。从此，人类历史上第一次走进了微观世界——身体中最微小也是最庞大的世界。

3 细胞迈出的一小步，进化史上的一大步——谈谈细胞起源

我们现在谈论的细胞，基本上属于真核细胞范畴。而在生命的进化历史上，生命的存在形式一开始并不是以细胞形式存在的。生命的存在形式是怎样从原始的前细胞状态进化出原核细胞，以及进一步从原核细胞演化出真核细胞的呢？这在现代生命科学中依然是最大的未解谜团之一。对此，许多学者基于科学实验，提出了各自的假说，为探寻这一未解之谜提供了不同的思路。

（1）原核细胞起源：从化石记录的信息可以确定，原核生物在距今30亿～35亿年前即已出现，远早于真核生物。在此以前，应存在漫长的化学进化过程：地球原始大气中的 N_2、NH_3、CH_4、CO，在高温、强紫外线或放电条件下，形成含碳化合物和生物大分子的前体物质（如氨基酸、碱基等）；然后这些物质通过聚合形成复杂的生物大分子，并且在原始的海水中出现大分子的复合物，称为团聚体或类蛋白小体；随着遗传密码（核酸）的出现，才有可能出现进行自身繁殖的细胞。

有学者认为，最初的细胞可能是异养生物，然后才出现光合作用的自养

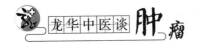
生物；只有在自养生物大量出现且地球上积累了足够的氧气，真核细胞才可能出现。还有学者提出了细胞的光养起源假设。在一定意义上来说，生命的起源始于有机物质的个性化体系的建立，或者说，没有个性便不会有真正生命的诞生。因此，能导致独立生命系统形成的简单的质膜结构（不论通过何种机制或过程），必定是细胞进化的最关键的一步。这不仅需要前体细胞整体的独立性，而且光合作用指向的选择过程促进了主要生命物质的功能分化。虽然在很大程度上它具有随机性，但这个过程更是具有目的性指向（最有效的太阳光能利用）的化学性与生命性的巧妙融合，它为生化反应的秩序化与生命过程的程序化铺垫了基石。

（2）真核细胞起源：真核细胞起源有多种学说，现阶段比较有代表性的是马古利斯（Margulis）所提出的内共生学说。这一学说认为，大约在十几亿年前，一些大型的具有吞噬能力的细胞，先后吞并了几种原核细胞（细菌和蓝藻）。由于原核细胞没有被吞噬细胞分解消化，反而从寄生过渡到共生，并成为宿主细胞的细胞器。另有经典学说认为，真核细胞的起源和经典的进化论学说相一致，主张真核细胞是从一种原核细胞通过自然选择和突变逐渐地进化而来。

如果说原核细胞的成型标志着原始地球上生命的正式诞生，那么真核细胞的诞生标志着地球生命的空前繁荣。真核细胞的有丝分裂为有性生殖的自然形成奠定了基础。有性生殖的出现，提高了物种的变异性，因而大大推进了生物进化的速度。正是这细胞进化的一小步，才推动了生物进化的大踏步前进，才能使生物向高级的方向发展。

4 一根藤上七朵花，各显神通本领大——细胞的分化

想必很多朋友对国产动画《葫芦兄弟》并不陌生，一条藤蔓上开出七种颜色的花朵，所代表的七个兄弟也是各显神通，既有力大无穷的大力士，亦有千里眼顺风耳兼备的小能手……这些葫芦娃本生于一条藤蔓上，却幻化出这般多的本领，令人叹服，令人羡慕。

其实不必惊叹，我们每个人都是这样一条藤蔓，我们身体中的细胞所分

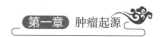

化出的"超能力"甚至比葫芦娃的本领还要多。

细胞分化（cell differentiation）是指同一来源的细胞逐渐产生出形态结构、功能特征各不相同的细胞类群的过程，其结果是细胞在空间结构上产生差异，在时间上同一细胞与其从前的状态有所不同。细胞分化的本质是基因组在不同时间和空间上的选择性表达，通过不同基因表达的开启或关闭，最终产生标志性蛋白质。

听到这里，"时间""空间"是不是将各位读者已经带到了多重维度的变化之中了呢？其实换句话说，可以将生活在你身体里的每一个细胞比作一模一样的"小孩子"，"社会"需要警察，就将那些"小孩子"的外表变得"刚正不阿""正气凛然"，将他们的内心变得"公平正义"，然后再送他们走向"工作岗位"，成为你身体里叫作"警察"的细胞。而当"社会"需要清洁工，便将"小孩子"的性格里附加上"爱干净""乐于辛勤劳作"的属性，让他们成为与生俱来便拥有"清洁工"天赋的人。

癌细胞也正是因为体内细胞的畸形分化，成为身体内"品行不端""为非作歹"的"坏蛋"。正因为"坏蛋"在体内无休止地"横行霸道"，才导致体内癌变无法控制。值得一提的是，肿瘤患者经常会听到类似"高分化鳞癌"和"低分化腺癌"等专业术语，但大多患者往往不了解这些术语的意义。现在我们就来介绍一个关于癌细胞非常关键的一个术语——肿瘤细胞分化程度。

所谓肿瘤细胞分化程度就是指肿瘤细胞接近于正常细胞的程度。分化得越好（称为"高分化"）就意味着肿瘤细胞越接近相应的正常发源组织；而分化较低（称为"低分化"或"未分化"）的细胞和相应的正常发源组织区别就越大，肿瘤的恶性程度也相对较大。换句话说，高分化肿瘤更像是"孩子虽然学坏了，但是看上去总归像个好孩子"，而低分化肿瘤便是"无恶不赦""特别坏"了。可以说肿瘤细胞的分化程度越低，它的恶性程度就越高，肿瘤体生长较迅速，而且容易发生转移。

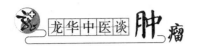

5 每一刻都在上演悲欢离合——细胞的增殖与凋亡

在这个世界上，每一天，每一小时，甚至每分每秒，都在上演着相聚或别离——有的家庭迎来了新的生命，在拥抱和喜悦中，感叹着生命的伟大与神奇；而有的家庭却惜别旧人，伴随着无奈与叹息，感慨着谁也无法逃离命运的安排，都会走向生命的终点。

其实，每时每刻，我们身体中的细胞都处在各个过程的"生老病死"中。细胞通过多种方式分裂繁殖，使活细胞数量增加。由一个细胞分裂为两个细胞，便是细胞分裂，是细胞繁殖的根本途径。与此同时，为维持内环境稳定，一些细胞在基因的控制下，也进行着自主有序的死亡。但值得一提的是，与人类面对死亡的无奈相比，我们身体内的细胞更加"勇敢"，细胞凋亡是一个主动的过程，它涉及一系列基因的激活、表达以及调控等作用，它并不是病理条件下自体损伤的一种现象，而是为更好地适应生存环境而主动争取的一种死亡过程。

从本质上来看，细胞的增殖与凋亡是一对并存的矛盾体。从某种意义上来说，更像是一对总是吵吵闹闹却又相互挂念的小夫妻。正常情况下，两者处于动态平衡的状态，细胞分裂缓慢，细胞凋亡就减少。然而肿瘤细胞的生长，却打破了这种动态平衡。例如细胞增殖能力增强，细胞凋亡受抑制；或是细胞增殖受抑制，但细胞凋亡却明显增强。"夫妻"双方总有一个"挑起事端"，吵闹变多，感情就淡薄了，那么这段"婚姻"也就如生命一般走到了尽头。

因此，根据肿瘤这种"畸形生长"的特点，抓住要害，通过改变细胞增殖与凋亡的失调关系，挽救这段"不太美满的婚姻"，成为许多医学工作者为之奋斗的方向。

6 坏蛋是怎样炼成的——浅谈肿瘤的微环境

经常会听身边的朋友讨论这样一个问题：肿瘤是怎样生成的呢？在回答这个问题之前，我们先来听一个小故事。

这个故事，时间有些久远，讲述的是战国时期的一个男孩，跟你我邻家的小孩子差不多，喜欢和小伙伴们一起出去玩耍，有的时候还总喜欢闯祸，惹得邻家大叔大婶没少批评教育。那时候，他家住在墓地旁边，小男孩就和邻居的小伙伴们一起学着大人跪拜、哭嚎，玩起办理丧事的游戏，这些被男孩的妈妈知道了，很是震惊，说小小年纪怎么可以学这些！于是带着男孩搬走了。但是那时候能力有限，虽然远离了墓地，却又来到了喧嚣的集市附近。这个调皮鬼又和邻居的小孩学起商人做生意，一会儿鞠躬欢迎客人，一会儿招待客人，一会儿和客人讨价还价，表演得像极了！这些被母亲看在眼里，二话不说，决定再次搬家。终于，母亲汲取了上次的教训，这次搬到了学校附近。小男孩也有样学样，开始变得守秩序、懂礼貌、喜欢读书，最终学有所成，成为一代圣贤。

讲到这里，或许很多人已经猜出来了，这便是著名的"孟母三迁"的故事。好的环境会影响一个孩子的成长，决定其命运的轨迹。反之，如果孟子的母亲在一开始就对他放任自流，任其在喧嚣污秽的环境中自然成长，后世亦不会有厚德博学的圣人。我们今天要谈论的细胞的生长亦是如此，肿瘤这个"坏蛋"一开始也是一个单纯的"小孩子"，那么"坏蛋"是怎样炼成的呢？他的成长离不开他所存在的微环境。

肿瘤生长的微环境是一个复杂的系统，它由肿瘤细胞、基质细胞和细胞外基质等共同构成，具有低氧、低 pH、间质高压、多种生长因子和蛋白水解酶产生、炎性反应及免疫抑制等生物学特征，被认为是肿瘤增殖、侵袭、迁移、黏附及新生血管形成的重要原因。1889 年 Stephen Paget 就提出了著名的"种子与土壤"学说，认为特定的肿瘤细胞（种子）倾向于转移到特定的器官（土壤），只有土壤适合种子时才会生长，并成功发生转移。根据"种子与土壤"学说，后世学者进一步推理认为"只有适合种子生长的土壤，才能开花结果"，意识到肿瘤生长所依赖的这种特殊的环境可能对肿瘤的发生、变化、转移都有至关重要的影响。因此，现在针对肿瘤的治疗已经不仅仅局限于肿瘤细胞本身，而是更重视他所成长起来的这片"土壤"，通过控制肿瘤微环境的变化来抑制肿瘤"种子"进一步"开花结果"的方法，已经被广大科学研

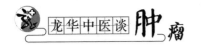

究者所重视，并将其运用至临床工作中。

 他们都有伟大的父亲——基因的故事

1988年3月14日，一个眉目清秀的男孩出生在美国俄亥俄州阿克伦，他的到来给家庭带来无尽的欢乐与幸福。他的父亲，一名职业篮球运动员，将他视为至宝，每每出行比赛一定会偷偷带着他在场边玩耍。当时被职业联盟视作"乔丹接班人"的文斯·卡特，也曾抱着他，逗他开心，拿着球跟他有模有样的一对一单挑。尽管他的家人都对他将会继承父亲的衣钵成为一名职业篮球运动员这件事深信不疑，但外界依然不太看好这位身材单薄的"星二代"。然而，2016年4月10日，当男孩与卡特再次站在球场时，却成为对手，此时球场内山呼海啸般呐喊的，却不是卡特的名字，人们高喊的名字叫作斯蒂芬·库里。

他的父亲戴尔·库里便是卡特旧日的队友，戴尔·库里是个出色的NBA球员，拥有"神射手"美名，在1993/1994赛季拿下最佳第六人，而斯蒂芬·库里更是接过他的球衣号和志向拿下了2015年全明星三分王和2014/2015赛季、2015/2016赛季常规赛MVP，并帮助勇士队夺得2014/2015赛季总冠军。

"子承父业"这个词语，用在老库里和小库里之间再恰当不过了。美国媒体常常喜欢说"库里惊人的手感除了源于他刻苦的训练，一定还来自于他父亲遗传给他射手的基因"。或许对于"基因"继承，我们还可以在其他领域看到，陈强与陈佩斯父子同台表演，便是表演天赋的继承；贝克汉姆的儿子可能尚未继承父亲惊为天人的脚法，但是却在容貌上印刻下父亲深深的烙印……

他们共同的特点，便是都有一个伟大的父亲，更准确地说，是都拥有着某方面堪称完美的基因。

现在我们已然知道，这些都是遗传的奥秘。然而在世间对此还一无所知的时候，奥地利生物学家格雷戈尔·孟德尔（Johann Gregor Mendel，1822—1884）首先发现了遗传定律，他通过繁育豌豆，画出其结果图，得出了卓越

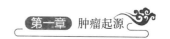

的结论，即在预先可测知规律下控制的组合，父母可将其独特的特性传给子女。但他并未描述过基因，也没有观测到基因及使用基因这个词，却被誉为"现代遗传学之父"。

20世纪初，科学家判定必然是某些实际的物质携带这种特性，所以创立了基因（gene）这个词，以后又证明了基因的化学本质是DNA分子。1953年，美国生物化学家沃森（James Dewey Watson）和英国生物物理学家克里克（Francis Harry Compton Crick）首先发现了DNA的双螺旋结构。之后通过数代科学家的研究，使生物遗传机制建立在遗传物质DNA的基础之上。科学家们围绕DNA的结构和作用，继续开展研究，取得了一系列重大进展。1961年，美国生物化学家尼伦伯格（Marshall Warren Nirenberg）等人成功破译了遗传密码，以无可辩驳的科学依据证实了DNA双螺旋结构的正确性，使人类对遗传机制有了更深刻的认识。现在，基因是以一种真正的分子物质呈现在我们面前，再也不是一种神秘成分了。科学家可以像研究其他大分子一样，客观地探索基因的结构和功能，并已经开始向控制遗传机制、防治遗传疾病、合成生命等能够造福于人类的工作方向前进。

8　什么是原癌基因——基因中的"蝴蝶效应"

1979年12月，美国数学家、气象学家洛伦兹（Edward Norton Lorenz）在华盛顿的美国科学促进会的一次演讲中提出：在南美洲亚马孙河流域热带雨林中的一只蝴蝶，偶尔扇动几下翅膀，两周后可能就会在美国德克萨斯州引起一场龙卷风。其原因在于蝴蝶翅膀的运动，导致其身边的空气系统发生变化，并产生微弱气流，而微弱气流的产生又会引起四周空气或其他系统发生相应的变化，由此引起连锁反应，最终导致其他系统的极大变化。洛伦兹把这种现象称作"蝴蝶效应"，意思是一件表面上看来毫无关系、非常微小的事情，可能带来巨大的改变。

肿瘤的生成过程与"蝴蝶效应"极其相似。"蝴蝶效应"在社会学界用来说明：一个坏的微小的机制，如果不及时加以引导、调节，则会给社会带来非常大的危害，称为"龙卷风"或"风暴"；一个好的微小的机制，只要正确

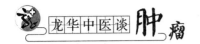

指引，经过一段时间的努力，将会产生轰动效应，或称为"革命"。而在医学中，用于解释癌症的产生则再恰当不过。

20 世纪中叶，科学家已经得知辐射、化学物质可以诱发癌症，其通过改变 DNA 密码中的片段，从而改变细胞的遗传程序。经过逐步研究亦发现，病毒也可诱发癌症。然而无论癌症的诱发因素为何，他们都像是误打误撞进入到这场游戏中的"程咬金"，更多的情况是，原始基因正安安稳稳地待在自己的细胞中，突然遭遇内在发生的复制错误。无论是何种原因诱发，细胞最终都会因为基因正常功能被扭曲而变成肿瘤细胞。由于这些基因能够"变形"成为癌基因，故他们被称为"原癌基因"。

基因的突变恰好如同蝴蝶轻轻扑动翅膀一般，却造成了人体内的"龙卷风"。例如在人类的各种恶性肿瘤，如胰腺癌、结肠癌、甲状腺癌、肺癌中常常会出现有缺陷的 Ras 基因。而将一个正常的 Ras 基因变成一个突变的 Ras 基因，只需要一个简单的点突变，即一个 G 碱基被替换成 T、A、C 碱基，这只是千百个字母组成的信息中一个随机的"排版"错误。而恰恰是这个简单的、随机的"排版"失误，就足以让一个基因过量表达，细胞便可能产生太多的受体或者过度敏感的受体。因为"过度敏感"，他们会给细胞发送假警报，或者由于突变，他们促使邻近细胞产生大量的生长刺激物，或者在受刺激状态下，癌细胞可能会接受自己的信号而反应过度，疯狂地生长。总之，这些都是"排版"失误的"微风"，在一连串连锁反应后，引起致命的肿瘤"风暴"。

9 肿瘤抑制基因——哪里有压迫，哪里就有反抗

前面讲到了"原癌基因"，并指出一个简单的"排版"失误便可能会引发一场肿瘤"风暴"。然而，一端的极强必然会带来另一端的反抗。肿瘤抑制基因便是通过减缓细胞分裂过程来抑制肿瘤细胞的快速分裂。

视网膜母细胞瘤是一种以眼睛感光细胞生长失控为特征的、常见于儿童的癌症。其第一个病症可能是当孩子拍照时，在相机闪光灯的照射下，会看见一种怪异的白光。通过研究发现当一种名为 Rb 的基因发生突变时，它便失

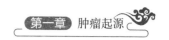

去了遏制细胞过度生长的能力，癌症就此发生。

但通过医学家的努力，PTEN、APC、VHL 和 P53 等许多与 Rb 有相似功能的基因被陆续发现，其中一些基因编码的受体可以接受抑制信号，而这些信号是由相邻细胞发出，用于阻止细胞越界；另一些基因编码的酶可以抑制生长刺激基因的指令；细胞分裂的节奏是由细胞周期始终的分子齿轮控制的，而且肿瘤抑制基因也参与了计时。

因此，我们可以推论出，如果一个人想要抑制癌症，就要激活这些基因。例如 P53，它处于整个信号传导通路的中心，调控着细胞的生命周期，如同调控时间的魔术师一样，可以将时间慢慢拉长。好比一个拳击运动员受伤了，教练要求暂停，这时候他是多么希望暂停休整的时间久一点，再久一点，这时候就需要 P53 出马了。当细胞分裂过快时，P53 得到"警报"，便开始干涉细胞的分裂过程，放缓细胞时钟的节奏，使 DNA 有时间得以修复。同时，如果 DNA 修复失败，P53 则立刻启动程序性的细胞死亡或者凋亡，使潜在的肿瘤从此消失。

然而即使有如同 P53 一样的"反抗者"存在，肿瘤有时依然会压迫大于反抗。随着某些基因的突变，一些细胞学会了阻挠或者忽视死亡信号的警报，最终进化成了与周围环境相协调，具有无限复制属性的肿瘤细胞。但由于医学家知晓抑制肿瘤基因的存在，无疑为肿瘤的治疗拓宽了道路。哪里有压迫，哪里就有反抗，终有一天反抗者会战胜压迫者，迎来肿瘤的康复。

⑩ 肿瘤转移基因与肿瘤转移抑制基因

肿瘤转移基因是指某些改变和表达能够促进或导致肿瘤转移的基因，主要指一些编码细胞表面受体的基因，它们的突变或失活会导致细胞黏附能力下降，促使肿瘤的发生和转移。

1989 年，Ebralidze 等在鼠乳腺肉瘤细胞株中分离出一种与肿瘤转移密切相关的基因，该基因在发生肿瘤转移的细胞中高度表达，而在未转移的肿瘤细胞中不表达，该基因被称为转移基因 mtsl。继而又分离出人的 mtsl 基因，发现人和鼠的 mtsl 基因十分相似，进一步研究发现，用 mstl 正义链进行实验，

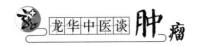

发现在小鼠肺部形成许多转移灶。用二甲基亚砜（DMSO）处理后，mstl 基因转录减少，细胞株的转移潜能降低。一旦 mtsl 转录激活后，DMSO 就不能干扰其转移能力。以上结果说明 mtsl 正义链的过量表达是维持肿瘤转移的必要条件。

肿瘤转移抑制基因是指一些基因编码的蛋白酶能够直接或间接地抑制具有促进转移作用的蛋白，从而降低癌细胞的侵袭和转移能力的一类基因。

1988 年，美国国立癌症研究所 Steeg 等发现，在 7 株具有不同转移能力的鼠 K–1735 黑色素瘤细胞中，有一段基因的 mRNA 水平与肿瘤细胞的转移呈负相关，并且在低转移的癌细胞株中 mRNA 水平高出高转移细胞 10 倍之多，他们把这一基因暂定为 Nm23。之后在啮齿类动物肿瘤转移模型及细胞转染实验中，也证明了 Nm23 的 mRNA 水平与转移抑制表型密切相关。研究发现 Nm23 蛋白的改变，一方面可能使微管聚合异常而引起减数分裂时纺锤体的异常，从而导致癌细胞染色体非整倍形成，促进肿瘤的发生、发展；另一方面它可能通过影响细胞骨架而引起细胞运动，使 G 蛋白激活，从而介导细胞信号传导，进而参与肿瘤的发育和发展。

研究恶性肿瘤 Nm23 表达，对诊断转移和预测预后有积极意义。应用 Nm23 探针检测 71 例原发性乳腺癌中 Nm23 的 mRNA 水平，发现高分化肿瘤的 Nm23 mRNA 水平高，而淋巴结转移灶的 Nm23 mRNA 则呈低水平，而且 Nm23 mRNA 水平和整个生存率成正比。由此提示，Nm23 表达与乳腺癌淋巴结转移及预后相关，Nm23 在肿瘤转移抑制表型中起重要作用。

在已发生远处转移的结直肠癌患者中 Nm23 基因缺失，已被不同的实验证实。Cohn 等人对 21 例手术时无远端转移的结直肠癌患者做了前瞻性研究。这 21 例患者中有 11 例经 Southern 印迹证实存在 Nm23–H1 基因缺失，经过 25 个月的跟踪，结果 8 例（8/11）发生了远端转移；10 例无 Nm23–H1 基因缺失患者只有 2 例发生了转移。此外，还发现在已发生转移的结直肠癌组织中，Nm23 基因除了常出现缺失外，还可发生其他类型的基因突变，可见 Nm23 基因突变的检测可以作为预测结直肠癌转移的一项客观指标。

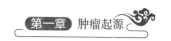

11 "最后我们都变成了自己不认识的模样" ——肿瘤多基因变异的累积

电影《致我们终将逝去的青春》的结尾，曾经是恋人的郑微与陈孝正在历经种种后再次相遇。曾经的陈孝正，最厌恶别人抽烟，在花园里坐下都要用书垫在屁股下。可是后来，他学会了抽烟，身着一身白裤子却毫不犹豫地坐在了脏兮兮的台阶上。郑微说："我们最终都要成为我们曾经讨厌的那种人。"

沧海变成桑田的故事，每天都在上演。细胞内潜移默化的改变，不曾察觉，但蓦然回首，却发现我们变成了自己不认识的模样。前面我们谈到过，原癌基因、肿瘤抑制基因、肿瘤转移基因都是身体内细胞正常程序的一部分，然而原癌基因的突变、肿瘤抑制基因的表达缺失或减弱、肿瘤转移基因的过度表达都会导致肿瘤的发生与转移，可是并不是一个简单的突变就能产生如此巨大的能量，我们更多地看到的是这些基因共同作用的积累。

就好比你每天要赶路到达远方，然而某一天，你迷路了，费了一番周折，你还是与原有的方向稍微偏离了一点，就这样你走了一天。第二天你又在迷路的方向上又稍微偏离了一点……最终，你努力的方向已不是你想到达的远方。

尴尬的是，随着肿瘤的演变与进化，它虽然偏离了方向，却从自身的健康细胞中获得了更多变化的能力。当信号被发送至健康的细胞，动员它们攻击非正常组织时，无形之中成纤维细胞为肿瘤提供了结构性支持；内皮细胞被召集来生成血管；巨噬细胞与其他炎症细胞本来是抵御肿瘤细胞入侵，却被"说服"产生刺激血管、淋巴管生成的细胞……这些细胞明明是在行使自己的功能，却在错误的方向上越走越远，最终变成助长恶性肿瘤生长的因素。

差之毫厘，谬以千里。当初仅仅是一个个基因片段的突变，自己毫无察觉。当与健康渐行渐远时，蓦然回首，细胞已经变成了自己不认识的模样。

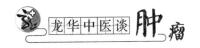
12 "一生二,二生四,四生万物"——初识细胞周期

《道德经》曰:"道生一,一生二,二生三,三生万物。"其讲述的是世间万物的本源与化生。然而细胞的繁衍却是"一生二,二生四,四生万物"。今天所讲的细胞周期,便是"一生二"的故事。

细胞周期是指细胞从一次分裂完成开始到下一次分裂结束所经历的全过程,分为间期与分裂期两个阶段。这是生命从一代向下一代传递的连续过程,因此是一个不断更新、不断从头开始的过程。

每一个细胞如同我们在这个社会中扮演的不同角色一样——我们是父母亲的孩子,同时又是孩子的父亲或是母亲——既是从上一代细胞分裂而成的子细胞,同时也要将自己分裂开来生成新的子细胞。他们的生命变化开始于产生它的母细胞的分裂,结束于它的子细胞的形成,或是细胞的自身死亡。通常将子细胞形成作为一次细胞分裂结束的标志,在这一过程中,细胞的遗传物质被复制并均等地分配给两个子细胞。

细胞周期分为间期和分裂期两个阶段,间期主要是为分裂期做好充分准备。间期又分为三期,即 DNA 合成前期(G1 期)、DNA 合成期(S 期)与 DNA 合成后期(G2 期)。G1 期(first gap)从有丝分裂到 DNA 复制前的一段时期,又称合成前期,此期主要合成 RNA 和核糖体。G1 期的特点是物质代谢活跃,迅速合成 RNA 和蛋白质,细胞体积显著增大,其主要意义在于为下阶段 S 期的 DNA 复制做好物质和能量的准备。S 期(synthesis)即 DNA 合成期,在此期,除了合成 DNA 外,同时还要合成组蛋白,DNA 复制所需要的酶也都在这一时期合成。G2 期(second gap)为 DNA 合成后期,是有丝分裂的准备期,在这一时期,DNA 合成终止,大量合成 RNA 及蛋白质,包括微管蛋白和促成熟因子等。

细胞分裂期即为 M 期,分裂期需经前、中、后、末期,是一个连续变化过程,由一个母细胞分裂成为两个子细胞,一般需要 1～2 小时。前期(prophase)染色质丝高度螺旋化,逐渐形成染色体(chromosome),染色体短而粗,强嗜碱性。两个中心体向相反方向移动,在细胞中形成两极,而后以中心粒随体为起始点开始合成微管，形成纺锤体。随着核仁相随染色质的螺旋化，核仁逐渐消失，核被膜开始瓦解为离散的囊泡状内质网。中期（metaphase）细胞变为球形，核仁与核被膜已完全消失，染色体均移到细胞的赤道平面，从纺锤体两极发出的微管附着于每一个染色体的着丝点上。从中期细胞可分离得到完整的染色体群，共 46 个，其中 44 个为常染色体，2 个为性染色体。男性的染色体组型为 44+XY，女性为 44+XX。分离的染色体呈短粗棒状或发夹状，均由两个染色单体借狭窄的着丝点连接构成。后期（anaphase）由于纺锤体微管的活动，着丝点纵裂，每一染色体的两个染色单体分开，并向相反方向移动，接近各自的中心体，染色单体遂分为两组。与此同时，细胞被拉长，由于赤道部细胞膜下方环行微丝束的活动，该部缩窄，细胞遂呈哑铃形。末期（telophase）染色单体逐渐解螺旋，重新出现染色质丝与核仁；内质网囊泡组合为核被膜；细胞赤道部缩窄加深，最后完全分裂为两个 2 倍体的子细胞。

以有丝分裂方式增殖的细胞从一次分裂结束到下一次分裂结束，这一过程周而复始。细胞生命活动大部分时间是在间期度过的，如大鼠角膜上皮细胞的细胞周期内，间期占 14000 分钟，分裂期仅占 70 分钟。细胞周期各阶段都有复杂的生化变化。间期是细胞合成 DNA、RNA、蛋白质和各种酶的时期，是为细胞分裂准备物质基础的主要阶段。

然而，在一个增殖的细胞群中，所有细胞并非是同步增殖的，它们在细胞周期运行中，可能有四种命运：①细胞经 M 期又开始第二次周期；②停止于 G2 期，称为 G2 期细胞（R2），它受某种刺激后可进入周期；③停止在 G1 期，称为休止细胞或 G0 期细胞，这类细胞受某种刺激后仍能进入周期，继续进行有丝分裂；④丧失生命力近于死亡的细胞，称为丢失细胞，或称不再分裂的细胞。继续分裂的细胞沿着细胞周期从一个有丝分裂期到下一个有丝分裂期。不再分裂的细胞离开了细胞周期不再分裂，最终死亡。

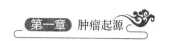 获得诺贝尔奖的"引擎"——什么在驱动着细胞周期

2001 年的诺贝尔生理学或医学奖颁发给了三位细胞生物学家——美国学

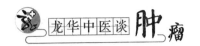

者利兰·哈特韦尔、英国学者保罗·纳斯和蒂莫西·亨特，以表彰他们发现了细胞周期关键分子的调节机制。

细胞周期是单个真核细胞生长，以及分裂成子细胞的过程，是自酵母菌至人类普遍存在的模式。细胞周期的过程前文已经讲述，而如果把细胞周期比作一种运动，那么这种运动需要一个"引擎"来推动。

20 世纪 70 年代，哈特韦尔开始从遗传学角度研究细胞周期，从而发现了细胞分裂周期基因（CDC 基因），哈氏将酵母作为一种模式生物体，用基因学来确定是哪些基因导致了细胞的分裂，从而成为酵母基因学的奠基人。他在研究多种酵母细胞的温度敏感突变株中发现：酿酒酵母菌的某些突变株中，细胞周期的几个特定点可以被"卡住"，这与 CDC 基因的产物有关。同时，还发现 CDC 基因一方面提供一系列控制细胞分裂的重要基因，从而对解读和使用基因序列数据奠定基础，并为了解这些基因如何合作以控制细胞分裂提供了一个逻辑框架。哈氏不但编制了 CDC 基因的目录，而且解释了这种基因是如何工作的。目前已发现了 100 多种 CDC 基因，这类存在于从简单酵母菌到人类的所有真核细胞生物体的基因控制着细胞周期的运行。细胞的生命活动由无数复杂的过程组成，而且每一个过程必须衔接得天衣无缝，才能确保下一阶段的活动正常进行。

20 世纪 70 年代中期，纳斯在哈特韦尔研究的基础上于另一种酵母菌体内发现了新的细胞分裂周期基因 CDK，继续研究证实这种基因与哈氏的发现属于同一类，但却调节着细胞周期的不同过程。1987 年，纳斯采用基因与分子生物技术从人体细胞中鉴别、克隆并描绘了 CDK1 基因，进而发现了细胞周期蛋白依赖性蛋白激酶（CDK）。CDK 的主要生物学作用是启动 DNA 的复制和诱发细胞的有丝分裂，从而驱动细胞周期，在细胞发育过程中起着非常重要的作用。他的研究表明：这种激酶的周期性激活与失活是推动细胞周期进行的主要因素，犹如推动细胞周期运动的"引擎"。在纳斯发现的基础上，生命科学家已在人体细胞内发现了 7 种不同的 CDK 分子，分别命名为 CDK1 ～ CDK7。

20 世纪 80 年代初，亨特使用重组 DNA 及分子生物技术从海胆细胞体内

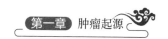

首次发现了细胞周期蛋白（cyclin 蛋白）。细胞周期蛋白具有调节 CKD 功能的作用。如果将 CDK 喻为推动细胞周期运动的"引擎"，那么 cyclin 蛋白就像是调节这个引擎的"油门"，是激发 CDK 活性的关键物质。这种在各个细胞周期形成的蛋白质之所以被命名为 cyclin 蛋白，是因为这些蛋白质在细胞周期中呈周期性的变化。cyciln 蛋白又称为 CDK 的伴侣蛋白，假如没有 cyclin 蛋白的陪伴，CDK 就像瞎子一样不辨方向，无法使任何一个目标磷酸化。细胞周期蛋白与细胞周期激酶一起，可以驱动细胞从一个周期转向另一个周期。

多细胞机体对细胞增殖有精确的自我调节机制，细胞生长和分裂过程完全是按照机体生命活动需要进行的。细胞周期增殖一旦出现异常，就会导致相关疾病的产生。如造血障碍引起红细胞增殖周期不足而酿成再生障碍性贫血，原癌基因突变使某些细胞周期失去了正常控制而无限增殖，形成恶性肿瘤。因此，探讨细胞周期调节的机制，无论是对于了解人体的正常生命活动，还是对掌握生命科学的理论和实践以征服人类疾病都具有重要意义。鉴于此，就不难理解为何将诺贝尔生理学或医学奖颁发给这三位科学家了，正是他们在实验室细致入微地观察和严谨实验，才为人类健康事业奠定了牢固的基础。

14　流水线上的质检员——细胞周期的调控

在生产力不断发展的今天，我们生活中的各种用品包括电子产品、日常生活用品、食物等都早已经从小作坊手工制作转向大型流水线工作的模式，工厂里的工人已经不再要求样样精通，而是专职一样工作，比方说制造一台电饭锅，老李只需要了解如何安装电线，而老王仅仅知道透气阀的安装便可以开工了。然而每一步工作的质量如何，则需要这一工序的质检员来检测与判断，产品 A 合格便可进入到下一道工序；产品 B 安装不结实，则需要返工重新安装，待质检合格后再进入下一道程序；而产品 C 因为安装时用力过猛导致整个产品已经碎裂，这就需要销毁，不能再继续加工流入市场。

细胞周期的调控便是细胞周期这道"流水线上"的质检员，各种调控因子通过自身的激活和失活，使细胞启动完成细胞周期重要事件，并保障这些事件按次序正常进行。

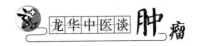

细胞周期主要调控物质彼此之间关系密切，并形成一个以 CDK 为中心的细胞周期网络调控系统，来保障各个细胞周期事件的启动、完成和忠实性，并按序进行。这种保障的主要结构基础是细胞周期检测点。在细胞周期各时相存在着具有不同功能的检测点，就如同流水线各个工序上的质检点一样，保证着细胞这件"产品"能够保质保量地完成，即细胞周期事件忠实、按序完成，细胞阻滞，DNA 修复和诱导细胞凋亡。

细胞周期调控以检测点为结构基础，通过各调节因子彼此间相互作用、相互保持的动态平衡来保证细胞周期的正常进行。其中任何一类调节因子过多、过少，非正常激活、灭活等都会破坏相互间的动态平衡，影响检测点的正常功能，进而为异常细胞逃离正常细胞周期监测、形成自己独立的细胞周期、进而癌变提供了基础。好比这道"流水线"上的质检员如果出现了问题，便会导致产品的质量开始出现问题。质检员 A 没有按照质检标准判定，为了和其他同事搞好关系，将本该返工重新加工的产品"放水"到了下一道工序，导致出厂产品的质量大大下降，客户投诉过多；质检员 B 因为私人恩怨，将加工员甲、乙、丙的产品全部列为不合格产品，导致甲、乙、丙将加工好的产品不愿送给 B 质检，全部交给质检员 C；质检员 C 因为一时间突然涌入大量的产品需要质检，应对不来，虽依然坚持质检标准，怎奈人力有限，久而久之，质检质量下降，自己也身心俱疲。

医务工作者正是要抓住各个"质检员"的监测点，通过调控细胞周期来影响肿瘤的产生与发展，才能保证每一个细胞"产品"的质量，进而达到防癌的目的。

15 肿瘤细胞中的"冬日战士"——肿瘤干细胞

首先搞清楚一个问题：什么是干细胞？

正在发育的胚胎中，干细胞具有无限复制的能力——他们基本上是永生的，在干细胞未分化的状态下不断分裂和分化。他们是具有无限潜能的媒介，当需要某种组织时，基因会在某种特定模式下被激活，干细胞则会分化成具有特殊专一功能的细胞。一旦胚胎发育成一个生物体，成体干细胞便扮演类

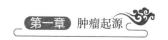

似的功能，随时准备分化，替代易受损或老化的细胞。

简而言之，干细胞大概就是细胞中的"超级英雄"吧！

但是，既然健康的组织来自这一小组强大的祖先，肿瘤细胞是否也是起源于此呢？

在漫威超级英雄电影中，"美国队长"史蒂夫·罗杰斯原本是一个身体瘦弱的新兵，在接受美国政府的实验改造后变成了"超级士兵"，这使其力量、速度、耐力等各项体能都远超常人，从此史蒂夫以美国队长的身份，为美国及世界立下显赫战功，赢得一次又一次近乎不可能的胜利。然而，相同的事物总有相反的一面，他的好友巴基·巴恩斯在被九头蛇改造之后同样拥有超级能力，甚至某种程度上与美国队长不相上下，但是他却效忠于邪恶组织，其超级能力使之最终成了"终极杀手"。

相较于传统观点，"肿瘤干细胞"的观点是一种思维上的扭转。哪怕不愿意承认，肿瘤细胞中也有着"超级战士"。肿瘤干细胞既具备高度增殖能力与自我更新能力，又具备多向分化的潜能，这部分细胞虽只占少部分，但却是肿瘤发生、发展的关键。肿瘤干细胞增殖过程中，通过不均一分裂，一个肿瘤干细胞分裂形成一个新的肿瘤干细胞和另一个可最终分化为包括肿瘤细胞在内的各种细胞的子细胞，其结果是维持肿瘤干细胞数目稳定并产生肿瘤。

然而即便是"超级战士"，我们依旧能够在这个理论中感到一丝欣慰，依据肿瘤干细胞理论，只有肿瘤干细胞可以无穷无尽地复制、转移、散播其他恶性肿瘤，或许化疗失败的原因恰恰是因为放过了肿瘤干细胞。是否只要去除这些关键物质，恶性肿瘤便会崩溃呢？

目前，研究者对肿瘤组织中存在肿瘤干细胞这一认识已基本达成一致，去除肿瘤干细胞以治疗肿瘤的临床应用前景也非常乐观，但各种肿瘤干细胞的来源、鉴定、分选与培养、特征，以及与成体干细胞的确切关系仍处于初步研究阶段，迫切需要通过一些严谨而富有想象力的实验进行探索。也许不久的将来人们就会因为肿瘤干细胞而对肿瘤的发生、发展及治疗有一个全新的认识。

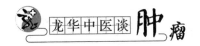

16 我来自哪里——谈谈肿瘤干细胞的起源

肿瘤干细胞来源于哪一类细胞是肿瘤干细胞学说亟待解决的问题。突变的成体干细胞、祖细胞甚至体细胞、两种细胞融合或细胞质交换、残留的胚胎细胞都有可能是肿瘤干细胞的来源。

肿瘤干细胞是正常的成体干细胞、祖细胞甚至体细胞的基因突变所致。过去，人们自然而然形成一种把"多重打击"学说和癌症干细胞起源学说融合在一起的假说，该假说认为最初的突变发生在干细胞中，仅造成干细胞池一定程度的扩张，最为致命的突变发生在前体细胞中，造成大量低分化程度细胞无节制地疯狂增殖，这也就是说肿瘤干细胞最后是由前体细胞转化而来的。这其实引发了一场关于肿瘤干细胞到底是源于成体干细胞还是那些走上分化道路的前体细胞的争论。其实这两种情况并不对立，他们均存在于实际的肿瘤中，甚至是同一种肿瘤的不同阶段中。

有学者则认为，肿瘤干细胞主要来源于细胞融合。这种观点认为肿瘤的发生是某两种细胞之间发生融合，可能是一个突变的体细胞与一个成体干细胞融合，也可能是与骨髓来源的干细胞进行融合。这种理论认为肿瘤的发生可能是突变过程，而不是一种逐渐变化的过程。

此外，由于癌症起源于干细胞的说法来自19世纪"胚胎静止"的观点。一个多世纪后，仍有一些科学家认为肿瘤起源于静止的胚胎干细胞，肿瘤的发生是这种静止胚胎干细胞受到某种刺激后被激活产生的。这种观点的主要证据是将胚胎干细胞接种到脑或肝脏，可产生畸胎瘤，出现畸胎瘤干细胞，同时在很多肿瘤干细胞表达出一些在胚胎干细胞的标记基因如 OCT24、Sox2 等。

目前，还有学者认为，肿瘤干细胞来源于病毒的刺激。病毒致癌的观点已被广泛接受，但病毒如何引起肿瘤的发生仍有广泛争议。最被接受的学说是病毒整合到基因组中激活某些癌基因和（或）抑制某些抑癌基因，同时病毒的某些蛋白干扰了癌基因及抑癌基因，从而导致细胞生长不受控制，经过多次其他打击后最终形成肿瘤。这种学说将病毒看作是肿瘤发生的一种打击因素。

　　肿瘤干细胞可能源于多种类型的细胞，正常干细胞是其中的一个来源。干细胞本身突变的积累和表观遗传的改变，以及微环境的异常变化都能够导致肿瘤的发生。对称分裂和不对称分裂两者转化的紊乱在癌变中的影响也不能忽视。肿瘤干细胞可能起源于特定组织的干细胞和骨髓干细胞，也可能起源于逆分化的体细胞。此外，肿瘤干细胞的产生可能是细胞融合或基因水平转移的结果。因此，肿瘤干细胞的产生与一群有着某些共同特性（如自我更新和引发肿瘤能力）的细胞有关。我们面临的挑战之一是如何识别这一群细胞，这群细胞究竟具有怎样的特性？他们之间的异同点是什么？另一个挑战是确定肿瘤干细胞与正常干细胞的差别，对于特异性差别的鉴定将对未来的肿瘤治疗提供一些新的靶标。不断出现的新现象、新理论对现有观点的挑战，促进了人类对肿瘤本质的认识，我们在与癌症的战斗中已经取得了不少的成就，虽然前面的路仍然艰辛而漫长，但坚信人类终将战胜肿瘤。

肿瘤干细胞的调控

　　目前人们对肿瘤干细胞的具体调控机制还不甚清楚，研究主要集中在信号通路调节异常、转录因子异常表达、微小 RNA、肿瘤微环境和表观遗传调节等方面。

　　（1）信号通路调节异常：不难理解，维持正常干细胞自我更新和分化的重要信号通路紊乱或过度激活，将导致肿瘤的发生。肿瘤干细胞的异常信号通路主要有 Wnt / β-catenin、Notch、Hedgehog、HMGA2、TGF-β、PTEN、Bcl-2、CXCR4-SDF-1 等。

　　（2）转录因子的异常表达：转录因子的异常表达是肿瘤干细胞维持生长和自我更新的必要条件，除上述通路中提到的转录因子外，还有许多转录因子的表达与肿瘤干细胞密切相关。Sox-2、c-Myc、Klf4、Oct4 及 Lin28 等转录因子的表达与干细胞的自我更新及多向分化能力有关。研究发现，在许多人类肿瘤中这些转录因子表达过量，并且其表达水平与肿瘤的进展和预后密切相关。

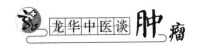

（3）微小 RNA：微小 RNA 是一种长度为 21 ～ 25nt 的单链非编码小分子 RNA，它可以与靶 mRNA 的 3' 端非翻译区完全或部分互补结合，导致靶 mRNA 降解或抑制蛋白质合成，从而调控基因的表达。微小 RNA 通常在转录后水平调控基因表达，在细胞增殖、分化和凋亡过程中起重要作用，部分微小 RNA 的异常缺失、突变或过量表达，起着癌基因或抑癌基因作用，与肿瘤的形成有关。

（4）肿瘤干细胞微环境：肿瘤干细胞的微环境，主要由细胞因子、间质细胞、免疫细胞、血管和细胞外基质等组成，在肿瘤的形成、发展、侵袭和转移过程中起非常重要的作用。肿瘤干细胞微环境重要特征有低氧、邻血管、炎性反应、上皮间质转换等，它们之间联系密切，协同调控肿瘤干细胞。

（5）表观遗传调节：表观遗传是指 DNA 序列不发生变化，但基因表达却发生了可遗传的改变。表观遗传的分子机制包括：DNA 甲基化、RNA 干扰、组蛋白修饰及染色质重塑等。肿瘤干细胞常出现由表观遗传引起的信号转导通路异常和转录因子表达异常，进而引起一系列遗传改变。

18 肿瘤的免疫编辑

肿瘤免疫监视的想法是建立在癌细胞被识别为非自体细胞并诱导宿主反应的假设之上的。事实上，癌细胞与正常的人体细胞不同。肿瘤细胞表达其自身表面抗原，而这些抗原可以作为体液或细胞免疫反应的靶点。

最初，肿瘤抗原分为只存在于肿瘤细胞中的肿瘤特异性抗原（TSA）和既存在于肿瘤细胞又存在于非肿瘤细胞中的肿瘤相关抗原（TAA）。然而在随后的研究中，最初被认为是 TSA 的抗原也已发现存在于正常的人体细胞中。目前，肿瘤抗原的分类是基于其分子结构和起源，因此有分化抗原、糖脂抗原、胚胎抗原及病毒抗原。迄今为止，已记载了 1000 多种肿瘤抗原。从概念上讲，TAAs 可分为三组：肿瘤细胞过度表达或异常表达的胚胎抗原，经过肿瘤特异性干扰修饰的自身抗原，以及源自突变、染色体畸变和病毒转化的新抗原。

因此，完整的免疫系统可以识别 TAA 并防止癌症的发展，这个过程最初

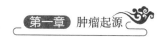

被称为免疫监视。免疫系统主要分为固有免疫系统和适应性免疫系统。一般来说，固有免疫系统主要负责早期检测并清除恶性细胞，而适应性免疫系统则是控制肿瘤进展。这些宿主—肿瘤相互作用可能会导致肿瘤的清除。然而，癌细胞已经发展出多种策略来逃避宿主免疫系统，他们隐藏表面抗原并下调与免疫细胞相互作用所必需的分子表达，他们还产生并释放对宿主适应性免疫反应产生修饰作用或诱导免疫细胞凋亡的因子。当宿主介导的抗肿瘤免疫变强，肿瘤细胞被清除；否则肿瘤细胞发生免疫逃逸，并迅速成长。

强调肿瘤与宿主免疫系统之间动态过程的肿瘤免疫监视的概念已经被现在的肿瘤免疫编辑概念所取代。肿瘤免疫编辑包括三个阶段：清除、平衡和逃逸。在清除过程中，新生的转化细胞被固有免疫系统和适应性免疫系统识别并消灭，如果所有的肿瘤细胞都被清除，肿瘤免疫编辑完成，这与肿瘤免疫监视一致；如果在开始时转化细胞并没有被完全清除，会导致选择免疫原性降低的细胞进行克隆，这些克隆会在随后的平衡阶段对免疫系统有抵抗力——通常在临床上不能检测到肿瘤。正在生长中的肿瘤产生炎性和免疫抑制性的微环境，导致宿主免疫功能被破坏，并始终抑制免疫监视，导致肿瘤的生长和转移。

⑲ 肿瘤的免疫逃逸

体细胞可偶然自发或由于各种致癌因子的作用发生基因突变，这些突变细胞一部分经 DNA 的自我修复可恢复正常，一部分死亡，少数突变细胞则会在其表面表达出一些新的抗原。这些具有新抗原的突变细胞，作为"非己"成分，正常情况下，机体可以通过天然和获得性免疫进行识别和杀伤，并最终在其形成肿瘤之前将其清除，即机体具有免疫监视的功能。尽管如此，仍有一定比例的原发性肿瘤在人体的免疫监视下产生、发展、转移和复发，表明某些肿瘤具有逃避机体免疫监视的能力，特别是免疫功能低下的患者，其肿瘤发生的概率比正常人要高 3 ～ 5 倍。澳大利亚一研究小组对肾移植患者长达 24 年的随访研究发现，72% 的患者至少会患上一种肿瘤。此外，肝移植的患者在移植后 5 年内也通常会患上肿瘤和产生免疫抑制。近年来的研究已

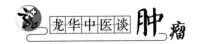

证实，肿瘤细胞可凭借诸如对自身表面抗原修饰及改变肿瘤组织周围微环境等途径来逃避机体免疫系统的监控、识别与攻击而继续分裂生长，这就是肿瘤的免疫逃逸。

目前对肿瘤逃逸机制的研究仍在不断地深入，但大部分是针对肿瘤逃逸机制的某一方面进行研究，很少有把各种机制综合起来进行研究和探讨其之间的内在联系。肿瘤的发生、发展是个复杂的病理过程，各种逃逸机制之间必然存在着某种密切的联系，只有把相互间错综复杂的联系整理、归纳清楚，才能有效地设计免疫治疗策略，降低肿瘤的转移率和死亡率，从根本上提高肿瘤患者的生存率。

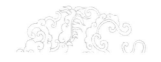

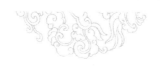

第二章 防患于未然

1 致癌因素都有哪些

世界卫生组织（WHO）下属的国际癌症研究机构（IARC）从 1969 年就开始从事癌症危险因素的研究工作，其中包括食品、药品、环境因素等致癌因素的全面研究。IARC 发布的致癌评估报告被视作"致癌物百科全书"，是致癌物质的权威科学参考资料。该机构对物质致癌性的评估分为四大类，由轻到重依次为第四类不大可能对人类致癌，第三类无法界定是否对人类致癌，第二类可能或很可能对人类致癌，以及第一类对人类有明确致癌。至今为止，已明确属于第一类的七大致癌因素为：吸烟、肥胖、嗜酒、感染、环境污染、职业致癌物及辐射。

（1）吸烟：众所周知，吸烟危害健康，但吸烟的危害似乎是一个漫长的、滞后的过程，它不会像病毒感染一样在短期内显现出来，而是在二十年、三十年乃至更长的时间，人们才会发现吸烟带来的健康损害。这使得许多烟民忽视了吸烟对健康的严重危害。可实际上，地球上每 10 秒就有一人死于"香烟"危害，约 20% 的癌症死亡都与吸烟密切相关，吸烟是 1/3 以上癌症发生的高危因素。研究发现，吸烟会导致吸烟者体内基因表现异常，这可能是吸烟者容易罹患癌症等多种疾病的原因之一，包括肺癌、食管癌、喉癌、口腔癌、咽喉癌、肾癌、膀胱癌、胰腺癌、胃癌和宫颈癌。香烟含有 4000 多种

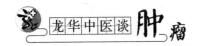

化学成分，其中包括一些有毒物质。人吸烟时，这些有毒物质会通过肺部进入血液，然后流向整个身体，从而对基因表达产生影响。

（2）肥胖：德国癌症研究中心在一则声明中指出，超重、肥胖及相关代谢紊乱已成为致癌的重要诱因之一，其风险甚至可能与吸烟相当。调查结果显示，吸烟的致癌风险约为30%，超重和肥胖的致癌风险对男性而言约为10%，在女性中可达15%～20%。一系列的研究表明，肥胖是代谢综合征与癌症的共同危险因素，Meta分析显示：体重增加导致多种肿瘤（如肝癌、胰腺癌、肾癌、结直肠癌、膀胱癌、乳腺癌、淋巴瘤等）发病率上升。体内脂肪过多会引起胰岛素、性激素等激素水平变化，从而诱发癌症。肥胖本身是一种"慢性炎症"，脂肪组织中大量发炎细胞会释放促进炎症发展的信使物质，催生癌症。

对2008年发表在《柳叶刀》上的141篇文献进行分析，结果表明男性BMI每增加$5kg/m^2$，食管腺癌、甲状腺癌、结肠癌和肾癌的发病危险分别增加52%、33%、24%、24%；女性BMI每增加$5kg/m^2$，子宫内膜癌、胆囊癌、食管腺癌和肾癌的发病风险分别增加51%、59%、51%、34%。

（3）嗜酒：早在20世纪初，就已经知道喝酒与癌症有联系，而且喝酒越多危险越大，酒精是导致多种癌症包括口腔癌、咽喉癌、食管癌、肝癌、胃癌、结直肠癌和乳腺癌等的一项风险因素。

酒精对人体的影响是全身的，它与癌症的关系并非仅限于消化道和解毒脏器——肝脏。在密西西比大学医疗中心的谷博士的最新研究中，他将酒精和盐水分别注入含癌细胞的小鸡胚胎中，发现注入酒精比注入盐水的胚胎癌细胞量多8倍以上，而且肿瘤的体积明显大、血管的密度明显多、胚胎的血管内皮生长因子（有关血管生成的蛋白）水平明显高。也就是说酒精刺激机体产生生长因子，加速新血管生成和癌症生长。同时在酒的生产过程中会产生多种有害成分，如甲醇、醛类、杂醇油、铅、氰化物等；有些酒精饮料在生产过程中还会有意无意地混杂一些多环芳烃、亚硝胺、乌拉坦和石棉纤维等致癌物，这些有害物质都会对人体产生毒害作用。

（4）感染：WHO、美国癌症协会和美国国立卫生研究院通过对近年来美

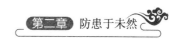

国和世界各国的癌症情况的统计和研究，首次明确提出微生物（包括病毒和细菌）感染是导致癌症发生的重要原因之一，而癌症的微生物致病机理在过去是不太被重视的。

据 WHO 的统计，全球约有 17% 的癌症是由微生物感染引起的，但是在发达国家和发展中国家所占的比例不尽相同。在发达国家，如美国，微生物感染导致的癌症约占 7%，而在发展中国家微生物感染所致的癌症可达 17%。

在全球范围，感染所致的癌症现在可以确定的有肝癌、宫颈癌和胃癌等，比如乙型和丙型病毒性肝炎引起肝癌；人乳头状瘤病毒（HPV）感染导致宫颈癌；幽门螺旋菌感染会增加患胃癌的风险。此外，血吸虫等寄生虫感染增加了患膀胱癌的风险；肝吸虫增加了胆管出现胆管癌的风险。除此之外，结核杆菌也会增加结核病与肺癌同时发生的可能。

（5）环境污染：带有致癌化学物质的空气、水和土壤等环境污染导致的癌症占癌症总病例的 1% ～ 4%，而一些污染特别严重的地区导致的癌症发病率更高。饮用水或室内和周围空气污染，可能会带来环境致癌化学物质暴露。据统计，居住在严重空气污染环境下的人患肺癌的危险率至少是居住在低污染环境下的 1.3 ～ 1.5 倍。由空气污染而引起的肺癌占肺癌总数的 5% ～ 7%，这也是许多国家肺癌发病的第二大原因。污染的空气里包含二氧化氮、多环芳香碳氢化合物、甲醛、1, 3– 丁二烯、苯等，这其中的一些物质，已经被 IARC 列为工作环境中的主要致癌物质。此外，有资料显示，在人体中，这些空气中的污染物质具有可遗传毒性。2004 年，空气污染导致全球 16.5 万肺癌患者死亡，其中 10.8 万名患者因户外空气污染患癌；3.6 万名患者因为使用固体燃料烹饪和取暖而患癌；2.1 万名患者因二手烟患癌。

此外，饮用水中含有无机砷已经被证实可以引起皮肤癌、肺癌及膀胱癌，而且可能与烟草有协同作用。一些实验研究发现，饮用水中无机砷的浓度＞ 10μg/L 时，膀胱癌的危险性会升高，而饮用水中消毒剂产物的浓度＞ 1μg/L 时，膀胱癌的相对风险增大。

（6）职业致癌物：职业性癌症是指在某种职业的生产环境中长期接触特殊致癌物质而引发的癌症。据估计，4% ～ 20% 的癌症可直接归因于职业暴

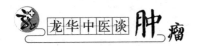

露。在工业生产的工作环境中，有 40 多种物质、混合物和暴露情况对人类有致癌性，它们被归类为职业致癌物，包括各种形式的石棉以及在环境中发现的多种物质，如苯、水中的砷、镉、环氧乙烷、苯并芘及二氧化硅等。

职业致癌物与肺癌、膀胱癌、喉癌、皮肤癌、白血病及鼻咽癌之间有明确的因果关系。从事铝和焦炭生产、钢铁铸造或橡胶生产等行业是接触致癌物机会较多的"高危职业"。流行病学研究发现，扫烟囱的工人阴囊癌多发；生产联苯胺染料或甲、乙萘胺的工人膀胱癌多发；从事 X 线、同位素工作的人白血病多发；锡矿工人肺癌多发。另外全世界约有 1.25 亿人暴露在工作场所的石棉中。据 WHO 估计，超过 10.7 万人死于职业暴露导致的支气管肺癌、间质瘤及石棉肺，这些均与石棉相关，并且每 3 名职业性癌症死亡病例中，就有 1 例是由石棉引起的。

（7）辐射：癌症与环境中的辐射也有关，诸如各种电离辐射、紫外线、电磁场等。阳光中的紫外线是诱发皮肤癌的主要原因，人工合成的氟氯烃会引起臭氧层的减少，从而增加紫外线的强度，导致皮肤癌的发病率增加。据估计，2002 年中，紫外线辐射引起 6 万人死亡，其中 4.8 万人患黑色素瘤，1.2 万人患基底和鳞状皮肤癌。

电离辐射对人具有致癌性毫无疑问，电离辐射致癌于无形之中，是隐形杀手。对医学和职业辐射暴露群体的研究，证明电离辐射可以诱发白血病和多种实体肿瘤。近年的核电站泄露事件，表明核电站是电离辐射致癌的主要地带之一。

癌症的发生也与电磁场有关。电磁场分为极低频率（1Hz～1kHz）、射频（1MHz～1GHz）、波（1～300GHz）。这些辐射来源于电源线、工厂、医疗产业、家用电器、收音机、电视机、手机等。目前电磁辐射已被 IARC 列为潜在的人类致癌物质。研究表明，受电磁辐射影响的儿童患急性淋巴细胞白血病的可能性明显增大。另外，脑肿瘤和乳腺癌的发生也与电磁辐射有关。

❷ 如何通过改变生活方式预防癌症

2014 年 2 月 3 日，IARC 在法国里昂总部发表了《2014 年世界癌症报告》，

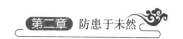

该报告显示目前全球癌症负担正在以惊人的速度不断加重，平均每 8 例死亡病例中就有 1 例死于癌症。而我国原卫生部（现为国家卫生健康委员会）公布的 2005 年城市居民死亡原因，第一位的就是恶性肿瘤，而不良的生活方式往往会诱发癌症。

抽烟、酗酒、经常熬夜、维生素缺乏、偏吃肉食、在车水马龙的街头呼吸汽车排放出的废气、甚至在家里厨房炒菜时释放出的油烟雾气等，都存在着致癌的可能。例如每天以猪、牛、羊等畜肉为主食的人，患肠癌的比例比那些每月只吃几次少量肉食者高 2.5 倍；患胰腺癌的危险性也随食入肉量的增加而增加。维生素 A、B 族维生素、胡萝卜素缺乏者，罹患肺癌的危险增加 3 倍；维生素 C 缺乏者，罹患食管癌、胃癌的危险分别增加 2 倍和 3.5 倍；在维生素 E 不足的人群中，唇癌、口腔癌、皮肤癌、宫颈癌、胃癌、肠癌、肺癌的发病率都会增加。

面对如此可怕的疾病，有的人一说起癌症，就心情紧张，一旦患癌，更是"谈癌色变"，恐惧慌乱。其实，只要改变生活方式，癌症既可以预防，也可以治愈，甚至可以带癌生存，活得有滋有味。

IARC 发布了最新版欧洲地区防癌准则，向公众提供了 12 条预防癌症建议。第一部分建议与烟、酒及饮食有关，包括不吸烟、不使用任何烟草制品；在家中禁止吸烟，支持在工作场所禁烟；食用足量谷物、豆类、水果和蔬菜，少吃热量较高的食物，不喝含糖饮料，避免食用香肠、火腿等肉制品；最好不饮酒，若饮酒须有节制。第二部分与锻炼及环境防护有关，包括每天应进行体育锻炼，避免久坐；采取合理措施维持健康体重；注意防晒，使用防晒用品，儿童尤其应避免暴晒，不使用太阳灯浴床；在工作场所尽量避免接触致癌物质，检查家中氡含量水平是否超标。针对女性的防癌准则包括哺乳可减少女性患乳腺癌风险，因此建议母亲尽量用母乳喂养婴儿；激素替代疗法可能会增加女性患癌风险等。

此外，IARC 还强调了疫苗与筛查对防癌的重要性。准则提出，应确保儿童接种乙肝疫苗，女童还应接种 HPV 疫苗；男女都应进行肠癌筛查，女性应进行乳腺癌筛查，男性则应接受前列腺癌筛查。

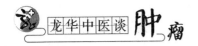

3 何为癌症的三级预防

癌症的预防分为三级，即一级预防、二级预防、三级预防。

一级预防也叫病因学预防，主要是针对危险因素所采取的干预措施，一级预防旨在防患于未然，是减少癌症发生的根本途径，包括改善生活和工作环境，倡导健康的生活方式；提倡"合理膳食、适量运动、戒烟限酒和心理平衡"四大健康基石。具体措施如饮食多样化、不偏食；多吃富含维生素的食物；多吃新鲜蔬菜和水果，控制脂肪的摄入；不吸烟、不酗酒、不吃霉变食物；少吃或不吃腌制或烧烤的食物；不吃过烫、过硬的食物；注意饮食卫生，不吃被污染的不洁食物；避免接触生活中有毒有害物质；注意厨房通风，不滥用农药、杀虫剂等；不要长期在烈日下暴晒，提倡晚婚和计划生育，注意性道德、性卫生、预防艾滋病等。

二级预防是指癌症普查，积极预防癌前病变。对肿瘤高发区的群众及肿瘤高危人群应开展有组织、有计划的防癌普查工作。筛检是通过特定的检测方法定期对健康人群进行检查，将外表健康的潜在患病者和处于亚临床状态的人找出来，并通过进一步的诊断程序早期发现患者，经早期治疗达到预防疾病进一步发展或减缓疾病的残疾和死亡，使患者获得较好的预后和生存质量。癌症筛查的对象是健康人群，目的是早期发现癌症和减少癌症死亡率。此外，有不少恶性肿瘤很可能是在一些慢性疾病或良性肿瘤的基础上经过某些致癌因素的刺激而引起的。尽管癌前病变不一定都会演变成癌，但及时合理地治疗这些病变对预防肿瘤的发生有着十分重要的意义，如皮肤、黏膜的白斑，黑痣，结节，口、唇、舌、宫颈等糜烂，乳腺囊性增生，乳腺导管乳头状瘤，卵巢囊肿，包茎，病毒性肝炎，肝硬化等，对于这些疾患都应积极预防，尽早治疗。

三级预防也叫康复预防，即对癌症治疗后患者进行康复治疗，减少并发症，防止复发或转移。应用现代和传统医学、心理及营养的方法及手段进行综合治疗，减少并发症的发生。同时，要制订完善的治疗、康复和随访计划，不断提高治疗和康复水平。关爱患者是治疗癌症的一剂良方，医护人员要给

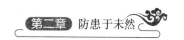

患者以爱心护理，在生理、心理、生活方面多给予安慰，尽力减轻患者的精神压力与紧张情绪，保持乐观精神，鼓励患者树立战胜疾病的信心。患者加强身体素质的锻炼，适当进行力所能及的体育锻炼，注意个人防护和保健，劳逸结合，提高自身免疫功能和抗病能力。同时，积极开展肿瘤患者的社区康复工作，为更多的肿瘤患者提供康复医疗服务，从而提高癌症患者的生存率和生存质量。

4 中医理论中癌症形成的基础是什么

癌症的形成是人体正气已虚衰的严重表现，而正气内虚正是癌症发生的基础。中医所讲的"正气"是指人体的正常生理功能及对外界致病因素的防御抵抗能力。在癌症的发生发展过程中，正气具有抗癌、固癌的双重功效，一旦癌毒产生，正气即表现出其抗癌的本能，发挥抗癌作用。正气还能固摄癌毒，抑制癌毒扩散。正气不足可引起血行不畅而成瘀，津液不布而成痰，瘀痰互相作用易成癌。正气不足，还能降低机体的免疫功能，使机体丧失识别、杀伤癌细胞的能力，癌细胞逃逸被杀伤从而形成癌瘤。癌瘤形成后，不可避免地会大量消耗人体的正气，使机体正气不足加剧。临床上一些已经发展为中晚期而不可手术，或者是手术后需要康复，或者是放、化疗后出现严重毒副反应的癌症患者，其正气虚衰尤为明显，癌症进一步恶性进展，由此形成恶性循环。

获得诺贝尔奖的澳大利亚和英国的两位科学家认为，人体每天都有10万～100万癌基因可诱导生成成癌细胞，但正常人的免疫系统如同一支"抗癌大军"，会尽最大力量抵制癌细胞的产生，即使有小股癌细胞形成，也有可能被"抗癌大军"无声无息地歼灭。人体既然具有防御某些癌症的自卫系统，为什么还会有许多人得癌症呢？这可能是因为人体免疫系统抵挡不住癌细胞的"增兵"和反复进攻，最终导致肿瘤的发生，尤其是免疫缺陷的人，患癌的概率要比一般的人高得多。也就是说，强大的、完好的免疫系统可以抑制体内的癌症，如果免疫系统受到破坏，那么就可能发生癌肿。也正如中医讲的"正气存内，邪不可干""邪之所凑，其气必虚"。癌症的发生，正气的亏

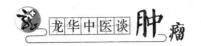
虚是内因，是主要原因；邪气的侵犯是外因，是次要原因。可以说癌症的发生、发展过程，就是正邪相争的过程。

5 为何说"1/3 的癌症是可以预防的"

1981 年，WHO 就提出 1/3 的癌症可以预防，1/3 的癌症如能早期诊治可以治愈，1/3 的癌症可以缓解。通过建立良好的生活习惯与行为和干预相关环境因素，很多癌症的发生是可以预防的，这远比依赖于生物医疗技术的进步要实际而有效得多，人类要打赢与癌症的战争不仅需要在生物技术上不断取得突破，还需要改变导致癌症的行为和环境。

环境因素与癌症的发生有密切的关系。人类生存环境的四大要素，即水、空气、食物（包括药物）、土壤的污染日趋加剧，越来越多的人认识到环境对癌症的影响很大，有人曾提出"环境癌"的概念。国内外学者都认为，80%～90% 的肿瘤与环境因素有关，其中 35%～40% 的癌症与不科学、不合理的膳食有关，也就是说许多癌症的病因是与个人不健康的生活方式有关，故存在预防控制的可能性。

比如，控制吸烟可降低 80% 以上的肺癌和 30% 以上的癌症总死亡率。烟草是癌症独立的最大可预防因素，如果吸烟率逐年下降，那么在若干年后，癌症特别是肺癌的发病率和死亡率均会随之下降；控制乙肝，可降低肝癌和肝硬化的发病率；营养干预，可减少约 1/3 的癌症；消除职业危害，可减少多种相关癌症。

6 室内环境污染是癌症的元凶吗

在"世界居室卫生日"，专家们提出，人类 80% 的癌症与环境有关。室内环境已成为影响人类健康的主要环境因素。中国室内环境监测工作委员会分析了造成我国肺癌人群的室内环境因素，主要有吸烟、氡及其子体的照射、厨房油烟等。

吸烟造成室内环境污染是肺癌的第一诱因。上海的调查表明，70% 的男性肺癌患者死因与吸烟有关。氡及其子体是导致人体肺癌的主要危害因素之

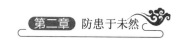

一，据不完全统计，我国每年因氡导致肺癌的人数达 5 万例以上。厨房油烟中的苯并芘为致癌物质，长期吸入这种物质可诱发肺组织癌变。汽车内的环境污染也不容忽视，有调查表明，40 岁以下的男女肺癌患者中，33.3% 的人拥有 10 年或以上驾驶经历。

在日常生活中，我们可以做到的防癌之举有戒烟、加强厨房油烟污染的预防和合理排放、加强室内环境和车内环境污染的检测和净化处理。

主要的室内致癌物都有哪些

氡是由镭衰变产生的自然界唯一的天然放射性惰性气体，它没有颜色，也没有任何气味。空气中氡原子的衰变产物被称为氡子体，为金属离子。常温下，氡子体在空气中能形成放射性气溶胶而污染空气，很容易被呼吸系统截留，并在局部区域不断累积，长期吸入高浓度氡，最终可诱发肺癌。专家研究表明，氡是除吸烟外引起肺癌的第二大因素，WHO 把它列为 19 种主要的环境致癌物质之一，IARC 也认为氡是室内重要致癌物质。

氡的分布很广，每天都在你的周围，它存在于家家户户的房间里。据检测，美国几乎有十五分之一的家庭氡含量较高。了解室内高浓度氡的来源，有助于我们对氡的认识和预防。调查表明，室内氡的来源主要有以下几个方面：

（1）从房基土壤中析出的氡：在地层深处含有铀、镭、钍的土壤和岩石中，人们可以发现高浓度的氡，这些氡可以通过地层断裂带，进入土壤和大气层。建筑物建在这些土壤上，氡就会沿着地表的裂缝扩散到室内。从北京地区的地层断裂带上的检测结果，表明三层以下住房室内氡含量较高。

（2）从建筑材料中析出的氡：1982 年，联合国原子辐射效应科学委员会的报告指出，建筑材料是室内氡的最主要来源，如花岗岩、砖砂、水泥及石膏之类，特别是含有放射性元素的天然石材，易释放出氡。从近期室内环境检测中心的检测结果看，此类问题不可忽视。

（3）从户外空气中进入室内的氡：在室外空气中，氡被稀释到很低的浓度，几乎对人体不构成威胁，可是一旦进入室内，就会在室内大量积聚。

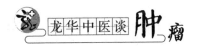
（4）从供水及用于取暖和厨房设备的天然气中释放出的氡：这方面，只有水和天然气中氡的含量比较高时才会对人体产生危害。

了解了氡的来源，我们就可以做到预防氡的超标。比如个人购买住房时，有条件的应考虑先请有关部门做氡的测试，然后采取降氡措施。在建筑施工和居室装饰装修时，尽量按照国家标准选用低放射性的建筑和装饰材料。在写字楼和家庭室内装饰中，要注意密封地板和墙上的所有裂缝，对地下室和一楼及室内氡含量比较高的房间更要注意。同时，做好室内的通风换气是降低室内氡浓度的有效方法，据专家试验，一间氡浓度为 151 贝克 / 立方米的房间，开窗通风 1 小时后，室内氡浓度就降为 48 贝克 / 立方米。有条件的可配备有效的室内空气净化器。

8 室外空气污染会导致癌症吗

2013 年，国际癌症研究机构（IARC）宣布，将室外空气污染列为一级致癌物，这是空气污染首次被列入与吸烟、汽车尾气、石棉同级别的一类致癌因素。同时，IARC 组织专家小组，综合研究了国内外最新的 1000 余篇科学论文后，得出结论，即认定在户外呼吸脏空气不仅会诱发肺癌，还会引发膀胱癌。该报告显示，最近几年，全球部分地区的空气污染程度大幅增加，尤其是那些正在经历快速工业化的人口大国，例如中国。IARC 援引数据称，2010 年全球因空气污染引发肺癌的死亡人数达到 22.3 万人。

报告明确指出，接触颗粒物和大气污染的程度越深，罹患肺癌的风险越大，还会增加呼吸系统、心脏病、膀胱癌等一系列疾病的风险。PM2.5 的颗粒非常小，当它搭载着含有致癌化学成分的附着物进入人体后，沉积在肺部深处，或者随血液等在其他器官上产生影响，再综合其他因素，就可能引发这些器官发生癌变。尽管大气污染物的成分及人们与污染物接触的程度因地点不同而差异明显，但这一结论仍适用于全球所有地区。

一个成年人每天呼吸大约 2 万多次，吸入空气达 15 ～ 20 立方米，相比其他污染和致癌因素，空气污染显得更具有不可回避性。尽管 IARC 负责致癌评估工作的负责人强调，就个人而言，大气污染构成的致癌风险较"低"，

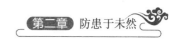

但每个人都生活在这样的大气中，生命健康面临的危险系数就会在无形中增加。

除了相关机构在空气治理议题中加码，对于每个人来说，生活方式的转变也有更多的空间。少开一天车，多选用绿色方式出行；少燃放烟花爆竹，减少空气污染；做到垃圾分类；少开空调，及时通风换气。同呼吸，共责任，治理污染，还我们所在的城市一片洁净的蓝天，在于每个人的配合，在于每个人的点滴行动。

那么，面对雾霾天，我们要如何在重污染天气保护自己呢？北京市疾病预防控制中心提醒广大公众，在雾霾严重的极端天气里，需要注意以下几点：

（1）保持良好的身体状况，均衡饮食，饮食清淡，多喝水，注意增减衣物，适量运动，充足休息，避免过度疲劳。

（2）减少外出，缩短室外活动时间，特别是年老体弱者、小孩和患有心脑血管疾病的居民更应注意保护自己，外出时注意增减衣物，注意保暖，尽量戴口罩。

（3）老年人在雾霾天气时不要在室外晨练，建议只在室内做些简单活动，并减少活动量。

（4）注意保持室内空气卫生，极端天气期间不利于开窗通风，因此在这段时间应禁止和减少室内吸烟、过度烹炸食品和烧烤等加剧室内空气恶化的做法。

（5）在流感等呼吸道传染病的高发季节，建议老人和小孩少去人群拥挤、空气流通差的密闭场所，远离有呼吸道症状的患者，到医院就诊时要戴口罩。

9 吸烟会诱发癌症吗

30％的癌症可归咎于吸烟，特别是肺癌、喉癌、口腔癌、食管癌，吸烟还可导致膀胱癌、胰腺癌和肾癌，最致命的是肺癌和胰腺癌。长期吸烟者比不吸烟者的肺癌发病率高 10 ～ 20 倍，喉癌发病率高 6 ～ 10 倍，胰腺癌发病率高 2 ～ 3 倍，膀胱癌发病率高 3 倍，食管癌发病率高 4 ～ 10 倍，罹患血癌的危险性增加 1.78 倍。许多国家的临床研究发现，每天吸烟支数越多，烟龄

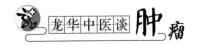

越长，吸烟的健康危害就越大。尤其是年龄低龄化、吸烟量的增加与肺癌发病率成正比。吸烟开始年龄越早，肺癌发病率与死亡率越高。每天吸烟的支数乘以吸烟的烟龄，我们称之为肺癌的吸烟指数。如果吸烟指数大于400，就属于肺癌的高危人群。如果每天吸烟20根，然后乘以吸烟年限，如果是20年，就是400年支，把400年支称为肺癌的吸烟指数。如果在50岁抽烟，70岁就达到了这个危险线，30岁吸烟，50岁就达到了。

二手烟（也称为环境烟草烟雾）已被证明能够使不吸烟者罹患肺癌。无烟烟草（也被称为口用烟草、嚼烟或鼻烟）可导致口腔癌、食管癌和胰腺癌。一些与吸烟者共同生活的女性，其患肺癌的概率要比常人高出6倍。吸烟妇女患宫颈癌与卵巢癌的相对危险度高，而家庭中被动吸烟者比无被动吸烟者发生宫颈癌的相对危险度高2.5倍。

吸烟者癌症发病比不吸烟者平均要早8年，但是吸烟者在戒烟后可以发生有益变化，戒烟后5年内比一般吸烟者（每天一包）的肺癌死亡率下降或近于不吸烟者，口腔癌、呼吸道癌、食管癌发病率降到吸烟者发病率的一半。戒烟后10年内，癌前细胞被健康的细胞代替。戒烟10年以上者肺癌发病率大致降到与不吸烟者相同。世界卫生组织呼吁：戒烟，永远都不晚！

⑩ 饮酒会患癌症吗

我国古代医药学家李时珍在《本草纲目》中写道："面曲之酒，少饮则和血行气，壮神御寒，若夫沉湎无度，醉以为常者，轻则致疾败行，甚则丧躯殒命，其害可胜言哉。"人们不禁要问，喝多少酒才算适度呢？医界对此早有相关指南，健康男性每天不应超过2份，健康女性每天不应超过1份。对于心梗高危患者或具有心律失常高风险特征的人来说，每天饮酒应严格控制在1份，如果超过这个红线，就会导致心律失常发生的风险增加。这里的1份酒指的是1瓶啤酒、半杯白酒或1杯葡萄酒。

何为饮酒成瘾？简单对照就是餐餐要喝酒，酒量一年比一年大，一顿不喝，就会明显感觉身体不适，比如烦躁不安、神志不清、糊里糊涂，表明已经是酒精上瘾了。

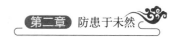

那么，如何判断自己是否形成酒依赖了呢？读者可通过以下特征做出判断：

※ 有强烈的饮酒愿望。将饮酒看成生活中非常重要的事，饮酒高于一切活动，不顾事业、家庭和社交活动。

※ 饮酒量逐渐增加并超出自己预期的饮酒量。

※ 饮酒速度加快，尤其是开始的几杯酒。

※ 常独自饮酒自斟自饮或形成其他固定饮酒模式定时饮酒。

※ 以酒当药，用来解除情绪困扰。

※ 有藏酒行为，酒后常忘事。

※ 晨起饮酒，不分时间段、不分场合地喝酒。

※ 早期对酒精的耐受性增加，表现出酒量越来越大；晚期耐受性降低，表现出少量饮酒即导致功能失调；出现戒断症状，即不饮酒就会出现四肢及躯干震颤，表现为不能稳定持杯或扣纽扣，常见恶心、呕吐、出汗，饮酒后症状迅速消除。

如果一个喜欢饮酒的人日常表现超过上述所列 3 条，就可初步判定已经形成酒依赖。

很多人虽然也明白酗酒的坏处，但往往抱怨说，常有应酬，喝酒实属无奈。对于这种情况，我们建议饮酒者经常做一些有氧运动，如慢跑、散步等，帮助减少饮酒所引起的大脑损伤，帮助肝脏加快乙醇的代谢和排泄。同时，有效运动还能避免脑白质过早老化和受到疾病侵袭。由于有氧运动能缓解老化引起的神经与认知功能衰退，因此，这种锻炼形式也能逆转或预防喝酒对大脑造成的损伤，同样也有降低患癌风险的作用。

致癌食物都有哪些

说到食物致癌，大家应该都不陌生，很多食物如果长期食用就是慢性自杀。可是，最强致癌食物有哪些，你知道吗？

（1）腌制食品：腌制食品在体内可以转化为致癌物质二甲基亚硝酸胺，如咸蛋、咸菜、咸鱼等应尽量少吃。

（2）烧烤食物：烧烤会产生致癌物质——多环芳烃，这是公认的化学致癌物。烤牛肉、烤鸭、烤羊肉、烤鹅、烤乳猪、烤羊肉串等，因含有强致癌物不宜多吃。

（3）熏制食品：如熏肉、熏肝、熏鱼、熏蛋、熏豆腐干等含苯并芘致癌物，常食易患食管癌和胃癌。

（4）油炸食品：煎炸过焦后，会产生致癌物质多环芳烃。咖啡烧焦后，苯并芘增加 20 倍。油煎饼、臭豆腐、煎炸芋角、油条等，因多数是重复使用的油，高温下会产生致癌物。

（5）霉变物质：米、麦、豆、玉米、花生等食物易受潮霉变，被霉菌污染后会产生致癌毒素——黄曲霉毒素。

（6）隔夜熟白菜和酸菜：熟白菜和酸菜隔夜会产生亚硝酸盐，亚硝酸盐在体内会转化为叫作亚硝酸胺的致癌物质。

（7）槟榔：槟榔为一级致癌物，咀嚼槟榔引起口腔癌缘于槟榔中的槟榔碱、槟榔鞣质、槟榔特异性亚硝胺和活性氧等具有细胞毒性、遗传毒性、致突变性和致癌性的化学成分。需要说明的是，槟榔以常规量煎服，还未见有导致癌症发生或毒副反应的实验和临床研究报道。所以，现未见有可靠证据支持槟榔入药会致癌。

（8）反复烧开的水：反复烧开的水含亚硝酸盐，进入人体后会生成致癌的亚硝酸胺。

12 吃肉多会增加患癌的风险是真的吗

IARC 将物质致癌程度分为 5 级，依次为致癌、致癌可能性较高、可能致癌、致癌度不确定和可能不致癌。

IARC 最新发布的报告中，将培根、火腿、香肠等加工肉制品列为致癌物，因为有"充分证据"表明其可能导致肠癌。这份报告由来自 10 个国家的 22 位专家提交，他们对食用红肉和加工肉制品的致癌性进行了评价，加工肉制品被列为"致癌"类，红肉被列为"可能致癌"类。报告称，每天食用 50g 的加工肉制品，会使患结肠直肠癌的概率增加 18%。加工肉制品指的

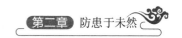

是通过腌渍、发酵、烟熏或其他方式处理过的肉类，比如热狗、火腿、香肠、培根和牛肉干等。此外，牛肉、羊肉、猪肉等红肉，也有致癌的可能。

高脂肪饮食会导致高雌激素和高促乳素，而雌激素和促乳素是乳腺肿瘤发生所必需的因素。如果吃的总热量过高，乳腺癌及大肠癌乃至胆囊胆道癌、宫颈癌、卵巢癌、子宫内膜肿瘤的发病率也会增高。研究表明，每日总热量摄取从 2700 千卡增加到 3900 千卡，结肠癌和直肠癌的死亡率上升两倍多；高热量饮食地区女性乳腺癌发病率则是低热量饮食地区的 1.2 倍。

其实，只有长期大量食用含有高热量和有害物质的肉及肉制品才有可能致癌，根据人们正常的饮食习惯，还达不到长期大量食用肉制品的程度。肉及肉制品中含有多种营养物质（包括蛋白质和微量元素），对维持人体健康具有重要的意义。那么，每天吃多少肉才不会对健康造成危害呢？专家说，100g 是上限，因此将建议量定为 80g，也就是 1/3 块牛排或 3 块猪排骨的量。建议总热量摄入不能过多，也不能过少，最好控制在每人每日 2200 ～ 2700 千卡。一般认为脂肪摄入量占总热量的 16% ～ 20% 为宜，应增加植物性脂肪（如植物油等）的摄入。以粮食、水果、蔬菜和适量的肉类搭配食用，平衡饮食。新鲜的瓜果蔬菜，能阻断亚硝酸盐与消化道接触，也有助于增强人体免疫力，从而降低患癌的风险。

13 难道说美食等于不健康吗

健康的饮食习惯可以降低患癌的风险。营养是人类生存和保持健康的必要条件，但饮食要有节制，营养要充分。如果饮食不当，就会诱发多种癌症，并且乳腺癌、结肠癌、直肠癌、子宫内膜癌、卵巢癌、前列腺癌、胆囊癌等的发病率与脂肪摄入过多有关，而高脂肪、低纤维膳食可致大肠癌。食物粗糙、质硬难消化、过冷过烫、吞咽过快等都能促使食管黏膜受到损伤，加上感染等因素作用，使食管炎症经久不愈，导致癌变发生。摄入蔬菜和水果不足者易患肺癌、喉癌、口腔癌、胃癌、结肠癌、直肠癌、膀胱癌、胰腺癌、宫颈癌、卵巢癌等常见癌症且危险性高 2 倍。

欧洲人一度以烟熏、盐腌方式保存食品，但近 20 多年来，欧洲人普遍

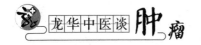

采用冷藏的贮存方法，不仅使得食物的保鲜度有了很大提高，而且使食物中含有的诱发癌症的危险因素，如幽门螺旋杆菌、黄曲霉毒素得以减少。此外，在欧洲人的饮食中，咸鱼、咸菜和咸肉的食用量明显减少，使得盐的摄入量下降。反之，牛奶及奶制品、新鲜蔬菜、水果吃得越来越多。这种饮食结构和膳食方式不仅预防了高血压和心脏病，而且降低了胃癌的发病率。因为烟熏食物中含有大量具有致癌作用的多环烃化合物，高盐食物会破坏胃黏膜保护层，使致癌物与胃黏膜直接接触。而牛奶及奶制品对胃黏膜具有保护作用，水果及新鲜蔬菜中的大量维生素C还能阻断胃内致癌亚硝胺的合成。欧洲人还对葱、蒜等"生态食品"情有独钟。研究表明，大蒜中的蒜素，可以杀灭幽门螺旋杆菌和其他致病微生物，每年食用2.5kg以上的大蒜即可预防胃癌。另外，β胡萝卜素也有益于预防胃癌。

14 哪些食物是防癌英雄

医学家和生物化学家很早就发现蔬菜具有预防癌症的神奇作用，日本国立癌症预防研究所从高到低列出了20种常见蔬菜对癌细胞的抑制率，成为一个引起世人瞩目的"抗癌蔬菜排行榜"：①熟红薯98.7%；②生红薯94.4%；③芦笋93.9%；④花椰菜92.8%；⑤卷心菜91.4%；⑥菜花90.8%；⑦欧芹83.7%；⑧茄子皮74%；⑨甜椒55.5%；⑩胡萝卜46.5%；⑪金花菜37.6%；⑫荠菜35.4%；⑬苤蓝34.7%；⑭芥菜32.9%；⑮雪里蕻29.8%；⑯番茄23.9%；⑰大葱16.3%；⑱大蒜15.9%；⑲黄瓜14.3%；⑳大白菜7.4%。

科研人员发现，红薯中含有一种叫去氢表雄酮的化学物质，可以用于预防结肠癌和乳腺癌。甘蓝类蔬菜中含有的某种化合物，对人体内一种能起到解毒作用的酶具有诱导作用，经常食用，可预防胃癌、肺癌、食管癌及结肠癌的发生。胡萝卜、南瓜等蔬菜中的胡萝卜素则能通过清除体内自由基，预防肺癌的发生。

番茄中含有的番茄红素能促进一些具有防癌、抗癌作用的细胞素的分泌，激活淋巴细胞对癌细胞的溶解作用。同时，它又是很强的抗氧化剂，可清除人体内导致老化的自由基。前列腺癌是50岁以上男子的一大健康隐患，所幸的是进食番茄或番茄酱可有效预防前列腺癌的发生。美国哈佛公共保健学校一项为期 6 年的研究显示，多吃番茄和配有番茄酱的食物有一定预防之功，每星期吃 4 次番茄者罹患前列腺癌的可能性减少 20%，坚持每星期吃 10 次番茄者，此种可能性减少一半。与番茄比较，番茄酱的效果更好，因为番茄酱中的保护性成分番茄红素较番茄更为丰富。许多研究表明，摄入适量番茄红素可降低前列腺癌、乳腺癌等癌症的发病率，并对胃癌、肺癌有预防作用。

科学家在比较了世界各国的三餐食谱后得出结论：中国和日本妇女乳腺癌的发病率之所以比西方低得多，是由于多吃大白菜的缘故。大白菜何来如此神功？这主要得益于一种化合物——吲哚 -3- 甲醇，这种化合物能够帮助分解与乳腺癌有关联的雌激素，其蕴藏量约占大白菜重量的 1%。据测算，每天吃 1 磅大白菜，就能吸收 500mg 这种化合物，从而达到预防乳腺癌的目的。

此外，经常食用大蒜可使患结肠癌的危险降低 30%。新西兰鲁阿库拉农业研究中心的科学家，利用实验鼠对大蒜的防癌机制与剂量做了探索，确认大蒜的防癌功效来自所含的二硫化二烯丙基，这种物质可产生清除致癌物的酶，进而保护肠道免受癌症之害。至于剂量，从预防癌症角度看，半瓣大蒜所含的二硫化二烯丙基就已足够，故可坚持每天食入半瓣大蒜进行防癌。

然而单一的蔬菜可能达不到很好的抗癌效果。美国康乃尔大学经过长期实验后得出结论，蔬菜之所以具有很强的抗氧化剂活性与抗肿瘤活性，是因其中含有的多种抗氧化剂交互作用的结果；以往认为蔬菜的抗肿瘤作用是来源于它们所含的维生素 C、E 和胡萝卜素，但新近证明没有任何一种单一的维生素能起到这种作用，只有所含的多种抗氧化剂交互作用，才能产生抗癌效果。

因此，营养学家建议每天进食蔬菜不得少于 5 种，其中至少一种富含维生素 A，一种富含维生素 C，一种属于高纤维，每周可多吃叶部或根部蔬菜，比如可以清晨吃蔬菜叶，午餐喝菜汤，晚餐选择薯类或其他蔬菜，烹调面食或肉食时加入蔬菜，如花菜、胡萝卜等。同时，还要考虑到足够的进食量。一个人在一天中蔬菜的总摄入量不应低于总食物摄入量的 50%，否则对人体

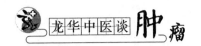

的保护作用难以实现。

15 素食可以防癌抑癌吗

美国以 5 万名素食者为对象的一个研究报告在癌症研究领域引起巨大震动，这个报告指出，素食者罹患癌症的比例之低，相当令人惊讶，他们与吃肉和（或）吃鱼的群体相比，很少患癌症，与同样年龄及性别的人比较，各类癌症在这群人身上发生的比例显著减少。并且素食者不吸烟、酗酒，很少肥胖。报告最后称："他们显然可以活得更长。"

牛津大学英国癌症研究中心进行了一项大规模的比较研究。从被观察的英国男性和女性中选出参加者，分别是吃肉和（或）吃鱼的人，或素食者。他们选用的总人数为 6.1 万人，其中 1/3 是素食主义者，并对其进行了 12 年的跟踪研究，在这段时间中，3350 人被诊断患有 20 种癌症中的一种或更多种。研究者发现，在 100 个肉食者中，有 33 个罹患某种癌症。之前的研究已证实，大量食用红肉和加工过的肉类，可加大罹患胃癌的风险。而此次研究证明，素食者患胃癌和膀胱癌的风险较低。不过区别最明显的还是在血癌方面，如白血病、多发性骨髓瘤、非霍奇金淋巴瘤，素食者患这些疾病的风险比肉食者低 45%。

英美两国的科学家曾以肉食者与素食者肠内的微生物做比较研究，发现了明显的不同。肉食者肠内所含的微生物与消化液发生作用时，产生的化学物质被认为会导致癌症。这也说明了为什么肠癌在以肉食为主的地区，如北美、西欧等地非常普遍，而在以蔬菜和粮食为主的印度则很少发生。

德国癌症研究中心最近公布了一项长达 11 年的研究结果，它基本表明素食有利于健康长寿。这项研究的观察对象是不同年龄的 1904 人，其中有 3% 的人完全素食，58% 的人吃牛奶和鸡蛋，39% 的人偶尔还吃肉。经过 11 年的观察，发现素食者患癌症的可能性较普通人低 25%，而高脂肪营养的人患癌症的可能性则比常人高出 1 倍，因为脂肪促使胆酸分泌增加，容易导致肠癌。素食者从蔬菜和水果中吸收维生素较多，这也是他们很少患癌症的一个原因。

蔬菜中的膳食纤维能显著降低大肠癌、直肠癌、结肠癌、乳腺癌、胃癌、食管癌、宫颈癌、胰腺癌、口腔及鼻咽癌等的发病率。其防癌机制主要体现在：降低大肠中致癌物的浓度；缩短肠腔内毒物停留的时间，减少致癌物与组织间的接触时间；影响某些致癌或前致癌物的产生；调节内分泌系统等。以结肠癌为例，当食用膳食纤维量为 28%（非常高水平）和 15%（高水平），结肠癌的发病率很低，当摄入膳食纤维为 5%（低水平），则结肠癌发病率很高。

16 有哪些饮食防癌的建议呢

世界癌症研究基金会（WCRF）多年来致力于癌症的基础、临床及预防等方面的研究，总结了全世界在癌症领域的研究结果，并从膳食和健康方面提出了具有广泛科学依据的预防癌症的 14 条建议。

（1）合理安排饮食。在每天的饮食中，植物性食物如蔬菜、水果、谷类和豆类应占 2/3 以上。

（2）控制体重，避免过轻或过重。成年后体重增幅不应超过 5kg。用身体质量指数 BMI ＝体重（kg）/ 身高^2（m^2）来衡量，BMI 小于 18.5，体重过轻；BMI 为 18.5 ～ 25，理想体重；BMI 为 25 ～ 30，轻微超重；BMI 大于 30，则为肥胖。

（3）坚持体育锻炼。如果工作时很少活动或仅有轻度活动，每天应有约一小时的快走或类似的运动量。每星期至少还要进行一小时出汗的剧烈运动。

（4）多吃蔬菜、水果。每天坚持吃 400 ～ 800g 果蔬，绿叶蔬菜、胡萝卜、土豆和柑橘类水果的防癌作用最强。每天要吃五种以上果蔬且常年坚持，才有持续防癌作用。

（5）每天吃 600 ～ 800g 各种谷物、豆类、植物根茎类，加工越少的食物越好，少吃精制糖。

（6）不提倡饮酒。即使要饮，男性一天也不应超过两杯，女性一天不应超过一杯。

（7）每天吃红肉不应超过 90g，最好是以鱼和家禽替代红肉。

（8）少吃高脂食物，特别是动物性脂肪。选择恰当的植物油并节制用量。

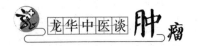

（9）少吃盐，少吃腌制食物。盐的每日消耗量应少于 6g（约一茶匙）。

（10）不要食用在常温下存放时间过长、可能受真菌毒素污染的食物。

（11）用冷藏或其他适宜的方法保存易腐烂的食物。

（12）食品中的添加剂、污染物及残留物的水平低于规定的限量即是安全的，但乱用或使用不当可能影响健康。

（13）不吃烧焦的食物、直接在火上烤烧的鱼和肉或腌肉。熏肉只能偶尔食用。

（14）对于饮食基本遵循以上建议的人来说，一般不必食用营养补充剂，营养补充剂对减少患癌症的风险可能没什么帮助。

17 饮食防癌六字诀是什么

日常饮食防癌需谨记六字诀，即素、淡、烂、粗、杂、少。

※ 素——多吃新鲜蔬菜和水果。

目前已证实，足量的蔬果纤维，可预防结直肠癌，并减少乳腺癌、食管癌等数种癌症的发病率。WCRF 推荐了几种最有效的防癌果蔬，其中西红柿可降低患前列腺癌的风险；西兰花、卷心菜和豆芽能降低患消化系统癌症的概率；草莓、洋葱、大蒜中都含有抑制肿瘤生长的成分。

※ 淡——少吃高脂肪、动物蛋白类食物，以天然清淡果蔬为宜，适当控制盐摄入。

所有饮食构成要素中，脂肪与癌症关系最密切，特别是乳腺癌、大肠癌与前列腺癌。另外，食盐和盐腌食物可能增加胃癌的发病率，每人每天吃盐最好不超过 6g。甲状腺癌高发与含碘盐的食入量增加有很大相关性。

※ 烂——除新鲜水果、蔬菜外，其他食物应煮熟、煮烂。

意大利一项研究发现，胡萝卜素、番茄红素和叶黄素根本不怕煮，反而比生吃更能保护身体免于癌细胞侵袭。尤其是富含类胡萝卜素的胡萝卜、西红柿、西兰花以及十字花科蔬菜等。以西兰花为例，加热到 60℃ 最理想，能最大限度发挥其抗癌活性，减少患食管癌、胃癌、肺癌、胆囊癌和皮肤癌的风险。

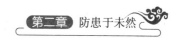

※ 粗——粗粮、杂粮、粗纤维类食物。

食物中缺乏植物纤维是近年来癌症越来越多的重要原因之一。植物纤维具有"清洗肠道"的功能，它可以促进肠道蠕动，缩短肠内容物停留的时间，减少致癌物被人体吸收的可能，尤其能预防大肠癌的发生。粗粮中还含有丰富的钙、镁、硒等矿物质和多种维生素，其中硒是一种抗癌物质，能结合体内各种致癌物，通过消化道排出体外。

※ 杂——食谱宜杂、广。

只要配合得好，红、黄、白、绿、黑等有色彩的食物都是"抗癌药"。美国癌症研究协会曾明确表示：没有任何一种单一的食物能够保护人类不得癌症。虽然有许多研究表明，植物性食物中所含的一些成分，比如维生素、矿物质、多酚及黄酮类等，对抗癌都有一定作用，但并不只是推荐任何一种具体的抗癌食物，而是建议食谱有 2/3 以上的食物来自于蔬菜、水果、全谷及豆类。

※ 少——食物摄入总量及糖、蛋白质、脂肪的摄入量均应有所节制。

日本东京一研究成果指出，吃得过饱，会增加患癌的风险。研究人员发现，"每顿都吃得很饱"与"基本上只吃八分饱"的人相比，前者患癌的概率更大。暴饮暴食的同时，如果还酗酒、吸烟，那更是给身体雪上加霜，食管癌、胃癌、胰腺癌等消化系统肿瘤都与此有关。

18 如何养成良好的饮食习惯来预防癌症

国内外学者认为，培养良好的饮食习惯有利于预防癌症、促进身体健康。下面提出几点建议，帮助培养良好的饮食习惯，让癌症远离你。

（1）细嚼慢咽：食物先入口腔，再通过食管进入胃。口腔的功能是多方面的，除说话以外，可先辨食物的软硬、滋味、冷热、生熟等，然后用牙齿咀嚼，门齿可以切断，犬齿可以撕碎，臼齿可以研磨和压碎。在咀嚼的同时，口腔内的大小唾液腺体分泌出帮助消化的唾液与食物充分拌匀，以利于胃肠的消化吸收。以上这些功能只有在细嚼慢咽时才能完成，譬如：食物中的鱼刺、骨头碎片、沙子、杂质要吐出去；较粗大的食物需用牙齿嚼碎；太烫的食物或汤水不能咽下。这样就保护了食管和胃的黏膜免受擦伤和烫伤，有利

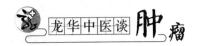

于食物的消化吸收。早在 1964 年，医务人员在调研的基础上，曾指出食管癌形成与饮食的"粗、硬、热、快"等可能有关，提倡"细嚼慢咽"等，以减轻对食管黏膜的磨损、烫伤。

（2）不偏食：有的人只爱吃某几种食物，对其他许多食物就是不吃；例如有的人爱吃肉类，不爱吃蔬菜；有的人爱吃白菜萝卜，不爱吃葱、蒜、韭菜；有的人只吃肉类，不吃鱼类；有的人不吃鸡蛋，不喝牛奶，不吃粗粮，不吃海产品，不吃豆制品等。我们每大吃过的食物按热量计算，应当有一个合理的分配比例，粮食、蔬菜等应占 60% ～ 65%，肉类、奶类、鱼类占10% ～ 15%。人类所需要的各种营养物质，在不同食物中的含量不同，如果偏食，就不能使各种食物营养互补，会影响防癌能力。

（3）不暴饮暴食：暴饮暴食是指在一次就餐时，吃进的鸡鸭鱼肉、山珍海味、各种酒类太多，超出了正常的需要。这不但容易引起多种消化道疾病，而且损伤身体健康。经过实验证明，过多摄入高脂肪、高蛋白和高热量的饮食，过多地饮酒，容易引起癌症。所以医师们和懂养生的老人常说，饮食八分饱可以保健康。

（4）不要吃太咸：医学界认为每人每天吃盐 5 ～ 6g 为宜。在我国用盐腌制的食物很多，如咸肉、咸鱼、咸蛋、各种腌菜、酱菜，还有火腿、腊肠、腊肉等。多吃盐对防治高血压及肾脏疾病是不利的，而且有可能促进胃癌等疾病的发生。腌制食物常常含有亚硝酸钠，它在腌制过程中产生的二级胺，可化合成致癌物亚硝胺类物质。虽然其含量较少，但吃的次数或量多了，体内亚硝胺便积少成多，可能引起多种癌症。因此建议少吃或不吃腌制食物。

19 环境激素是什么

"环境激素"是一个新名词，是一种可怕的致癌物质，它源于人类活动包括现代文明的生产方式，故又称为产业新公害。这是一类化学物质，在人和动物体内起着类激素样作用。目前已知这类化学物质有 300 多种，其中为首的是二噁英（来源于含氯塑料不完全燃烧、纸浆漂白及汽车尾气等）、多氯联苯（多为电器产品和其他塑料制品的原料）、邻苯二甲酸酐类（用于碳酸酯树

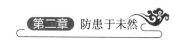

脂、双酚 A、塑料增塑剂的制造中），此外还有海洋防污涂料、氯丹、水银、DDT 及含氯农药等。总之，环境激素正渗透到我们生活中的每一个角落，想避也避不掉。

环境激素既不属于直接致癌物，也不像有毒物质那样立即置人于死地，所以人们往往会对它丧失警惕性。环境激素致癌方式具体表现在降低免疫作用。法国科学研究显示，环境激素，即使只有少量，也会给人体的免疫系统带来消极的影响，主要是因为它能抑制 T 细胞的成熟，此外，它还能降低淋巴细胞的反应能力和巨噬细胞的战斗力，客观上增加了癌症的发生概率。

生活在当今时代的人们已经被环境激素层层包围，躲是躲不掉的，唯一抵御的方法是从科学角度进行设防，力争将其危害减到最低限度。人们要尽量少用或不用与环境激素有关的食具，如不用苯乙烯、聚氯乙烯、聚碳酸酯材料做的食品容器，不用泡沫塑料容器来冲泡方便面，不用聚氯乙烯塑料容器在微波炉上加热，因为在这种塑料容器中含有典型的环境激素邻苯二甲酸酯，在加热过程中会释放出大量环境激素来污染空间空气。环境激素无法侵入的最佳容器是玻璃容器和陶瓷容器。此外，给婴儿喂奶最好用玻璃奶瓶，因为聚碳酸酯类的奶瓶倒入开水后，会使开水中的双酚 A 含量升高，不利于婴儿健康。现在有些国家已规定在所有食品店中恢复使用纸袋来存装食品，这是一种防止环境激素侵入的好方法，值得我们借鉴。

20 压力会导致癌症吗

防癌之道，舒畅情志最重要。中医学强调"心主神明"，十分重视"七情致病"，心情不好、情绪不良是诱发癌症的重要原因。

我国古代医家很早就观察到，忧思恼怒，情绪失调，是引起癌症的重要原因，例如乳腺癌，古称乳岩，它的形成就与长期忧愁焦虑、情绪不畅密切相关。古代医学家分析说："乳岩由于忧思郁结，所愿不遂，肝脾气逆，以致经络阻塞，结果成核。"

近百年来，越来越多的医生也注意到，癌症患者在发病之前，往往有极度伤心的事情发生，造成精神创伤。有位癌症专家调查了 250 名癌症患者，

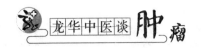

发现在发病之前，精神上受到严重打击的竟有 156 人之多。另一位学者研究了 405 名癌症患者，发现其中 72% 的患者有过情绪危机。有位医生对 100 名白血病和淋巴瘤患者进行回顾性研究，发现因生离死别引起的忧郁、焦虑是发病前的常见表现。还有人分析文献后指出，忧郁、失望和难以解脱的悲哀，往往是癌症的前兆。

现代都市人癌症发病率的增高，特别是癌症的年轻化趋势，就与心理压力过重、情绪不良密切相关。现代都市人的生活节奏越来越快，心理负担越来越重，担心的事情越来越多。升学、就业、晋级、加薪等激烈竞争，导致精神紧张；恋爱受挫、婚姻失败、交通事故、司法纠纷等种种不良刺激，使人情绪压抑，心境难平，焦虑烦躁，抑郁寡欢，甚至悲观失望，这样一来，也就给癌症的侵入大开方便之门。

为什么心理压力过重、忧郁焦虑和精神创伤会增加癌瘤发生的机会呢？中医学认为，忧思恼怒这些不良情绪，会使五脏六腑功能失调，气血运行不畅，久而久之，"经络阻塞，结果成核"。现代研究也表明，长期的过度紧张、焦虑忧伤和精神创伤都会使中枢神经系统的功能失调，削弱免疫机能，甚至抑制机体对癌细胞的免疫反应，因而使人增加患癌的机会。要想预防癌症，就应时常保持良好的情绪，培养豁朗的胸怀，怡情放怀，则不易患癌。

21 预防癌症的生活方式有哪些

在前面，我们介绍了癌症的三级预防，现在我们将具体介绍一些防癌的生活方式，以帮助大家做好癌症的一级和二级预防。

通过之前的介绍，我们知道，一些不良的生活习惯同样可以间接影响免疫系统、内分泌系统等各个方面，进而造成肿瘤的发生。一些研究表明，经常倒班熬夜，即生活节律紊乱者癌症发病率增加，一些生活受到刺激或经常心情烦躁者同样会增加恶性肿瘤的风险。进食并不为人体所必需的食物，如一些腌制食物，烧烤类食物等；接受人体并不需要的电离辐射，如检查时的 X 光或者长时间暴露在太阳光下受紫外线照射；进行与正常生长发育相违背的活动，如熬夜、劳累、加班工作等，均会在不同程度上引起肿瘤的发生。

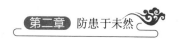

其实只要努力改变不健康的生活方式，就能轻松做好癌症的一级预防了，想要预防癌症，可以从以下的几个健康的生活细节开始改变：

（1）保证充足的睡眠：美国癌症研究会调查发现，每天睡眠时间少于7小时的女性，患乳腺癌的概率高达47%。这是因为睡眠中会产生一种褪黑激素，它能减缓女性体内雌激素的产生，从而起到抑制乳腺癌的作用。

（2）坚持体育锻炼：每天饭后散步30分钟，或者每周散步4小时，能使患胰腺癌的风险减少一半。同时，每天只要走路1小时，就可以使患大肠癌的概率降低一半。

（3）多饮水：爱喝茶的日本人曾做过一项调查，发现每天只要喝四五杯茶，就能将癌症风险降低40%。不过，茶水最好不要喝太浓太烫的，否则会影响其防癌效果。

（4）坚持室外活动：室外活动可以接受阳光的照射，通过增加人体维生素D的含量起到防癌作用。不过，为避免暴晒增加患皮肤癌风险，注意提前涂抹防晒霜。

（5）控制糖分的摄入：每天只要喝两杯甜饮料，患胰腺癌的风险就会比不喝的人高出90%，最好少吃或不吃含糖食品。国际上一般认为，每人每天糖的摄入量应控制在50g内。

（6）定时对室内通风换气：每天最少开窗半小时，可以降低室内污染物致癌的风险。

（7）吃饭细嚼慢咽：调查证明，吃饭总是囫囵吞枣的人，患胃癌的概率比较高。多咀嚼可以减少消化道的负担，降低患胃肠道癌症的风险。按照一秒咀嚼一次来计算，一口饭最好咀嚼30次，才具有防癌作用。

癌症的二级预防就是要做好癌症普查，积极预防癌前病变。预防癌症需要未雨绸缪，只有早期发现，这一病魔才有可能被真正打败。不过，常规体检并不足以捕捉到癌症的蛛丝马迹。因此制定计划，有针对性地进行防癌检查，非常有必要。那么，人在各个年龄段需要进行哪些防癌体检？

（8）20岁后，积极预防宫颈癌：40～60岁是宫颈癌的高发年龄。不过，近年宫颈癌发病趋向年轻化，30岁以下的宫颈癌患者数量有明显上升趋势。

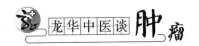

女性进行第一次性生活两年后，最好就开始做巴氏涂片进行宫颈癌筛查，并坚持做到一年一次。30岁以后可依据风险因素检查，如果3次或多次结果连续为阴性的受检者，可以减少受检次数，这样便可以很好地预防癌症入侵。

（9）30岁后，积极预防乳腺癌：月经异常，晚婚晚育，有家族遗传，喜欢吃高脂肪、高热量食物，滥用雌激素，精神压力过大的女性都是乳腺癌的高发人群，这些女性最好从年轻时就开始乳腺癌的筛查。

①自检。白检主要是通过看和摸，一是站在镜子前看，主要看乳房的大小形状是否对称、轮廓有无改变、乳头是否有分泌物以及是否回缩等；二是摸，用食指、中指和无名指的指腹，以按压、螺旋或滑动的方式检查乳房有无肿块，当发现乳房出现无痛肿块、乳房局部或乳头凹陷、腋窝淋巴结肿大等异常现象时，应及时到医院检查。

②B超检查。B超检查无损伤，可反复应用。中国女性乳腺组织较致密，通过B超检查能够更加清楚地看到乳腺所有的结构变化。该检查也适用于30岁以下的女性。

③X线检查。恶性肿块的影像常呈不规则状，边缘有毛刺，密度较周围腺体高，这些特质都能通过X线检查辨别出来。但如果乳腺组织过于致密，就不易通过X射线检查出疾病，因此适合40岁以上的女性。

（10）40岁后，定期检查排除肺癌和胃癌：40岁以上有吸烟史的人、矿工、长期接触放射性物质的人及有家族肿瘤病史的人都是肺癌的高发人群。中老年人，尤其是嗜烟者，应列为肺癌重点普查人群，每半年至一年检查一次。胸部X线或CT等检查，可以及时发现多变的圆形阴影、肺炎、肺不张、胸腔积液等，对早期发现肺癌有积极意义。此外，70%以上的早期胃癌并没有明显症状，因此体检很重要。胃癌的筛查方法很多，包括胃蛋白酶检查、幽门螺旋杆菌检查、胃肠X线检查等。内镜检查可直接观察胃内各部位，尤其对早期胃癌的诊断价值很大。

（11）50岁后，排查肠癌和前列腺癌：指检对于发现结肠癌和前列腺癌都有一定作用，而且操作起来非常方便、简单。不过，最准确的方法还是筛查。50岁后，有结直肠息肉，结肠癌家族史和腹泻、便秘、便血病史的患者，最

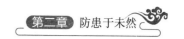

好做肠镜进行结肠病变的筛查。对于不能做肠镜检查的人，如高龄、体质衰弱及有严重心肺疾病者，可以定期用 CT 检查结肠。50 岁以上的男性在体检时都应该增加前列腺项检查。如果一次前列腺特异性抗原呈阳性，不能草率确诊，需复查 2 ～ 3 次，并排除炎症，必要时进行穿刺检查。

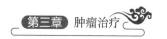

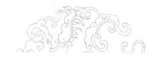

第三章 肿瘤治疗

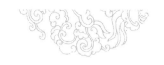 **什么是手术治疗**

通过手术治疗肿瘤的记录古已有之，最早可追溯到公元前 1600 年的古埃及。我国东汉时代，华佗首创手术治疗内脏肿瘤，《三国志·华佗传》中记载："若病结积在内，针药所不能及，当须刳割者，便饮其麻沸散，须臾便如醉死，无所知，因破取，病若在肠中，便断肠湔洗，缝腹膏摩……"而公元 7 世纪我国也有切除肿瘤的记载，《晋书》有云："初帝目有瘤疾，使医割之。"

而现代意义上的外科手术切除肿瘤则始于 1809 年。在经历了 200 余年的探索与发展之后，到了近二十年，由于显微外科技术、微创外科技术、麻醉水平提高及抗菌药物的广泛应用，使肿瘤外科得到进一步发展，除了根治性切除外，更有器官移植、重建和康复手术得到了应用。

而在外科手术的发展过程中，其治疗目的也经历了一定的变化。当外科手术无论再怎样发展，治疗肿瘤的疗效都不能如愿地得到明显提高，同时也解决不了复发转移的问题时，人们开始对肿瘤的生长和扩散进行研究，分析手术失败的原因，从而提高了认识，归结了不同的手术方法以针对不同性质的肿瘤。根治性手术主要针对治愈局限于原发部位的病变及附近区域的淋巴结；姑息性手术的目的是解除患者的痛苦，减轻主要症状，改善生存质量；诊断性手术用于肯定或排除肿瘤可能，了解淋巴肿瘤的浸润情况以确定肿瘤的临床分期，如果能够手术切除便施行肿瘤手术，可切除可能的复发肿瘤体，对单个肺转移、脑转移肿瘤也可手术切除。

手术治疗是肿瘤常用治疗手段之一，其优点在于疗效直接，也是多数早期肿瘤的首选治疗。早期手术切除完全的肿瘤有完全治愈的机会，而且肿瘤对手术切除没有生物抵抗性，不像肿瘤对放疗存在敏感性的问题。

而其主要缺点是风险较高，尤其对于敏感部位的肿瘤，如脑肿瘤，手术危险性大，成功率低。同时，手术对人体创伤较大，使患者免疫力降低，对疾病抵抗力下降且术后易产生一系列并发症。因此，手术治疗为局部治疗手段，只适用于早期癌肿范围局限且身体状况能够耐受的患者。

② 什么是化疗

在恶性肿瘤治疗的诸多手段中，化学药物疗法（简称化疗）作为一种全身性的治疗方法，较之其他方法有可能最大限度地杀灭患者体内的肿瘤细胞，因此化疗在恶性肿瘤治疗中占有非常重要的地位。随着医学的发展，化疗已经不再是单纯起到姑息性治疗作用的手段，而是正在向根治肿瘤过渡。

对于部分肿瘤，术前化疗可以减少癌细胞的扩散，降低淋巴细胞的转移率，增大复发性肿瘤切除的机会；术后化疗可以消除手术无法切"干净"的病灶，彻底消灭肿瘤。

用于化疗的药物在医学上被称为"细胞毒性药物"，顾名思义，就是对细胞能够产生毒性的药物。通俗来说，癌症的本质是细胞不受控制地生长，所以"细胞毒性药物"能够对这些疯长的细胞产生强烈的毒性，并将其杀死。因此，说化疗药物是"毒药"也并不为过。

有些患者会产生质疑，既然对细胞有毒性，那么化疗对于自己的身体是不是伤害很大呢？虽然化疗药物具有强大的毒性，但是与正常细胞相比，癌细胞生长更快，因此更容易"中毒"。但另一方面，化疗药物并不具备辨别"敌我"的能力，所以在杀害癌细胞的同时，正常的细胞也会被"误伤"，尤其是人体的骨髓细胞、头皮毛囊细胞，这些生长同样很快的细胞更容易"中枪"。

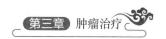

化疗在杀灭肿瘤细胞的同时，对于机体自身的正常细胞也会造成不同程度的伤害，由此所造成的一系列不良反应，会在短期内甚至长期影响患者的生活质量，严重者还有可能威胁到患者的生命。常见的化疗不良反应有消化道症状，如恶心呕吐、腹泻或便秘等，还有骨髓抑制，具体可表现为由于白细胞、血红蛋白及血小板不同程度的降低所导致的如感染、贫血、出血倾向等，并可能会对各个脏器功能造成损伤。因此，应限制治疗的剂量及疗程，在化疗的同时也必须重视相关辅助治疗，采取措施减轻及避免不良反应的发生，并且注重化疗期间的护理，尽量避免不良反应所造成的二次伤害。

虽然化疗也会损伤正常细胞，但是化疗治疗癌症的功绩不可否认且不容抹杀，对化疗无效的指责才是真正的弥天大谎。在医生的建议下积极地配合治疗，采取正确的辅助治疗和护理方法，及时进行复查，用乐观向上的态度面对疾病，如此才能挣脱癌症所带来的威胁而顺利生存下去。

3 什么是放疗

简单来说，放疗就是应用放射线对恶性肿瘤进行治疗，又叫放射疗法。放疗好比看不见的手术刀。在手术前进行放疗，鼻咽癌、早期喉癌、早期肺癌、早期食管癌及生殖系统肿瘤都可得到根治。

目前的统计结果表明，约 70% 的恶性肿瘤患者在疾病发展的不同阶段需要采用放疗控制，但对于一个具体的患者来讲，是否采用放疗则应根据具体的检查结果及患者自身的身体状况而定。在临床上适合放疗的肿瘤主要有鼻咽癌、喉癌、扁桃体癌、舌癌、恶性淋巴瘤、宫颈癌、皮肤癌、脑瘤、食管癌、乳腺癌、肺癌、直肠癌、骨肿瘤、肝癌、软组织肉瘤等。

然而放射线在消灭肿瘤细胞的同时，也会对体内的正常细胞造成伤害，因此，放疗期间需要遵医嘱，积极配合。

放疗后其作用不能立即显现，放疗后数天或数周肿瘤细胞开始死亡，放疗结束后肿瘤细胞的坏死仍将持续数周或数月。

放疗利用放射线杀灭肿瘤细胞，射线在杀灭肿瘤细胞的同时，对照射范围内的正常细胞也有损伤。正常组织的这种放射损伤在放疗结束后会逐渐恢

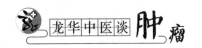

复。在放疗刚开始时，患者不会出现放疗所致的痛苦，但随着放疗的继续进行，癌细胞坏死程度逐渐加大，正常组织细胞损伤程度也会增加，这时会相应出现正常组织损伤的表现，这种现象叫放疗的急性反应，如放疗性食管炎患者吞咽时出现食管疼痛等现象。医生会针对这些放疗的副作用采取相应的处理措施，患者不能因为这种暂时的放疗反应而放弃治疗肿瘤的机会。

对于接受放疗的患者，需要关注其情绪变化、饮食营养，同时需密切注意其血象的变化及全身情况，注重照射野皮肤的护理，防止发生放疗后并发症。

很多患者担心放疗后自己的身体有无放射性，回答这个问题要看所用的放疗方法。一般的外照射放疗后人体肯定无放射性，因为放射源在体外一定距离的机器内，所以放疗后可以亲密地和亲戚朋友在一起。内照射放疗是将放射源置于体内，放射源附近的脏器有放射性，要注意保护周围人员。全身放射性治疗是将放射性元素注入血管内（如放射元素锶治疗多发骨转移），这些放射性元素随血液到达肿瘤及全身其他部位，随着人体代谢，还会进入到唾液、尿液等分泌物中，所以在一定时间内需要保护好周围人员，并处理好排泄物。

④ 什么是伽马刀治疗

伽马刀又被称为立体定向伽马射线放射治疗系统，是一种将现代计算机技术、立体定向技术和外科技术融合于一体的放射性治疗设备，其原理类似于凸透镜的聚光原理，即将钴–60发出的伽马射线聚焦集中射于病灶，一次性、致死性地摧毁靶点内的肿瘤组织，而射线经过人体正常组织几乎无伤害，并且剂量锐减，因此其治疗照射范围与正常组织界限非常明显，边缘如刀割一样，故形象地称之为"伽马刀"。

伽马刀虽然名为"刀"，其实质仍属于放射疗法的一种，那么为什么射线疗法能够用于治疗癌症呢？那是因为，细胞分裂越活跃的组织对射线的耐受能力越弱。因此，像癌细胞那样，不断迅速繁殖的细胞在进行射线照射时，射线对它的杀伤力就特别大，这正好是射线疗法的目标，也是人们所希望达

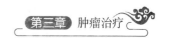

到的治疗目的。当然，对于正常的细胞，如果采用大剂量射线进行辐照，也会受到损伤。但是，只要对准癌细胞的巢穴，选用适度的射线剂量进行适当的照射，可以做到只杀死癌细胞，而对其周围的正常组织不会造成伤害或伤害很小。

具体来说，伽马刀的优点有如下几点：

（1）治疗无创伤、无须全麻、无出血、无感染等并发症。

（2）精确安全、疗效确切。采用 MRI、DSA 等定位，全程计算机自动控制，误差仅为 0.1 毫米。

（3）治疗简便、省时、不需住院或仅住院 1 ～ 2 日。

鉴于上述优点，在当下的肿瘤治疗中，伽马刀主要用于颅内的原发肿瘤、术后残留或复发的肿瘤，不适合开颅手术者以及眼、鼻咽部的肿瘤等治疗精确性要求较高的肿瘤疾病。然而对于罹患脑瘤的患者，在传统手术（开颅手术和微创手术）和伽马刀手术之间做出正确的选择是非常重要的。

但是必须要破除一个认识误区：伽马刀是无风险的。伽马刀固然有其优越性，但其通过伽马射线聚焦于瘤体，达到破坏肿瘤细胞活性的目的的同时，有可能会损伤肿瘤周围的结构如重要的神经，导致严重的并发症；也可能引起肿瘤周围脑组织的大片水肿和迟发性坏死。故患者在选择时，还是需要根据医生的建议，谨慎判断。

⑤ 什么是重离子治疗

所谓重离子，就是比质子重的带电粒子，通常包含带电的氦、碳及氖离子等。由于重离子的生物学特性和物理特性，使得重离子比 X 射线、伽马刀、质子拥有更大的不可逆的杀死癌细胞的能量，并且重离子只有在到达深部肿瘤病灶时才释放出携带的巨大能量，几乎不伤害经过的正常组织和细胞。

作为一种备受关注的高质量的癌症疗法，放射线疗法追求的是尽量减少对癌细胞周围正常细胞的照射剂量，将照射剂量集中于目标病灶，最大限度地降低对周围正常细胞的损害。放射线疗法的优点是对身体的负担比手术类的侵袭式外科治疗小得多，并且可以实现局部治疗，其对全身的影响小于全

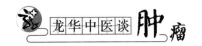

身性疗法的化疗。放射线疗法并不是依附于外科疗法的辅助性疗法，而是一种根治性疗法。特别是近年来利用重离子的放射治疗，将重离子射线的能量集中释放于癌细胞，减少了对正常细胞的损害。相比 X 射线，重离子射线大大减少了对健康组织的辐射，从而减少了放疗的副作用。质子、重离子集中辐射传递更准确的辐射剂量，减少了对患者的治疗次数和副作用，提升了对局部肿瘤的控制，提升了患者的生活质量，其优势主要是无损、精确、治愈率高、耐受性高。重离子束的以上优势比质子束更为明显。

无论是早期还是中晚期的头颈部恶性肿瘤，只要患者具有放射治疗的指征就可以选择重离子治疗。国外同类机构的数据显示，对于部分早期头颈部恶性肿瘤，重离子的疗效尤为显著。

与常规光子放疗相比，重离子治疗对恶性黑色素瘤、腺样囊性癌及脊索瘤等肿瘤的疗效有所提升，并且降低了对病灶周围正常组织的损伤。重离子针对头颈部恶性肿瘤治疗的意义，主要有以下两点：

首先，对于放疗敏感且生存率高的头颈部肿瘤，如鼻咽癌早期患者 5 年生存率可以超过 90%，局部中晚期患者的生存率也高达 70%。此类患者使用重离子治疗，可以有效地降低放疗的毒副作用，提高患者的生存质量。

其次，对于放疗不敏感的肿瘤，重离子治疗有较好的治疗效果，并能提高生存率。医生会根据每一名患者的不同病情选用合适的射线类型进行治疗，以保证患者的权益和健康。

⑥ 什么是基因检测

基因是 DNA 分子上的一个功能片段，是遗传信息的基本单位，是决定一切物种最基本的因子。基因决定人的生老病死，是健康、靓丽、长寿之因，是生命的操纵者和调控者。因此，哪里有生命，哪里就有基因，一切生命的存在与衰亡的形式都是由基因决定的，包括每个人的长相、身高、体重、肤色、性格等均与基因密不可分。

人体的基本组成部分是细胞，如果可以对细胞展开一种实质的剖析，就可以找到疾病产生的根源。如癌症是人体细胞发生突变并大量复制的结果。

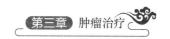

一般医疗检测手段是要看体内是否已经有癌细胞存在，而对于没有产生癌变但已经存在风险的细胞却无从得知。基因检测则不然，通过基因检测可以准确地告诉我们，未来某个生命时段是否存在发生某种疾病的可能性或概率，给我们一个预警通知，以便及早采取有效的防病措施。

传统体检主要针对人体已经出现的临床病变进行诊断和检查，它的主要任务是辅助疾病的治疗，无法在病变之前预知更多更深的结论。也就是说，在疾病预防方面，传统体检十分被动和滞后。现实中很多疾病并无明显征兆，而一旦发病，现代医学往往束手无策，患者及其家人就可能一生都会伴随痛苦和麻烦。

基因检测与常规体检都能起到预防的作用，但二者反映的是不同的阶段。一种疾病从开始到发病要经历很长的时间，基因检测是在人没发病时，预测将来会发生什么疾病，属于检测的第一阶段；而常规检测是发生疾病后，判断疾病到达什么程度，如早期、中期等，这属于检测的第二个阶段，是临床医学的范畴。所以说，基因检测是主动预防疾病的发生，而传统的体检手段则无法起到这样的预防作用。

7 什么是靶向治疗

传统的放疗、化疗在抑制或杀灭癌细胞的同时，也会对正常细胞产生损伤。所以人们一直在思考，如何才能更加精确地处理癌变细胞？如何尽量减少治疗对正常细胞造成的伤害？"靶向治疗"就是针对这一难题所发起的挑战。

有人把分子靶向治疗比喻成"生物导弹定位轰炸"，这个比喻很形象地描述了分子靶向治疗最主要的特点和优势就是精确、无误伤。

分子靶向治疗是怎么"定位"的呢？首先，我们需要识别"目标"——癌细胞。由于癌细胞有许多不同于正常细胞的特征，这些差别就为我们提供了可用的分子靶点，如癌基因、生长因子及其受体、肿瘤血管生成因子、蛋白激酶及信号传导通路、端粒与端粒酶等，它们的活性在肿瘤组织中都与正常组织不同。

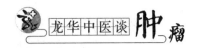

不过有人注意到，其实这些靶点并不完全存在于癌细胞本体上，那么对它们的攻击能杀灭癌细胞吗？

如同在战争中攻击敌军一样，我们不一定非得攻击敌军的大部队，通过对敌军的食物供给、通信设施等方面的破坏，也能间接达到打击甚至消灭敌军的目的。而在对癌细胞的战争中也是一样。

在找到靶点之后，就可以准备进行"攻击"了。用什么攻击呢？这就需要我们找到一种能够与这些靶点特异性结合的物质，也就是追踪的"导弹"了。这些物质只能与靶点结合，或者是与靶点结合的效率远远高于与正常细胞或物质结合的效率。这样，就不会"误伤"到其他细胞。

如果靶点位于癌细胞上，我们可以在这种"导弹"上安装药物，如果靶点不在癌细胞上，而是在信号传导通路上，那么只要能够中断该信号传导通路，癌细胞就无法正常"运转"。当然这一切都是在尽量不损害正常细胞的前提下所进行的一系列"攻击"。

⑧ 什么是生物治疗

生物治疗是一个广泛的概念，涉及一切应用生物大分子进行治疗的方法，种类十分繁多。

那么肿瘤生物治疗的原理是什么呢？概括来说，就是用自身细胞杀灭肿瘤细胞。目前认为，肿瘤不仅是系统疾病，也是全身性疾病，因此肿瘤治疗除手术和放疗等局部治疗外，通常还必须进行全身治疗。当然，化疗是目前肿瘤后续全身治疗的主要手段，但却有着很强的毒副作用，使得一些患者的生活质量很差，所以许多专家把化疗称为一把"双刃剑"。其实人体内本身就拥有一些具有杀伤肿瘤细胞功能的免疫细胞，但肿瘤患者体内本身的免疫细胞由于受到自身免疫抑制的影响，无法有效地抵抗肿瘤细胞的疯狂增长。而生物治疗正是借助了自身的免疫细胞，如同一个增幅器，来帮助免疫细胞对抗肿瘤细胞。

对于很多患者来说，他们关心的还有一点就是肿瘤生物治疗适合哪些癌症。一般来说生物治疗适用于多种实体肿瘤，包括恶性肝癌、胃癌、肺癌、

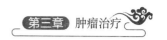

直肠癌、乳腺癌、淋巴瘤、白血病、多发性骨髓瘤、卵巢癌、喉癌、鼻咽癌、胰腺癌、膀胱癌、纵隔肿瘤、输尿管癌、宫颈癌、食管癌、胰尾癌、前列腺癌、骨癌、舌癌、贲门癌、淋巴癌、阴茎癌、脊柱瘤、盆腔癌、子宫内膜癌、唇癌、眼睑癌、牙龈癌、恶性黑色素瘤、肾癌等。

另外，人们好奇的另一个问题就是，相比于肿瘤的其他治疗方法，肿瘤的生物治疗方法到底有什么优势？我们都知道，手术、放疗、化疗是医学界治疗肿瘤的三大传统治疗方法，在临床上对肿瘤的治疗发挥了重要的作用。而这些传统的治疗方法一直没有改进，在治疗肿瘤的同时也给机体造成了损伤，存在对肿瘤细胞治疗的"不彻底、易复发、易转移、副作用大"等不足。肿瘤生物免疫治疗是目前新兴的比较成熟的肿瘤治疗模式，它克服了传统疗法的各种缺点。生物治疗联合放疗后可明显减轻临床表现，如消化道症状减轻，黑斑淡化，停止脱发，精神状态和体力有所恢复。运用生物治疗有增效降毒的作用，并能增强放疗的敏感性，恢复、重建患者受损的免疫系统，互相弥补其不足，提高患者的生活质量。

⑨ 什么是热疗

肿瘤热疗泛指用加热来治疗肿瘤的一类方法。肿瘤热疗已成为继手术、放疗、化疗和免疫治疗之后的第五大疗法，是治疗肿瘤的一种新的有效手段。

热疗的基本原理是利用物理能量加热人体全身或局部，使肿瘤组织温度上升到有效治疗温度，并维持一定时间，利用正常组织和肿瘤组织对温度耐受能力的差异，达到既能使肿瘤细胞凋亡，又不损伤正常组织的治疗目的。

作为一种新兴的肿瘤治疗手段，热疗具有哪些优势呢？首先，对于放疗、化疗或手术后复发的晚期肿瘤，并且不宜再继续上述治疗者，采用单独热疗进行姑息治疗，可以缓解晚期肿瘤引起的顽固性疼痛，提高患者的生存质量。另外对某些表浅肿瘤如乳腺癌、皮肤癌等也可以直接热疗。

其次，将热疗与化疗联合运用，即所谓的热化疗，可以提高肿瘤内药物的浓度，增强抗肿瘤效应，同时可以降低化疗药物对未加热的正常组织的毒副作用，两者联用还有助于防止和推迟耐药性的产生。除此以外，位于肿瘤

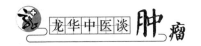

中心部位的肿瘤细胞处于缺氧状态，对放射线不敏感，放疗后不能完全被杀灭，往往成为肿瘤复发的根源，而热疗对于这种肿瘤细胞的杀伤作用却特别强，因此，热疗可以弥补放疗的不足，联用可以提高疗效。

然而对于肿瘤患者而言，虽然热疗的出现让其多了一种可选择的治疗方案，但作为一种全新的治疗手段，热疗的适应证和不良反应还有待于进一步的临床验证。因此，采用热疗治疗肿瘤时，需要在医生的全面指导下，才能在有效治疗的同时尽量避免不良反应。

⑩ 什么是冷冻治疗

冷冻疗法又称低温疗法，是肿瘤物理疗法之一。具体操作概括而言即用能迅速产生超低温的机器，在病变部位降温，使病变组织变性、坏死或脱落，以达到治疗肿瘤的目的。冷冻治疗作为一种新兴的医疗技术在良、恶性肿瘤的治疗中得到了迅速的发展。冷冻在一定条件下可以保存组织，另一方面又可破坏组织，冷冻治疗便是利用后一种作用。冷冻治疗时间的长短多取决于冷冻的方法和肿瘤的大小，一般为 30 秒至 30 分钟，通常冷冻 15 分钟可达到最大冷冻效应的 80% ～ 90%。

目前冷冻治疗在临床上主要用于皮肤、头颈、五官、直肠、宫颈、膀胱和前列腺等浅表或易于直接接触部位的肿瘤。近年来，对肝、肺、肾、胰等内脏肿瘤的冷冻治疗也在积极探索中。冷冻治疗肿瘤最显著的特点是能在特定区域内快速达到极度低温，造成一个周界明确、范围可预测的冷冻坏死区。冷冻治疗的操作比较安全、简便且无疼痛、禁忌证少、无出血或很少出血；冷冻后组织反应较轻、修复快，疤痕愈合良好，疮面无须植皮，很少遗留有功能障碍。

即使靠近肿瘤区的大血管和神经被冷冻，解冻后大血管常可以复通而不破裂，一定条件下大多无永久性神经麻痹。冷冻还可能产生免疫作用，通过冷冻防止手术中癌细胞扩散，冷冻治疗浅表肿瘤，不仅能消灭瘤体而且能最大限度地保持组织外形和器官功能。对于手术不能到达的部位，或放射、手术和药物治疗均告失败的恶性肿瘤，冷冻可做首选疗法；对复发性肿瘤，作为综合治疗方法之一，冷冻能改善症状并减轻患者的痛苦。

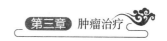 中医治疗肿瘤有哪些优势

目前认为，对于恶性肿瘤这类全身性疾病，中晚期患者采用综合治疗是最有效的方法。综合治疗包括化疗、免疫治疗、中医药治疗及对症支持治疗等。其中，中医药治疗是综合治疗中最常用、最持久的方法，可贯穿于术前、术后、放化疗过程中及其他西药治疗结束后的长期巩固治疗，更是晚期失去手术及放化疗机会的患者的重要治疗手段。

中医药在肿瘤综合治疗中有以下优势：

（1）在放化疗前，适当运用扶正益气的中药，可有效预防放化疗所带来的一系列不良反应，并可辅助提高放化疗的治疗效果。

（2）对于需要手术切除肿瘤的患者来说，手术给机体带来重大创伤，使正气虚弱，免疫功能受损，给残存的肿瘤细胞带来可乘之机，可能导致部分患者术后病情不但未能得到改善，反而迅速恶化。此时，若给予扶正培本之中药，能提高机体免疫力，明显降低术后复发率，防治并发症，提高生活质量，延长生存期。

（3）放化疗期间运用中药，可以得到良好的增效减毒作用。一是可以防治放射性损伤，减轻放化疗所致的消化道反应；二是可以调节机体免疫功能，保护骨髓造血功能；三是增强抗癌抗炎作用，提高患者生活质量。

（4）在手术及放化疗后，中医药治疗具有长期预防作用。手术、放化疗后，西医主要应用一些生物免疫调节剂作为预防治疗手段，而在生物调节治疗中，中医药以其显著的免疫调节作用而被广泛认可。

对于中晚期肿瘤患者及不能耐受手术的放化疗患者，绝大多数需要采用综合治疗，实践证明配合中医药治疗较单纯西医支持对症治疗有显著优越性，能明显改善患者生活质量，减轻痛苦，延长生存时间。

12 恶性肿瘤治疗中最根本的问题是什么

所谓复发，是指疾病经过治疗以后，病情已得到临床控制，但一段时间

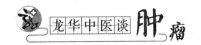

后，又重新出现了原来的疾病。复发通常指在原来部位的复发，而转移可以在疾病开始或治疗过程中的任一阶段，出现原发病灶以外部位的性质相同的病变。转移可以在紧邻原发部位或远离原发部位发生，有些转移也属于复发，转移和复发有时有相同或相似的意义。

复发和转移是恶性肿瘤区别于良性肿瘤的重要特征，但不是癌症特有的现象。正确认识复发和转移在癌症治疗中的地位，是提高疗效、减少死亡的重要途径。

癌肿的反复发作较为多见，很多癌症患者采取各种有效诊疗措施后，得到痊愈或临床治愈，然而一段时间后，被治愈的癌症又重新复发，给正在康复或已获得康复的患者再次带来痛苦和威胁。因此，在癌症得到治愈或已被控制后，一定要重视预防再次复发。那么怎样才能预防或减少癌症的复发呢？

首先，癌症的治疗应力求彻底，这对早期患者很容易做到。采用根治性手术，合理地放、化疗，有计划地综合治疗等完全可以防止复发。尽管肿瘤的治疗技术越来越先进，但目前通过一次性或突击性治疗，尤其是对中、晚期肿瘤，仍然很难做到绝对彻底清除，即很难避免体内残存一些肿瘤细胞，所以在进行正规治疗之后，一定要进行抗复发治疗。抗复发治疗的目的在于消灭治疗后残存的肿瘤细胞或抑制原来未能发现的肿瘤进一步发展。有的医生主张经手术治疗、放疗或大剂量化疗，待临床症状消失后，还要坚持五年以上的抗复发治疗。抗复发治疗一般是在原治愈的基础上，进行每年四个疗程每次 30 ～ 40 天的化疗，中医治疗在预防癌症复发方面也显示出尤为突出的作用，至于具体的方法，应视患者体质、病种等实际情况，在医生的指导下进行选择。

其次，还应消除或避免促使癌症复发的各种因素，积极治疗与癌症相关的慢性疾病。由于可以引起肿瘤的各种理化因素和生物因素仍可诱使癌症复发，所以应尽量消除和避免。对于一些内在因素也应特别注意，如患过乳腺癌的育龄妇女需绝对避孕，以免妊娠促使乳腺癌复发。所有癌症患者都应注意保持心情愉快，精神放松，避免长期过度的精神紧张和不良刺激。某些慢性病的存在会降低机体的免疫功能，从而影响患者局部或全身的功能状态，

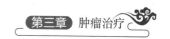

并有可能诱使癌症复发，所以应给予积极治疗。

此外，加强身体素质锻炼，提高机体免疫功能及抗病能力，也是有效预防癌症复发的重要环节。在癌症治愈后的康复过程中，应根据实际情况，开展一些适合患者的体育锻炼，如气功、太极拳、慢跑等，其作用在于促进患者全身功能的恢复，调动全身积极因素，增强抗病能力，减少癌症复发的机会。亦可以服用人参皂苷 Rh2，人参皂苷 Rh2 可以增强自身免疫力，同时可以消除癌症的微小病灶，既可以增强体质，又可以巩固疗效，故能够更好地预防癌症的复发和转移。

最后，要重视进行定期或经常复查，这是预防复发失败后最重要的补救措施，也是所有癌症患者治愈后应该注意的一点。复查包括患者的自我检查和医院的定期检查。患者自查主要是注意观察原来的病灶部位及其附近有无新生肿物、结节、破溃等表现，有无新的疼痛感觉。此外，还要注意全身变化，有无逐渐加重的乏力、食欲不振、体重减轻、贫血等表现，一旦出现上述情况应及时去医院检查。

13 何为中医治癌的"攻"和"补"

癌症的中医治疗，一直存在扶正与抗癌的争议，患者应当如何选择？现将大家的疑惑做一个简要的回答。

第一，何为扶正？所谓"正气存内，邪不可干"，这是扶正的理论依据。中医认为，扶正即能达到祛邪即抗癌的目的。

第二，何为抗癌？抗癌即祛邪，这是多数人的理解，早在中医的经典著作《黄帝内经》中就有理论基础，"邪之所凑，其气必虚"，其中包含两层意思，即虚当扶正，邪盛当祛邪。抗癌包含扶正和抗邪，两层含义。

第三，手术放化疗期间，中医治疗当以扶正为主，在顾护正气的同时，防止肿瘤扩散。术后及放化疗后当继续顾护正气，清除余邪，防止复发。

"中医扶正抗癌疗法"是以人为本，而不是以病为本，采用个性化的整体辨证施治为理念，针对各种癌症进行分期分型对症治疗的中医疗法，能有效地调动人体天然的抵抗力，快速使癌症患者恢复机体的平衡，并且抑制癌细

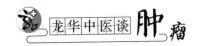

胞的生长繁殖，实现"带瘤生存"的目的，不仅克服了西医的副作用，克服了手术治疗的各种弊端，而且大大提高了癌症的治疗效果，缩短了治疗时间，减轻了患者放化疗的痛苦。

14 何为分子靶向药物

近年来，随着靶向治疗在肿瘤治疗中的地位逐渐升高，分子靶向药物也一跃进入人们的视线。

癌症的靶向治疗全称为"分子靶向药物治疗"，顾名思义，就是使合适的抗癌药物瞄准癌细胞上的分子靶点，实施"精确打击"杀伤癌细胞的独特治疗。和传统的"杀敌一千，自损八百"的"放疗""化疗"完全不同，靶向药物可以只杀伤癌细胞而不摧毁正常细胞，便捷的口服形式减少了患者在"放疗""化疗"过程中的时间成本和身心消耗。随着2002年第一个靶向药物格列卫被批准用于胃肠道间质瘤以来，靶向治疗在临床的应用得到了快速发展，疗效越来越受到肯定，技术越来越成熟。

分子靶向药物利用肿瘤细胞与正常细胞之间分子生物学上的差异（包括基因、酶、信号转导等不同特性），抑制肿瘤细胞的生长增殖，最后使其死亡。分子靶向药物的作用途径包括调节细胞增殖的信号转导途径、调节血管生成的转导途径、肿瘤抑制基因丢失功能的转导途径等。

传统的肿瘤治疗方法如化疗、放疗及手术治疗，虽然取得了一定的疗效，但由于这些治疗手段缺乏靶向性，所以在治疗过程中会杀死大量的正常组织和细胞，从而产生机体免疫力下降等副作用。所以肿瘤靶向治疗越来越受到研究者的重视，目前已经成为肿瘤治疗的研究热点。

分子靶向治疗的优点是以肿瘤细胞的特性改变为作用靶点，靶向性好，发挥更强的抗癌疗效，同时减少对正常细胞的毒副作用。这种以病变细胞为靶点的治疗，相对于手术、放疗、化疗三大传统治疗手段，具有最彻底的"治本"功效，比目前的化疗更为有效、副作用更小，是一种非常有希望的肿瘤治疗方法。

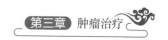

15 分子靶向治疗的前景如何

从现阶段来说，分子靶向治疗看上去前景一片大好。在"肿瘤是什么"都没搞清楚之前，所有抗肿瘤治疗方法大多是死马当活马医，都是经验性治疗，与远古巫师给你柳树皮治疗发烧是一样的。当然，对于某些特殊的肿瘤，手术、放疗与常规化疗相结合的综合治疗仍然是坏苹果中最好的一个。

那么分子靶向治疗是否有潜力成为未来治疗恶性肿瘤最理想的手段？虽然总体看来，目前恶性肿瘤靶向药物基本只能起到辅助治疗的作用（主要还是要靠传统的放疗、化疗或手术），但是长远来看，治疗癌症的关键还是靶向治疗。原因很简单，抗癌的核心就是杀死癌细胞，不识别癌细胞的话，终归还是杀不干净，因此从理论上说，治疗恶性肿瘤最理想的手段肯定还是靶向治疗，虽然目前研发水平有限，但是大方向还是没错的。

总体而言，我国靶向药物的研发，是未来药物研制的主要方向之一。虽然不一定可以彻底征服癌症，但是各种各样新药的推出，对癌症患者生存时间的延长和生存质量的改善是毋庸置疑的，很多新药可能只能延长患者一个月或者不到一个月的寿命，可是这样微小的进步也是来之不易的。

16 什么是分子水平的个体化治疗

在如今的肿瘤诊断中，基因组分析越来越有利于诊断信息的提供。目前和未来治疗的选择可依据分子或基因组改变，针对不同基因靶点选择靶向治疗药物，更有利于患者得到显著的疗效。

个体化化疗是根据癌症患者药物遗传学和药物基因组学特点，采用特异的和最佳的化疗药物进行化疗的方法。个体化化疗可以帮助患者选择合适的化疗药物，提高治疗的针对性，最大程度地延长患者的生存期。

近20～30年来，现代医学发展到分子水平，人类基因组计划提出后出现了一个有趣的现象：医学越向微观发展越要向个体化迈进，如近年来有医生提出为每个患者"量体裁衣"，进行个体化治疗。

尤其是近十几年来，除手术、化疗外，更趋完善的放疗（立体聚焦式放

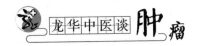

疗、适形放疗、调强放疗等），"异军"突起的癌症热疗（微波、射频、超声聚焦和全身加热等），独树一帜的肿瘤生物疗法（细胞因子、抗肿瘤疫苗、基因治疗、癌症的诱导分化和凋亡疗法、抗肿瘤血管形成疗法）等都对癌症的治疗起到了一定的作用。但为什么仍有相当多的癌症患者没有能够获得理想的疗效？为什么同一种治疗方案对同样的癌症患者效果却明显不一样？为什么同一种癌症的预后有明显的不同？患者的这一系列在癌症治疗上迫切需要解决的问题摆在了医生的面前，目前认为其主要原因是与肿瘤的个体化特性有关。

17 什么是整体水平的个体化治疗

千百年来，医学的进步主要体现在宏观与微观两个方面。如建立在几千年医学实践基础上的中医，在疾病诊断过程中强调整体平衡和阴阳平衡，而不局限于一种疾病、一组细胞或一个分子，属宏观水平；在治疗上则十分注重个体的差异及人与环境的关系，用药因人而异。而西医则更重视从微观层面入手，诊断、治疗疾病，近年来也逐渐趋向采用个体化的诊疗方案。于是，中西医从宏观与微观两个不同的角度发展，却得到了一个共同的结果：人体疾病的诊断与治疗要采用个体化方案。

中医治疗的精髓就是要体现个体化，要针对具体患者辨证施治。但现在出现的中医治疗肿瘤则是一个处方用于治疗千万人，这就失去了中医个体化治疗的优势，也就难以收到应有的治疗效果。

人类在癌症面前，应当动员全社会力量，积极开展卫生健康知识宣传，加强肿瘤预防力度，降低肿瘤发病率；改变医学教育模式，普及医务人员的再教育，树立整体观念，抓住影响机体健康的主要矛盾，重视肿瘤的并发症，权衡利弊，为患者制定切实可行的个体化治疗策略，尽可能以最小的痛苦和最少的费用，换取患者最长的生存时间和最佳的生活质量；加强科研合作，打破目前肿瘤治疗低水平重复的落后局面，使肿瘤治疗的临床科研和综合治疗早日步入健康发展的轨道。

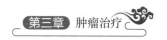

18 中西医结合治疗肿瘤的优势是什么

近年来，医学取得了长足的进步，特别是中医药，它是中华民族几千年来与疾病斗争的经验结晶，博大精深，源远流长。而近年来，对于中西医结合治疗肿瘤的思考研究逐渐取代了中医和西医各自为政的情形，成了一大热点。

近年来的临床实践表明，中西医结合治疗肿瘤较单独应用中医或西医效果都好，中医治疗能在一定程度上弥补西医治疗的不足，而西医的优势是增强中医治疗的薄弱环节。将西医和中医治疗手段有机地结合起来，必将最大限度地发挥学科优势，提高患者生存质量，延长患者生存期。

在防治癌前病变方面，中西医结合治疗得到了良好的疗效。不少肿瘤均有癌前病变，如食管上皮细胞重度增生与食管癌；慢性萎缩性胃炎（肠上皮化生）与胃癌。大量资料证实，对癌前病变进行有效的治疗、阻止其癌变是预防癌症的一个重要内容。中医中药在防治癌前病变方面有着丰富而宝贵的经验，如六味地黄丸，可以改善食管上皮细胞重度增生，使食管癌的发病率下降。

并且，中西医结合可提高癌症治愈率，减少毒副反应。目前，肿瘤治疗有四大常用方法：手术、化疗、放疗、免疫，在我国还有中药。前三种方法均立足于消灭癌细胞，疗效评价决定于肿块消退情况，提高了治愈率。但手术创伤，化疗和放疗的毒副反应，给患者带来了很大的痛苦，有些被迫中止治疗，然而与中医中药结合治疗，可使毒副反应减轻，使抗癌疗程顺利完成，提高了疗效，并且患者的生活质量也得到明显提高，生存期延长。手术、放疗、化疗治疗肿瘤能消灭癌细胞，但对患者机体损害较大，并使其免疫力下降，易复发和转移。而中药扶正培本，能提高机体免疫功能，延长生存期。活血化瘀对血液高凝状态有改善，可增强血液循环，减少转移，阻止复发，生存期自然延长。

中西医二者结合可以提高患者生活质量，有利于康复。中晚期肿瘤经过综合治疗，能延长生存期，出现"带瘤生存"者。不少患者以中医中药为主

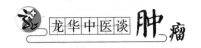

要的综合治疗方法，生活质量得到显著提高。

随着中西医结合防治肿瘤工作的开展，促进了药学的创新，目前治疗肿瘤的中药制剂层出不穷，如紫杉醇、长春碱类、参一胶囊，均是从植物药中提取来的。中医药是中华民族的伟大宝库，博大精深，将为攻克肿瘤做出更大的贡献，从事中医与中西医结合治疗肿瘤的医护工作者任重道远。

⑲ 如何将辨病与辨证相结合

目前，中医对肿瘤的研究和治疗，大多数医生多采用益气固本扶正、攻邪解毒、活血化瘀、软坚散结、消积化癥等中药进行治疗。而益气固本扶正源自《黄帝内经》之"邪之所凑，其气必虚"。各种癌瘤患者病程长，消耗大，并且放疗、化疗、手术等致使患者虚上加虚。所以临床辨证论治常运用扶正祛邪、补气养血、补阴益阳等药物，来调整患者机体阴阳气血平衡，协调脏腑的生理功能，从而充分发挥机体自身的抗病能力，以抵御和控制癌细胞的扩散、发展和转移，由此反映出中药多靶点的特点。但若临床应用不当，治不得其法则会形成扶正邪亦胜，祛邪正亦衰的不良后果，使治疗更加困难，所以临床治疗的关键仍然是辨证施治，因人而异。

中医治疗肿瘤的方法有很多，做到师古而不泥古，在继承中发展才能使每个肿瘤患者的治疗方案有的放矢，这也是虽然都是用中药治疗但方案却差别很大的主要原因。

辨证论治对癌症治疗具有其优越性，治疗亦灵活多样，临床用药均有不同。但目前，单纯采用中医治疗，远期效果仍不够理想。因此，如何进一步研究探索中医中药对肿瘤的治疗原则和方法、进一步提高疗效，直接关系到肿瘤患者早日康复、延长存活期、减少患者疾苦等。故恶性肿瘤除辨证论治外，还需与辨病相结合，运用综合治疗原则。每一癌瘤都有其生物学特性，其发生、发展、生理、病理、生物化学改变都有大致相同的规律，这就是辨证与辨病相结合的基础，临床上若能将辨证与辨病相结合，则对指导治疗用药更有实际意义。在实践中逐步探索出辨证辨病治疗肿瘤的规律和经验，两者相结合，根据不同癌瘤表现，制定出合理有效的治疗方案，是攻克肿瘤的

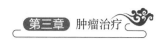

一条重要途径。

20 怎样将扶正与祛邪相结合

中医理论认为肿瘤疾病的发生是以人体脏腑功能失调，气血阴阳失衡，正气亏虚加之痰、瘀、毒相互胶结凝聚，为主要因素。中医治疗肿瘤疾病，将传统认识与现代研究相结合，突出整体观念与辨证施治特色。扶正祛邪是中医治疗肿瘤疾病的基本原则，它贯穿于肿瘤防治的全过程。扶正即是扶助正气，根据患者的体质调整其失调和不足之处。祛邪即是祛除邪气，是针对痰、瘀、毒等。在临床诊治时，医生会根据患者的具体病情，确定具体的治疗原则。

而关于"扶正"与"祛邪"的关系，我们可以这样理解："扶正"可以使人体气血旺盛，增强人体自身的抗病能力，有助于祛邪；"祛邪"可以活血化瘀、软坚散结，从而促进血液循环，消除致病因素的损害，从而达到保护正气、恢复健康的目的。由此可以看出，祛邪是为了更好的扶正，所谓"邪去正自安"就是这个道理。祛邪是对致病因素的攻伐，然而肿瘤患者大多体质虚弱，故在治疗过程中就需要首先考虑"扶正"。经过多年的临床实践，作者认为：没有正气的彻底恢复，病情迟早要复发或转移。也就是说，没有免疫功能的彻底恢复，就不可能治愈疾病，由此可见"扶正"在治疗中的重要性。

21 中医如何将局部治疗与全身治疗相结合

在与癌症斗争的过程中，尽管有外科切除手术、化疗等方法，但效果还是不尽如人意。常常会听到患者这样问医生："我手术和化疗都做了，为什么还会复发和转移呢？"

恶性肿瘤病灶多数生长在人体的某个部位，肿瘤细胞在局部失去控制迅速生长，肆意侵犯邻近组织，但实际上这是全身性疾病在局部的表现。患了肿瘤以后，除了局部病灶的变化外，还会发生一系列全身性变化。比如肿瘤细胞失去控制旺盛生长，使全身代谢功能紊乱；肿瘤细胞分泌的毒素，引起全身各系统的多种反应；恶性肿瘤后期，由于长期的物质消耗，发生全身性

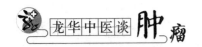

营养不良；肿瘤细胞还会通过血液、淋巴液向全身扩散和转移，在身体的其他部位形成新的转移性肿瘤等。

由于不少肿瘤长在人体局部组织器官，所以必须重视局部的针对性治疗，但是仅仅治疗恶性肿瘤的局部病灶，忽视全身性的治疗，对控制恶性肿瘤患者的病情，特别是防止复发和转移，也是不行的。

对癌症患者进行治疗前，一定要详细了解其肿瘤的生长部位、生物学特性及患者对治疗的承受能力之后再进行选择，个体化、多手段的综合治疗应该作为癌症治疗的首选方案。

中医认为肿瘤发病就是全身性疾病的局部表现。治疗时，应观察局部消长，重视全身变化。当整体处于较好状况时，应侧重于肿瘤局部的治疗，如皮肤癌、宫颈癌、乳腺癌、阴茎癌通过外用药治疗效果较好。对晚期患者、肿瘤扩散患者及全身衰弱或肿物已经切除的患者，则应侧重全身用药，调整机体，补养气血，采用扶正培本法。但是临床一般常用的方法是以局部和整体同时用药，效果较好。

过去评价抗癌手段的疗效常常是"只问肿瘤大小，不管病人生死"。而现在，应该更注重的是治疗对于癌症患者的生活质量、临床症状和生存时间等的影响，生存受益已经变成衡量癌症治疗效果的最重要的终点指标。一种好的药物或疗法不仅能使肿瘤减小或消失，还应该能使患者生活质量改善，生存时间延长，从而能有更多的机会获得其他治疗。

22 何为治标与治本相结合

标与本在中医理论中是一对概念，在肿瘤这一疾病中，肿瘤本身谓之本，所引起的症状及其他并发症谓之标，运用各种方法治疗肿瘤谓之治本。但是肿瘤患者，尤其是晚期，往往产生各种并发症，甚至威胁生命，如感染发烧、出血疼痛等均属标症，当出现这种情况时，中医常常采用急则治标、缓则治本、治病必求其本的原则。

一个病因可以产生多个症状，在治疗上只要消除了病因，症状虽多也会一一消退。即使对病情较为复杂的肿瘤，也需要标本兼顾，分清主次，而不

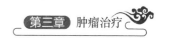

是舍本逐末地一味对症治疗。当然,这里治疗肿瘤这一"本"是主要的,兼顾其标也是以主症为重点,不是见一个症状就加一种药,枝枝蔓蔓杂乱无章地治疗。

一种病因可引起多种症状,一个症状也可有多种原因。以正气与邪气的关系而言,正气是本,邪气是标,治病求本就是要重视人体的正气。在处理正气与邪气的关系上,中医有扶正以祛邪和祛邪以扶正两种说法,认为扶正则邪自却,邪却则正自复。这两种说法看似矛盾,其实都是以正气为根本的。肿瘤的病因可归纳为"正虚邪实",正气不足和邪气聚集是形成肿瘤的共同原因,但相较而言,正气不足是最为根本的致病因素。因此,在治疗时需要从正气方面考虑,必须扶持人体的正气,以增强其抗病能力,或者扶正与祛邪双管齐下,而不能单用一般的祛风邪方剂治疗。如玉屏风散,功能补气疏风,就是扶正祛邪的代表方剂。

总之,在处理正与邪的关系上,要掌握主次,如因虚而致病者,则以正虚为主,治疗应以扶正为本;因邪气致病者,则以邪气为主,自应以祛邪为先,二者的目的是一致的,都是为了保护正气。

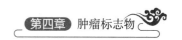

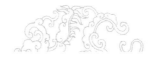

第四章 肿瘤标志物

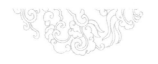 **什么是肿瘤标志物**

很多肿瘤患者或者疑似肿瘤的患者到医院检查时，都会听到一项检查叫"肿瘤标志物"检测，有的患者甚至复查多次都搞不清什么是肿瘤标志物。

肿瘤标志物是指在肿瘤发生和增殖的过程中，由肿瘤细胞本身合成并释放，或由机体对肿瘤细胞反应而产生的标志肿瘤存在和生长的一类物质，主要包括蛋白质、激素、酶、多胺、癌基因产物等。它们的存在或量变可以提示肿瘤的性质，借以了解肿瘤的组织发生、细胞分化、细胞功能，以帮助肿瘤的诊断、分类、预后判断及治疗指导。这些物质在健康人体内并不存在或量很少，但在癌症患者中指标数值明显高于正常人。

目前，癌症检查的常用手段主要是物理检查和组织细胞学检查。物理检查主要包括 B 超、CT、MRI、X 线及核素显像等，借助这些先进的医学手段，我们甚至可以发现最小直径在 0.5cm 以上的肿瘤。组织细胞学检查是肿瘤诊断的金标准，也就是我们常说的病理检查，但这需要肿瘤生长到一定大小，再借助一些物理检查如 CT 或超声引导下的穿刺、刮片或手术活检取得标本。显然，0.5cm 以下的肿瘤想要得到精确的活组织检查结果是很困难的，而等到肿瘤增大再检查势必会耽误疾病的诊断和早期治疗。

肿瘤标志物检测是目前发现早期无症状微灶肿瘤的主要手段。临床上进

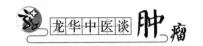

行该项检查通常需要采集血液标本，有时还会采集体液或组织细胞进行肿瘤标志物的检测。目前，已知的肿瘤标志物大部分存在于血液中，如甲胎蛋白（AFP）对肝癌具有特异性诊断价值，在肝硬化、慢性乙肝/丙肝患者血液内可以检测到，而这类人群正是肝癌的好发人群；前列腺特异性抗原（PSA）在50岁以上的男性前列腺肿瘤患者血液内可以检测到，这对前列腺癌患者具有很高的价值。此外，还有其他一些常见的肿瘤标志物，如绒毛膜促性腺激素（β-IICG）可以协助诊断恶性滋养叶肿瘤，结、直肠癌患者可以检测到高水平的血清癌胚抗原（CEA）。

总之，肿瘤标志物的血清水平一般与恶性肿瘤的发生、发展、消退、复发等具有良好的相关性，因此测定血清肿瘤标志物水平，可以获得有关恶性肿瘤的诊断、疗效及预后等方面的信息。

② 肿瘤标志物是怎样被发现的呢

1846年，Henry Bence-Jones在多发性骨髓瘤患者尿液中发现一种特殊蛋白，可作为诊断该疾病的指标，后来被称为本-周（Bence-Jones）蛋白。这一发现开始了肿瘤标志物的研究，故将这一年称为肿瘤标志物的开创期。

自1928年到1963年，人类发现了诸多与肿瘤发生相关的物质，并逐渐认识到它们作为激素、同工酶或蛋白类的理化特性。

1964年，Tatarinov从肝细胞癌患者血清中发现了AFP，1965年，Gold和Freeman从结肠癌组织中发现CEA，从而确立了临床上能广泛应用的肿瘤标志物。

从1975年起，Kohler和Milstein成功地创建了淋巴细胞杂交瘤技术，人类利用此生物技术制备了许多单克隆抗体。"肿瘤标志物"的概念是由Herberman在1978年美国国立研究院召开的人类免疫及肿瘤免疫诊断会上提出的，并在1979年英国第七届肿瘤发生生物学和医学会议上作为专用术语被大家公认。

1979年，Kaprowski利用结肠癌细胞制备出的单克隆抗体，能够识别糖类抗原（如CA19-9）。从此，人类开始用各种癌细胞和与癌有关的可溶性抗原制备单克隆抗体，确立了一系列包括 CA125、CA15-3、PSA 在内的特异性较强的肿瘤标志物，为临床应用开辟了广阔的前景。

1980 年，Weinbery 和 Bshop 发现了癌基因，将肿瘤标志物的研究扩展提高到基因水平。国际肿瘤标志物学会也组织了多次肿瘤标志物学术会议。现在，肿瘤标志物的研究已逐渐成为一门与肿瘤学、分子生物学和生物信息学等密切联系的新交叉学科领域。

30 余年来，分子遗传学的理论和实践、基因定位和表达的研究、单克隆抗体工艺的完善、生物芯片技术的探索、人类基因组计划的成功和蛋白组计划的启动，正在极大地丰富肿瘤标志物的研究和临床应用。

3 肿瘤标志物的检测有何临床意义

由于肿瘤标志物的检测简便易行，对人体伤害也小，仅需要少量血液或者体液便可以检测到早期癌症的迹象，所以成为防癌筛查方法。虽然各种标志物有其各自的临床意义，但通过综合分析能够得出正确的诊断意见。

一般肺癌筛查 CEA、NSE、SCCA、TPA；肝癌查 AFP；乳腺癌查 CEA、CA125、TPA；胃癌查 CEA、CA19-9；前列腺癌查 PSA、PAP；结直肠癌筛查 CEA、CA19-9、CA50；胰腺癌查 CA19-9、CEA、CA50；卵巢癌查 CA125；睾丸癌查 AFP、HCG；宫颈癌查 SCCA；膀胱癌查 TPA；骨髓瘤查 $\beta 2$-MG。但是绝大多数肿瘤标志物不仅存在于恶性肿瘤中，也存在于良性肿瘤、胚胎组织甚至正常组织中。某些良性疾病如炎症发生时，一些肿瘤标志物也可能增加，如病毒性肝炎、肝硬化患者体内的 AFP、CA19-9 及 CEA 等肿瘤标志物都有可能升高。同样，如果肿瘤标志物在正常范围内，也不能完全排除相关肿瘤的发生，如 AFP 的阳性率仅达 75% ～ 90%，也就是说还有 10% 左右的原发性肝癌患者的 AFP 是阴性的。因此，肿瘤的诊断不能单独依靠肿瘤标志物的检测。

单次肿瘤标志物升高的意义并不大，只有动态的持续升高才有意义。如果体检中发现肿瘤标志物非常明显地升高，患癌症可能性较大，此时应该做进一步的全面检查。但是轻微超标，也不能置之不理，应隔 1 ～ 2 个月进行

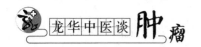

复查，如果复查后结果持续升高，需要结合其他检查排除是癌变在发展；如果一直没有明显的升高，可能是良性病变或器官炎症。假如癌症患者手术后发现肿瘤标志物出现持续升高，则应考虑复发的可能性。总之，各种肿瘤标志物只能作为辅助诊断的指标之一，在没有明确的病理组织学诊断前，千万不要因为某项指标轻度升高就以为自己患了癌症，甚至进行抗肿瘤治疗，以免造成不必要的伤害和损失，而是应该提高警惕，做进一步的检查和随诊。

❹ 什么是甲胎蛋白（AFP）

早在 1944 年已有人对 AFP 的存在进行过研究。直到 1965 年才有人观察到 2 例原发性肝癌患者的血清能与抗胎儿血清的单价抗血清起反应，说明原发性肝癌患者血清中与人类胎儿血清中有一共同的特殊成分，并将这种特殊的蛋白成分称为甲种胎儿球蛋白（alpha-fetoprotein 或 α-fetoprotein，AFP 或 afp）。现已确定这种蛋白在 18 种哺乳类动物之间有交叉反应。

AFP 是在胎儿期主要由卵黄囊和胎肝合成的一种血清糖蛋白，平均分子量为 70kD，含糖量为 4%，根据其凝集素亲和力的高低分为不同的 AFP 糖型，至少有三种异质体（AFP-L1、AFP-L2、APF-L3）。孕期 4 周后即可在胎儿血清中检测到，胎儿出生后，AFP 合成很快受到抑制，其含量降至 50mg/L，周岁末婴儿的血清 AFP 浓度接近成人水平，一般健康成人血清 AFP 浓度低于 10mg/L。目前，中国、日本、非洲和美国等用 AFP 结合影像学检查进行肝癌普查，建议血清 AFP 参考值上限为 20mg/L。

AFP 检测的意义有以下几个方面：①对高危人群进行肝癌筛查，尤其是对乙肝或内肝型肝硬化患者，须每 6 个月随访 AFP 水平和腹部超声；AFP>20mg/L 且持续增加者，即使腹部超声检查阴性，也须进一步检查；②连续多次测定 AFP 有助于肝癌的诊断；③可用于肝癌的预后评估，AFP 浓度升高提示预后不良。血清 AFP-L3 与癌细胞的门静脉侵犯及患者预后相关，并且与提示肝癌不良预后的组织学特征的相关性较 AFP 更强，有可能成为比 AFP 更好的预后标志物。

总之，AFP 是诊断原发性肝癌的最佳标志物，诊断阳性率为 60% ～ 70%。

血清 AFP>400mg/L 持续 4 周，或 200 ～ 400mg/L 持续 8 周者，结合影像学检查，可作为原发性肝癌的诊断。急慢性肝炎、肝硬化患者血清中 AFP 浓度可有不同程度升高，其水平常 <300mg/L。生殖胚胎性肿瘤（如睾丸癌，畸胎瘤）可见 AFP 含量升高。

⑤ 什么是癌胚抗原（CEA）

CEA 最初发现于结肠癌和胎儿肠组织中，故名癌胚抗原。97% 的健康成人血清 CEA 浓度在 2.5ng/mL 以下，而血清 CEA 升高主要见于结肠癌、直肠癌、胰腺癌、胃癌、肝癌、肺癌、乳腺癌等，其他恶性肿瘤也有不同程度的阳性率。肠道憩室炎、直肠息肉、结肠炎、肝硬化、妊娠期、心血管疾病、糖尿病，以及肺部疾病肺气肿、支气管哮喘等 CEA 也可有轻度升高。此外，吸烟者中约有 39% 的人 CEA>15mg/L。

因此，CEA 是一个广谱性肿瘤标志物，它能反映出多种肿瘤的存在，对大肠癌、乳腺癌和肺癌的疗效判断、病情发展、监测和预后估计来说是一个较好的肿瘤标志物，但其特异性不强，灵敏度不高，对肿瘤早期诊断作用不明显。

CEA 在早期无症状人群中对结直肠癌的检出率较低，敏感性和特异性均欠佳，故 CEA 不被用于结直肠癌的筛查，但可用于结直肠癌患者的疗效检测。肿瘤治疗有效，CEA 下降，若 CEA 水平又升高，往往意味着肿瘤复发或出现远处转移；Ⅱ期或Ⅲ期的结直肠癌患者接受手术治疗或转移灶的全身性治疗后，应每月检测一次 CEA 水平，持续三年；在排除 5-FU 治疗等因素引起的假阳性升高后，CEA 浓度增高 >30% 常提示肿瘤进展，若连续 3 次增高 15% ～ 20%，需进行临床干预。

⑥ 什么是糖抗原 50（CA50）

CA50 主要由唾液酸糖脂和唾液酸糖蛋白所组成，正常组织中一般不存在，当细胞恶变时，糖基化酶被激活，造成细胞表面糖基结构改变而成为 CA50 标志物。正常人血中 CA50<20μg/L，许多恶性肿瘤患者血中皆可升高，

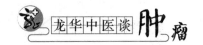

是一种最常用的非特异性的广谱糖类抗原肿瘤标志物。它与CA19-9有一定的交叉抗原性,是胰腺癌和结直肠癌等消化道恶性肿瘤的标志物。因其广泛存在于胰腺、胆囊、肝、胃、结直肠、膀胱、子宫,肿瘤识别谱比CA19-9广,因此它又是一种普遍的肿瘤标志相关抗原,而不是特指某个器官的肿瘤标志物。

CA50在多种恶性肿瘤中可检出不同的阳性率,对胰腺癌和胆囊癌的阳性检出率居首位,占94.4%;其他依次为肝癌88.2%、卵巢癌及子宫癌88%。此外,CA50对恶性胸腹水有较高检出率,为80%,胃癌检出率为68.9%,肺癌检出率为66.6%,故其对鉴别良性和恶性胸腹水有价值。在慢性肝病、肝硬化、溃疡性结肠炎、黑色素瘤、淋巴瘤、自身免疫性疾病时,CA50也可升高。因此,可用于胰腺癌、胆囊癌等恶性肿瘤的早期诊断,对肝癌、胃癌、结直肠癌及卵巢癌诊断亦有指导意义。动态观察其水平变化对癌肿疗效、预后判断及复发监测颇具价值。

7 什么是糖抗原125（CA125）

CA125是卵巢癌和子宫内膜癌的首选标志物,是用来早期诊断、疗效观察、预后判断、监测复发及转移的重要指标。在各种盆腔肿块中,卵巢恶性肿瘤阳性率为78%,其中卵巢浆液性囊腺癌100%阳性,黏液性囊腺癌只有33%阳性且为低值增高,较少超过65U/mL。CA125对输卵管癌、子宫内膜癌、宫颈癌、乳腺癌和间皮细胞癌诊断的符合率也很高。其他各种恶性肿瘤,如同时伴有CA125升高时,常见明显的胸腹水。此外,其他如子宫内膜异位、子宫肌纤维瘤、功能性囊肿、盆腔炎症、输卵管积水、肝炎及肝硬化等良性疾病中,只有2%～6%阳性。

最近,CA125在胰腺癌诊断中的研究取得了突破性的进展。国内的研究团队意外发现既往在卵巢癌中广泛使用,但在胰腺癌中却"微不足道"的肿瘤标志物CA125似乎具有尚未开发的巨大潜能——与诊断胰腺癌转移潜能有关。这些学者纳入了更多的临床样本,涵盖了所有Ⅰ～Ⅳ期的胰腺癌资料,系统分析并筛选了常用的8项消化道肿瘤标志物CA19-9,CEA,CA50,

CA242，CA125，CA724，CA15-3 及 AFP 后发现，在卵巢癌中"为人熟知"的血清学肿瘤标志物 CA125 居然可以特异性地识别并预测胰腺癌转移，并与其转移负荷呈正相关，即转移部位越多，范围越大，CA125 的水平就越高。更为关键的是，CA125 对胰腺癌转移的预测丝毫不受血清高胆红素血症的影响，其特异性和敏感性明显优于传统胰腺癌血清标记物 CA19-9，这个新的发现具有重要的临床指导意义。简单来讲，即使传统影像学检查认为胰腺癌可切除，但术前发现血清 CA125 水平升高，则提示患者体内癌细胞微转移的存在，首先需要进行系统性干预，二期手术。而对于一些已经完成根治性手术的胰腺癌患者，术后随访中若发现 CA125 水平升高，则需警惕肿瘤局部复发或远处转移的出现，加强治疗强度。

⑧ 什么是糖抗原 15-3（CA15-3）

癌抗原 15-3 又称糖类抗原 15-3，是一种与乳腺癌等恶性肿瘤相关的抗原，对乳腺癌和卵巢癌的诊断意义较好，但对乳腺癌早期敏感性不高。CA15-3 也是术后随访、监测肿瘤复发和转移的指标。

CA15-3 作为乳腺癌辅助诊断、术后随访和转移复发的指标，它的临界值一般在 35kU/L，30% ～ 50% 的乳腺癌患者该指标会明显升高，故也是监测乳腺癌术后的最佳指标。但对早期乳腺癌的敏感性较低，为 60%，晚期的敏感性为 80%，对转移性乳腺癌的阳性率较高，为 80%。当指数大于 100kU/L 时，可以认为有转移性病变，其含量与预后有相关性。因目前为止尚未发现 100% 特异性和 100% 灵敏度的肿瘤标志物，肿瘤标志物和肿瘤之间不是对应关系，而只是相关性，因此，并不能仅仅从该指标升高就确诊为乳腺癌，其他恶性肿瘤如肺癌、结肠癌、胰腺癌、卵巢癌、宫颈癌、原发性肝癌等，也有一定的阳性率。

此外，许多良性病变也可引起 CA15-3 升高，如呼吸系统疾病之肺炎、肺结核；消化系统疾病之肝炎、肝硬化、胆囊炎；泌尿生殖系统疾病之卵巢囊肿、肾功能不全；乳腺良性疾病之乳腺纤维瘤。

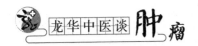

⑨ 什么是糖抗原 19-9（CA19-9）

CA19-9 是糖抗原的一种，表达于正常胰、胆管细胞、胃、结肠和唾液腺上皮细胞。血清正常值小于 37U/mL，是由单克隆抗体 116NS19-9 识别的抗原成分，即涎酸化的 LewisA 血型抗原，为迄今为止报道的对胰腺癌敏感性最高的标志物，是目前临床上最有诊断价值和应用最多的一种肿瘤相关抗原。

CA19-9 升高多提示有胰腺炎、肝硬化、糖尿病及消化道肿瘤的可能。其中胰腺癌患者 85% ～ 95% 为阳性，胃癌、结直肠癌、胆囊癌、胆管癌、肝癌的阳性率也会很高。胃肠道和肝的多种良性和炎性病变，如胰腺炎、轻微的胆汁瘀积和黄疸，CA19-9 浓度也会升高，但往往呈"一过性"，而且其浓度多低于 100U/mL。

研究报道 CA19-9 诊断胰腺癌的敏感性与特异性分别为 81% 和 90%，提高诊断标准将使特异性升高而敏感性降低，一般认为以 70U/mL 为界比较实用，其敏感性与特异性分别为 72% 和 92%。CA19-9 水平与肿瘤的阶段有关，有报道认为 CA19-9<1000U/mL 的胰腺癌患者 55% 可以切除，而 CA19-9>1000U/mL 的患者 89% 无法切除。术后 CA19-9 降至正常者其生存期长于未降至正常者，肿瘤复发时 CA19-9 可再度升高，并且常发生在影像学能做出诊断之前，因此 CA19-9 还可以监测肿瘤复发。术前 CA19-9 水平对预后也有一定的价值，CA19-9 较低者预后较好，尽管 CA19-9 敏感性高，能监测病情和反映预后，但由于其特异性欠佳，尤其是对肝胆系疾病的鉴别诊断困难且在胰腺癌早期有时正常，因而单独应用 CA19-9 不能对胰腺癌进行诊断，但仍可作为胰腺癌的筛选检测指标，CA19-9 明显升高时，首先应考虑为胰腺的恶性肿瘤，但应注意除外胆和胰腺的良性病变。

⑩ 什么是糖抗原 242（CA242）

CA242 是一种唾液酸化的糖类抗原，是一种存在于多器官恶性肿瘤中，呈黏蛋白类型的糖蛋白，既不能与 Lewis A 型抗原反应，也不能与唾液酸化的半乳糖苷反应。免疫化学研究已表明它不同于其他已知的肿瘤相关黏蛋白如 CA19-9、CA50、CA125、CA15-3 等，健康人和良性疾病血清中含量较低。

CA242 是近年来应用于临床较新的一种肿瘤标志物，对胰腺癌、结直肠癌有较高的敏感性和特异性，分别有 86% 和 62% 的阳性检出率，对肺癌、乳腺癌也有一定的阳性检出率。CA242 用于胰腺癌和良性肝胆疾病的鉴别诊断及预后，也用于结直肠癌患者术后预后及复发诊断。CA242 对各癌症的敏感性由高至低依次为肝癌、胃癌、大肠癌、胰腺癌。CA242 对食管癌的敏感性仅为 9.09%，表明该项标志物不太适用于鳞状细胞癌的检测。

CEA 与 CA242 联合检测与单独采用 CEA 检测相比，对结肠癌的检出率可提高 40% ～ 70%，对直肠癌检出率的提高达到 47% ～ 62%。此外，CA242 也常和 CA50 一起表达，但两者受不同的单克隆抗体识别。有资料显示，对胰腺癌的诊断，CA242 优于 CA19-9，敏感性可达 66% ～ 100%，对大肠癌的敏感性也达 60% ～ 72%。

🎐 什么是糖抗原 72-4（CA72-4）

CA72-4 是一种由 cc49 和 B72.3 两株单抗识别的黏蛋白样的高分子量糖蛋白，分子量为 220 ～ 400kD，正常人血清中含量 <6U/mL，异常升高见于各种消化道肿瘤、卵巢癌等，尤其对胃癌的检测特异性较高，以 >6U/mL 为临界值，如与 CA19-9 同时检测，阳性率可达 56%。因此，CA72-4 被认为是目前诊断胃癌的最佳肿瘤标志物之一，对诊断胃癌具有较高的特异性，优于 CA19-9 和 CEA，其敏感性可达 28% ～ 80%。CA72-4 也可在其他消化道肿瘤、乳腺癌、肺癌、卵巢癌中检出，对胆道系统肿瘤、结直肠癌、胰腺癌等亦有一定的敏感性。

CA72-4 水平还与胃癌的分期有明显的相关性，一般在胃癌的 Ⅲ～Ⅳ 期升高，对伴有转移的胃癌患者，CA72-4 的阳性率更远远高于非转移者。在胃癌的不同病理类型中，CA72-4 的阳性检出率也有一定的差异，以低分化和未分化癌最高可达 72%；浸润伴转移癌为 71.4%；中分化和高分化癌为 63.6%；而其他类型如残胃癌、印戒细胞癌等只有 14.3%；在渗透型和扩散型胃癌中 CA72-4 也有较高检出率。CA72-4 水平在术后可迅速下降至正常。在 70% 的

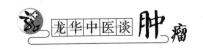

复发病例中，CA72-4 浓度首先升高。与其他标志物相比，CA72-4 最主要的优势是其对良性病变的鉴别诊断有极高的特异性，在众多的良性胃病患者中，其检出率仅 0.7%，而胃癌升高者比例可达 42.6%。

很多报道认为 CA72-4 与其他肿瘤标志物联合应用可以提高对恶性肿瘤检测的特异性、灵敏度及检出率。若 CA72-4 与 CA19-9 及 CEA 联合检测可使胃癌的检出率提高到 54%～63%，并且可以提高对胃癌初期和复发的检测水平；而 CA72-4 与 CA125、CEA 联合应用对检测卵巢癌具有较高的特异性和灵敏度。

12 什么是血清铁蛋白（SF）

SF 为机体内一种贮存铁的可溶组织蛋白，正常人血清中含有少量 SF，但不同的检测法有不同的正常值，一般正常均值男性为 80～130mg/L（80～130ng/mL），女性为 35～55mg/L（35～55ng/mL），SF 水平在妊娠期及急性贫血时降低，急慢性肝脏损害和肝癌时升高，国内报道肝癌患者阳性率高达 90%。

近几年来发现肝癌患者血清中还含有一种酸性的异铁蛋白，称为癌胚异铁蛋白，可能有助于早期诊断。肝癌患者治疗有效者血清 SF 下降，而恶化和再发者升高，持续升高则预后不良，故血清 SF 测定可作为疗效监测手段之一，特别是对 AFP 阴性的患者尤有意义。

此外，SF 升高可见于下列肿瘤：急性白血病、霍奇金病、肺癌、结肠癌和前列腺癌。检测 SF 对肝脏转移性肿瘤有诊断价值，76% 的肝转移癌患者的 SF 含量高于 400mg/L。当肝癌患者 AFP 测定值较低时，可用 SF 测定值补充，以提高诊断率。

13 什么是前列腺特异抗原（PSA）

前列腺特异抗原是前列腺癌最敏感的肿瘤标志物，由前列腺上皮细胞合成并分泌的精浆中的一种丝氨酸蛋白酶，主要存在于前列腺组织中。研究发现，在女性的胎儿羊水、支气管肺泡灌洗液、乳腺囊肿、乳汁和卵巢囊肿等部分体液中同样可检测到 PSA，但 PSA 在女性血清中处于非常低的浓度水平，女性体内不存在。正常男性血清中 PSA 的含量很低，血清参考值为 <4mg/L。PSA 具有器官特异性，但不具有肿瘤特异性，诊断前列腺癌的阳性率为 80%。良性前列腺疾病（如前列腺肥大，前列腺炎，肾脏和泌尿生殖系统疾病）也可见血清 PSA 水平呈不同程度的升高，但必须结合其他检查进行鉴别。血清 PSA 测定是前列腺癌术后复发转移和疗效观察的监测指标。通常，前列腺癌手术后 PSA 浓度可逐渐降至正常，若手术后 PSA 浓度不降或下降后再次升高，应考虑肿瘤转移或复发。

PSA 在血液中以两种形式存在，即结合 PSA（cPSA）和游离 PSA（fPSA），血清总 PSA 表示为 tPSA。其中，fPSA/tPSA 比值是鉴别前列腺癌和良性前列腺疾病的有效指标。一般认为，tPSA 与 fPSA 联合测定可使前列腺恶性疾病的检出率提高到 90% 以上，通常认为，fPSA/tPSA>0.25 多为良性疾病，fPSA/tPSA<0.16 高度提示前列腺癌。

PSA 测定有其不可替代的优越性，但也存在很多不足。PSA 仅具有前列腺组织特异性而不具前列腺癌特异性。当前列腺缺血、增生、急性尿潴留、前列腺炎、膀胱镜检查、直肠指检或按摩时，血清 PSA 明显升高。因此，PSA 作为早期诊断前列腺癌的指标，还缺乏足够的敏感性和特异性，尤其是前列腺癌与良性前列腺增生的血清 PSA 结果存在相当程度的重叠，但将血清 PSA 检测与临床相结合时，PSA 能显著提高前列腺癌的诊断，这一点得到普遍的认可。

14 什么是前列腺酸性磷酸酶（PAP）

前列腺酸性磷酸酶是一种前列腺外分泌物中能水解磷酸酯的分子量约十万的糖蛋白，是酸性磷酸酶的同工酶之一，是细胞的溶解体和分泌物的正常成分。PAP 具有组织特异性，主要用于诊断前列腺癌。在前列腺癌患者血清中，PAP 水平明显升高，且其升高程度与前列腺癌的病情基本呈平行关系。PAP 对前列腺癌的早期诊断意义不大，但对监测前列腺癌的治疗效果、有无复发与转移及预后则有重要意义。当病情好转，PAP 水平降低；再次升高时，

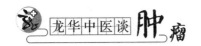

常提示癌症有复发、转移及预后不良。

15 什么是 β2- 微球蛋白（β2-MG）

β2- 微球蛋白是一种内源性低分子量血清蛋白，由大多数的有核细胞分泌。在尿液、血浆、脑脊液中均有存在，淋巴细胞、多核中性粒细胞及血小板的表面也有少量存在。正常人 β2-MG 的合成速度和细胞膜释放的量是非常恒定的，从而使体内 β2-MG 含量保持稳定水平。多种血液系统及实体性肿瘤均可见血 β2-MG 浓度升高，以慢性淋巴细胞性白血病、淋巴瘤和多发性骨髓瘤的 β2-MG 升高多见。升高的原因可能是肿瘤细胞合成 β2-MG 的速度加快。β2-MG 水平与肿瘤细胞的数量、生长速度、预后及疾病活动性相关。根据此水平还可用于骨髓瘤患者的分期。此外，许多疾病如肝炎、肾炎、类风湿关节炎等，均可使血清 β2-MG 浓度升高。故该指标用于肿瘤的辅助检查时，应首先排除炎症性疾病或肾小球滤过功能减低所致的血清 β2-MG 升高。

血液和尿液检测 β2-MG 具有不同的诊断意义。通常，血 β2-MG 升高而尿 β2-MG 正常，主要由于肾小球滤过功能下降，常见于急、慢性肾炎，肾功能衰竭等。血 β2-MG 正常而尿 β2-MG 升高主要由于肾小管重吸收功能明显受损，见于先天性近曲小管功能缺陷、范科尼综合征、慢性镉中毒、Wilson 病、肾移植排斥反应等。血、尿 β2-MG 均升高主要由于体内某些部位产生过多或肾小球和肾小管都受到损伤，常见于恶性肿瘤（如原发性肝癌、肺癌、骨髓瘤等）、自身免疫性疾病（如系统性红斑狼疮、溶血性贫血）、慢性肝炎、糖尿病、肾病等。老年人也可见血、尿 β2-MG 升高。此外，使用卡那霉素、庆大霉素、多黏菌素等药也可使 β2-MG 浓度升高。

16 什么是神经元特异性烯醇化酶（NSE）

血清 NSE 是神经元和神经内分泌细胞所特有的一种酸性蛋白酶，神经母细胞瘤、甲状腺髓样癌和小细胞肺癌（70% 升高）的特异性标志物，可用于鉴别诊断、病情监测、疗效评价和复发预报。

NSE 被认为是检测小细胞肺癌的首选标志物，60% ～ 80% 的小细胞肺癌患者 NSE 升高。小细胞肺癌患者 NSE 水平明显高于肺腺癌、肺鳞癌、大细胞肺癌等非小细胞肺癌（NSCLC）。NSE 可用于鉴别诊断和监测小细胞肺癌放、化疗后的治疗效果，治疗有效时，NSE 浓度逐渐降低至正常水平，复发时血清 NSE 升高。用 NSE 监测小细胞肺癌的复发，比临床确定复发要早 4 ～ 12 周。

NSE 还可用于神经母细胞瘤和肾母细胞瘤的鉴别诊断，前者 NSE 异常升高而后者升高不明显，对神经母细胞瘤的早期诊断亦有较高的临床应用价值。此外，NSE 对神经母细胞瘤的疗效评估和复发预报具有一定参考价值。神经内分泌细胞肿瘤如嗜铬细胞瘤、胰岛细胞瘤、甲状腺髓样癌、黑色素瘤、视网膜母细胞瘤等患者的血清 NSE 也可升高。临床上 68% ～ 73% 的精原细胞瘤患者有明显的 NSE 浓度升高，且与疾病的临床分期有关。14% 器官排斥和 46% 转移性肾癌患者的 NSE 浓度升高，且与病情有关，可作为一个独立的预后因子。此外，许多良性疾病如肺部和脑部疾病的 NSE 浓度也见略有升高（>12ng/mL），包括下列疾病患者：脑脊髓膜炎、弥漫性脑膜炎、脊髓与小脑退化、脑梗死、脑血肿、蛛网膜下腔出血、脑外伤、脑炎、器质性癫痫、精神分裂症和 Creutzfeld–Jakob 病。

🎀 什么是细胞角蛋白 19 的可溶性片段（Cyfra21-1）

Cyfra21-1 作为细胞角蛋白 19（CK19）的可溶性片段，在恶性肿瘤诊断中最为重要，细胞癌变时 CK19 释放增加，CK19 经蛋白酶降解或细胞凋亡后其碎片释放入血。鳞癌和腺癌主要表达 CK19，小细胞未分化癌则仅有少量表达 CK19。Cyfra21-1 由细胞结构中主要成分细胞角蛋白 19 的两个单克隆抗体组成，主要存在于肺癌、食管癌等上皮起源的肿瘤细胞的胞浆中。当细胞发生癌变时，由于肿瘤细胞的坏死溶解而使 Cyfra21-1 释放，使血中含量升高，且能反映病情的预后和疗效。目前，Cyfra21-1 主要用作肿瘤标志物，对肺癌的诊断有较大意义，尤其对非小细胞肺癌的诊断具有重要价值。另外，Cyfra21-1 对其他肿瘤，如侵袭性膀胱癌、头颈部、乳腺、宫颈、消化道肿瘤

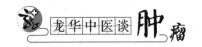

等均有一定的阳性率。

临床检查中如果肺部出现不清晰的环形阴影，同时血清 Cyfra21-1 浓度 >30ng/mL，则原发性支气管肺癌的可能性非常高。各类非小细胞肺癌阳性检出率为 70% ～ 85%。Cyfra21-1 的血清浓度水平的高低与肿瘤的临床分期呈正相关，也可作为肺癌手术和放化疗后追踪早期复发的有效指标。Cyfra21-1 的血清高浓度水平提示疾病处于进展期和预后不良。治疗成功的标志是 Cyfra21-1 的血清浓度迅速下降，反之则表示病灶未完全清除，血清水平下降后又升高，则提示疾病复发。但是，Cyfra21-1 阴性也不能排除存在肺癌的可能。Cyfra21-1 对各型肺癌诊断的敏感性依次为：鳞癌 > 腺癌 > 大细胞癌 > 小细胞癌。

用于疾病的鉴别时，Cyfra21-1 用于良性肺部疾病（如肺炎、结核、慢性支气管炎等）的鉴别，特异性比较好。此外，由于 CK19 的血清产物 Cyfra21-1 为非器官特异性肿瘤标志物，所以在临床应用时需结合临床资料综合分析，以做出更为准确的判断。

18 什么是鳞状上皮细胞癌抗原（SCCA）

SCCA 是从宫颈鳞状细胞癌组织中分离出来的一种糖蛋白，存在于子宫、子宫颈、食管、肺、头颈等鳞状细胞癌细胞的胞质内，是一种特异性很强的鳞癌肿瘤标志物，但敏感性较低。SCCA 浓度随病情加重而升高，可作为宫颈癌、肺癌、头颈部肿瘤的辅助诊断指标和疗效、复发、转移、预后监测的指标。SCCA 浓度升高常见于宫颈癌、肺癌、头颈部癌。另外，肝炎、肝硬化、肺炎、肾功能衰竭、结核等疾病也会有一定程度的升高。

SCCA 最早用于诊断鳞癌。宫颈癌、肺癌、头颈部癌患者的血清 SCCA 浓度升高，且其浓度随病情加重而升高，故 SCCA 可用于监测这些肿瘤的疗效、复发、转移及预后评价。SCCA 对肺癌的检出率仅占 28.6%，但对肺鳞癌的检出率可占 44.4%，与 Cyfra21-1 联合检测可提高阳性率，结果偏高预示可能的疾病为鳞状细胞癌、宫颈癌、宫颈浸润癌、肺癌。

🏆19 什么是尿核基质蛋白 -22（NMP-22）

NMP-22 是参与维持细胞核功能的一种三维网状结构蛋白，通过细胞凋亡释放到尿液中，与尿路上皮肿瘤密切相关。膀胱癌上皮细胞内 NMP-22 的含量要比正常尿路上皮高数十倍。核有丝分裂器蛋白（NuMA）在核基质蛋白（NMPs）中占有很大的比例，由于细胞死亡（如凋亡），该蛋白从细胞内释放出来，并达到可检测的水平。利用识别核分裂器蛋白特定区域的单克隆抗体对尿液中由膀胱肿瘤细胞释出的核分裂器蛋白进行检测。NMP-22 具有很高的敏感性及特异性，可作为膀胱癌检查的辅助手段，对膀胱癌患者的筛查十分有利。膀胱炎、前列腺炎、尿路结石、肾癌和前列腺癌的患者，尿中 NMP-22 可产生假阳性结果，可能的原因是这些干扰性疾病会引起尿路损伤、组织坏死、脱落和再生，从而引起 NMP-22 升高，临床诊断应用时应注意。

🏆20 什么是 α-L- 岩藻糖苷酶（AFU）

AFU 是一种水解酶，广泛存在于人体组织细胞、血液和体液中，主要参与糖蛋白、糖脂和寡糖的代谢。由于原发性肝癌患者血清中 AFU 明显升高，目前它被认为是原发性肝癌的标志物之一。

多种原因均可导致 AFU 的升高。原发性肝癌患者血清中 AFU 明显升高，AFP 阴性的患者也可以升高。特别是小肝癌患者，AFU 的阳性率要高于 AFP，而且活性与 AFP 的浓度无关，所以两个组合检查有一定意义，可提高肝癌的诊断率。其他恶性肿瘤患者如肺癌、结肠癌、乳腺癌等也会引起 AFU 升高。慢性肝炎、肝硬化患者 AFU 也会升高，但随着病情的好转会降下来。此外，妊娠期间 AFU 也会升高，妊娠结束后会降下来。

AFU 作为原发性肝癌检测的一项敏感的、特异的新指标，其在原发性肝癌患者血清中的活力显著高于其他各类疾患（包括良、恶性肿瘤）。血清 AFU 活性动态曲线对判断肝癌治疗效果、预后评估和复发预报有着极其重要的作用，甚至优于 AFP。但是，需要注意的是，血清 AFU 活力测定在某些转移性肝癌、肺癌、乳腺癌、卵巢或子宫癌之间有一些重叠，甚至在某些非肿瘤性

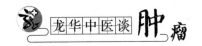

疾患如肝硬化、慢性肝炎和消化道出血等也有轻度升高。在使用 AFU 时应与 AFP 同时测定，可提高原发性肝癌的诊断率，有较好的互补作用。

21 已经确诊的癌症为什么肿瘤标志物还是阴性

临床上有些患者抱怨："我们单位每年体检肿瘤标志物这项指标一直是正常的，怎么得了肿瘤都发现不了？"其实大多检查都存在"假阴性"和"假阳性"的问题。

肿瘤标志物，从字面上理解好像是抽个血就能查出体内隐藏着的肿瘤，但肿瘤诊断的金标准是病理学诊断，需要通过活检或手术标本进行确诊。虽然被报道和发现的肿瘤标志物有成千上万种，但能真正应用到临床中的却少之又少，目前筛选出了一些在临床上已经在使用的肿瘤标志物如 AFP（用于肝癌）、PSA（用于前列腺癌）、CEA、CA19-9 等已经是比较可靠的了，但不能代替诊断，因为存在假阴性和假阳性的问题。

比如 1000 个已用病理诊断确诊的肿瘤患者，全部都去做肿瘤标志物 X 检测用于诊断肿瘤，结果发现只有 900 个患者的肿瘤标志物 X 升高并超过参考值，还有 100 个患者无法通过抽血检查发现肿瘤的存在，如果用肿瘤标志物 X 来诊断肿瘤，则会漏掉这 100 位肿瘤患者，医学上的概念叫"假阴性"。很多时候已确诊的癌症，其肿瘤标志物检查却为阴性，原因是肿瘤标志物的灵敏度不高并且受多种因素影响，例如产生肿瘤标志物的肿瘤细胞数目少；细胞或细胞表面被封闭；机体体液中一些抗体与肿瘤标志物形成免疫复合物；肿瘤组织本身血液循环差，其所产生的肿瘤标志物没有分泌到外周血液中去。此外，标本的采集、储存不当等因素也会影响肿瘤标志物测定的结果。所以我们不应觉得肿瘤标志物指标正常就离癌症还很远。检测手段的灵敏度和特异性是针对群体而言的，需理解检查指标与确诊之间存在的交集与差集。

即使像 AFP 这种对原发性肝癌具有相当意义的肿瘤标志物，其阳性率也仅仅达 79% ～ 90%（AFP 诊断原发性肝癌的阳性阈值为 >400ng/mL），这也就意味着还有 10% ～ 30% 的原发性肝癌患者的 AFP 是正常的，或只有轻度升高。换句话说，很多时候肿瘤标志物的检测对于肿瘤的早期诊断并不具有

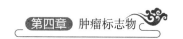

很大意义，肿瘤标志物的阴性也不能完全排除相关肿瘤。

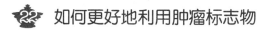 如何更好地利用肿瘤标志物

有肿瘤家族史或者临床有可疑症状者，都应尽快进行肿瘤标志物的检测。联合检测多种肿瘤标志物有利于提高检出的阳性率，如肺癌的首选肿瘤标志物为 CEA、NSE、CY211，补充肿瘤标志物为 SCCA、TPA、促肾上腺皮质激素、降钙素等；肝癌的首选肿瘤标志物为 AFP，补充肿瘤标志物为 CEA、碱性磷酸酶、γ- 谷氨酰转移酶等。而且，有专家指出对于小于 0.8cm 的肿瘤，肿瘤标志物尚有诊断的潜力，但现有的肿瘤标志物尚无法达到理想状态，因此不推荐作为肿瘤筛查的工具，但在高危人群的筛查、患癌风险的评估以及疾病早期的辅助诊断方面具有很好的参考价值。通常，升高最明显的肿瘤标志物用作疗效评价和随访指标更合适，但有时不能只看一种肿瘤标志物，治疗过程中有可能发生标志物表达谱的迁移，应该动态观察肿瘤标志物的变化，连续升高比一次高值具有更重要的意义，可提前 1 ～ 6 个月发现癌症转移和复发。此外，由于大多数肿瘤标志物的生物学特性，还需要考虑肾功能对肿瘤标志物水平的影响。

而对于肿瘤标志物初次检验结果阳性，二次检查未见任何异常的体检人群，建议定期复查，若复查结果为阴性，可能为良性疾病引起的一过性升高；若连续三次检查呈现持续阳性，应引起高度重视，详细询问病史及体格检查、影像学检查；若持续阳性而一时间查不出阳性体征者，建议继续定期跟踪复查。

综上，肿瘤标志物的应用在于动态观察、合理应用、联合检测，这样才更有利于肿瘤的预防和治疗。简言之，应遵循"'阴性'不一定不是，'阳性'不一定就是，轻度上升实事求是，高危人群需要重视"的原则。

 肿瘤标志物能用于癌症的早期诊断吗

事实上，除了 AFP 有助于原发性肝癌的早期诊断，PSA、fPSA 及其比值有助于前列腺癌的早期诊断外，其他肿瘤标志物的检测对于肿瘤的早期诊断

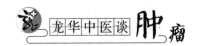
并不具有很大的意义，其临床价值主要体现在分析疗效、判断预后、预测复发及转移等。肿瘤的早期诊断更多地需要结合病史、症状、体征、影像学检查（B 超、CT、X 线、胃镜、肠镜）等手段来综合分析，明确诊断则需要依靠病理检查。

由于许多良性疾病都可以有肿瘤标志物的异常，所以有些人认为肿瘤标志物的轻度升高价值不大，只有高于正常值 5 倍以上才有意义。事实并非如此，因为在大多数情况下，正常参考值范围都定的比较宽泛。因此，对于肿瘤的早期检测，在排除了良性疾病以后，即使肿瘤标志物轻度升高同样具有很大价值。

总之，肿瘤标志物检测虽在临床上广泛开展，却并非任何肿瘤都有自己的标志物，仍有很大一部分肿瘤缺乏特异性标志物，但肿瘤标志物概念的出现对肿瘤的早期诊断起到了很大的促进作用。随着分子生物学和人类基因组计划的发展，越来越多的特异肿瘤标志物被发现和应用，为肿瘤的早期诊断提供了一个新的途径。在检查中，若发现某项肿瘤标志物的指标有轻度升高，不要就自认为得了癌症，因为目前已知的肿瘤标志物，绝大多数不仅存在于恶性肿瘤中，也存在于良性肿瘤和胚胎组织，甚至也存在于正常组织中。只能说部分肿瘤标志物有预警作用（如 EB 病毒抗体与鼻咽癌有关、人乳头瘤病毒与宫颈癌有关），部分肿瘤标志物可反映肿瘤的存在，有助于临床辅助诊断和监测肿瘤的治疗效果。

24. 基因检测是否有助于判断癌症的"凶恶"程度

"谈癌色变"是人们畅谈的一个词语，可以说它形象地比喻了癌症的残酷和凶狠，而最近几年，"基因检测"作为一个新兴名词已经被大众所熟知，"肿瘤君"的"凶恶"程度其实是可以通过基因检测预测出来的。

肿瘤的基因检测是通过对被检测者的血液、其他体液或肿瘤细胞的 DNA 进行检测的技术，扩增其基因信息后，通过特定设备对被检测者细胞中的 DNA 分子信息进行检测，分析它所含有的各种基因情况，从而便于医者针对特定基因进行精准的靶向干预及预后评估。以肺癌的基因检测为例，对于

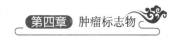

NSCLC 患者来说，在使用 EGFR-TKIs 类药物前，明确患者体内的 EGFR 基因状态是至关重要的。

有研究搜集了 2007 年到 2010 年的 353 例 NSCLC 病例，其中一线采用铂类化疗方案，二线或三线使用 EGFR-TKIs 药物治疗。在开始靶向药物治疗后，三四个月内对患者体内的 EGFR 和 KRAS 状态进行检测，分析该试验的临床特征、突变情况、患者对铂类药物及 EGFR-TKIs 药物的反应率、无进展生存时间（PFS）及总生存期（OS）。结果表明，对于 EGFR 突变的患者，使用含铂类化疗方案的 PFS 比 EGFR 野生型的效果更好（$P=0.006$），在 EGFR-TKIs 治疗中也是这种情况（13.5 VS 3.4；$P<0.001$）；无论是采用化疗或者是 EGFR-TKIs 药物治疗，只有 KRAS 野生型的患者才具备更长的 PFS（均具有统计学差异）。

对经 EGFR-TKIs 治疗患者的 PFS 进行多因素分析，发现除了患者的病理组织类型外，PFS 还与患者本身的 EGFR 基因状态及 KRAS 基因状态相关。EGFR 突变（57.8% VS 11.7%；$P<0.001$）和 KRAS 野生（39.6% VS 3.3%；$P=0.001$）的患者与 EGFR-TKIs 反应率相关。与 EGFR 和 KRAS 均为野生的患者相比，EGFR 野生 KRAS 突变的患者使用 EGFR-TKIs 药物治疗的 PFS 明显更短（$P=0.003$），所以，NSCLC 患者在使用 EGFR-TKIs 药物前，除常规检测 EGFR 基因状态外，必须同时检测 KRAS 基因状态。

25 最新的肿瘤标志物有哪些

（1）肾癌标志物：AQP1 和 PLIN2。美国研究人员在一项新的研究中发现，肾癌患者尿液样品中蛋白 AQP1 和 PLIN2 的水平都升高，而在健康人的尿液中，这两种蛋白的水平都未上升。更重要的是，在患有其他类型癌症或其他肾脏疾病患者的尿液中也未见升高。基于这两种蛋白检测早期肾癌的准确率超过 95%，而且在非癌症的肾脏疾病中未检测到假阳性，因此两者被视作新的肾癌肿瘤标志物。

（2）非小细胞肺癌标志物：丙酮酸羟化酶，AKAP4 和二乙酰精胺。在一项新的研究中，美国研究人员发现在非小细胞肺癌患者的癌组织中，一种被

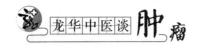

称为丙酮酸羟化酶的代谢酶过量表达。另外，美国和中国的研究人员鉴定出蛋白 AKAP4，可作为一种潜在的生物标记物，用于有效区分患有 NSCLC 和未患 NSCLC 的人。此外，有研究者通过对六个月前被确诊为 NSCLC 患者的血液样品进行分析，发现一种被称作二乙酰精胺的分子在血清中的含量几乎是健康人的 2 倍。而且二乙酰精胺蛋白与另外一种被称为 pro-SFTPB 的蛋白联合使用，用于预测早期 NSCLC 的准确性可从 70% 提高至 80%。

（3）胰腺癌标志物：microRNA，LYVE1，REG1A，TFF1，CA19-9 和 CA125。研究人员通过测定 44 名胰腺导管内乳头状黏液肿瘤（IPMN）患者和 25 名健康志愿者血浆样品中 88 种 microRNA 水平，发现 30 个 microRNA 可用来区分 IPMN 患者和健康志愿者，其中还鉴定出 5 个 microRNA 可用于区分高风险 IPMN 和低风险 IPMN。英国科学家发现，胰腺癌患者尿液中的 LYVE1、REG1A 和 TFF1 三种蛋白的浓度明显高于健康志愿者，而且慢性胰腺炎患者中这三种蛋白浓度较胰腺癌患者显著下降。利用这三种蛋白检测Ⅰ期和Ⅱ期胰腺癌患者的准确率超过 90%。英国研究人员还发现 CA19-9 和 CA125 的组合可作为早期胰腺癌的筛查工具，提前最长 2 年诊断出胰腺癌。

鉴于许多肿瘤在临床确诊时已处中晚期，这些新指标的发现令人兴奋。

26 有哪些关于肿瘤标志物的认识误区

近年来，随着肿瘤的发病率逐年攀升，医学技术不断丰富和成熟，肿瘤标志物的检测已广泛运用于临床工作中。另一方面，随着生活水平的提高，"生活奔小康，身体要健康"已成为人们的共识，健康体检受到前所未有的重视。那么，肿瘤标志物到底该不该列入健康体检项目中呢？现如今到医院就诊时，医生也常开出一些肿瘤标志物的项目让患者检测，希望能早期发现肿瘤。但事实上，绝大部分肿瘤标志物的检测却往往不能达到早期诊断肿瘤的目的。

还有人常常会问："肿瘤标志物的异常就可以诊断相关肿瘤吗？"事实上，许多疾病都可以有肿瘤标志物的异常，如前列腺肥大、前列腺炎可以有 PSA 轻、中度升高，子宫内膜异位症可以有 CA125 轻、中度升高；急慢性肝病可以有 CA125、CA19-9、CA50、SF 的不同程度升高；胆道疾病伴黄疸时常有 CA19-9、CA50 的明显升高；甚至长期吸烟者 CEA 也会有轻度升高。另外，在体检时发现肿瘤指标的轻度异常要紧吗？由于许多良性疾病都可以有肿瘤标志物的异常，所以有些医生认为肿瘤标志物的轻度升高价值不大，只有在高于正常参考值 5 倍以上才有意义。事实并非如此，在排除了良性疾病以后，肿瘤标志物的轻度升高也具有重要的参考价值。曾经有一位患者，其 CA19-9、CA50 都只是轻度升高，经反复检查，最后通过增强 CT 查出了胆囊癌，在及时手术后，至今已存活 3 年。

综上，临床上对于肿瘤标志物的应用应该是既不迷信，也不轻视，根据不同情况、不同目的选择或联合使用。

27 肿瘤标志物怎么分类

肿瘤标志物通常分为血清肿瘤标志物和细胞肿瘤标志物两类。

血清肿瘤标志物又称肿瘤细胞分泌物，是肿瘤细胞在发生发展中产生的物质，肿瘤生长越旺盛，其量越多，反之，肿瘤生长被压制，其产生量也减少。目前常用的这一类肿瘤标志物包括蛋白质肿瘤标志物（如 AFP、CEA 等）、糖脂肿瘤标志物（如 CA19-9、CA15-3、CA125 等）、酶类肿瘤标志物（如 NSE、PSA 等），它们往往在肿瘤很小的时候即可被检测出来，因此有助于早期发现病灶。如果在治疗后肿瘤标志物明显降低，则提示治疗有效，反之，则提示疗效可能不佳。血清肿瘤标志物的特点是反应灵敏，往往能早于 CT、MRI 等手段判断肿瘤生长状态，其缺点是准确性较低，不如影像学诊断可靠，因此往往需要同时检测几个标志物，动态观察其变化，并结合其他临床表现做出判断。

细胞肿瘤标志物是肿瘤细胞膜或细胞内结构上的某些特殊结构点，例如表皮生长因子受体、血管内皮生长因子受体、雌激素受体、孕激素受体、CD20 受体等。细胞肿瘤标志物的第一个特点是肿瘤细胞表面多，正常细胞表面少；第二个特点是可以被某些药物特异性识别并结合，从而成为这些药物追踪、打击的"靶子"，也就是我们通常所说的"靶向药物"。例如 EGFR 抑

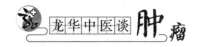

制剂、抗血管生成治疗药物、雌激素拮抗剂等，目前已经广泛用于肺癌、乳腺癌及淋巴瘤等恶性肿瘤的治疗，此类标志物需要直接检测肿瘤组织方能检出。因此，只能在手术切除后对标本进行检测，了解其表达高或低，为以后的治疗方案提供参考。

28 肺癌常用的肿瘤标志物有哪些

肺癌是当今世界发病率和死亡率最高的恶性肿瘤，而大多数肺癌患者早期无特异性症状，等到确诊之时已基本属于中晚期，所以肺癌的早期诊断就显得尤为关键。相比而言，肿瘤标志物的检测一般早于胸部CT的异常，且简便易行，无创伤，所以在临床上开展得比较广泛。

与肺癌相关的肿瘤标志物有CEA、组织多肽抗原（TPA）、SCCA、Cyfra21-1、糖基类抗原、NSE等。其中，CEA作为一个广谱性肿瘤标志物结合其他检测项目具有一定意义。有数据显示，70%左右的肺癌患者的CEA指标升高。CEA阴性并不能排除肺癌，若CEA明显阳性就要高度怀疑肺癌的可能。而且，小细胞肺癌患者病情局限者阳性率为47%，而病变广泛者阳性率为80%。TPA是鳞状上皮细胞的标志物，可反映肺癌细胞的增殖和凋亡，肺癌患者阳性率达60%，尤其在对肺鳞癌的诊断和预后评估方面，TPA是目前最好的一项肿瘤标志物。SCCA与肺癌的分期相关，有数据显示肺癌患者血清中该项指标的总阳性率为52.7%，Ⅰ期肺癌患者阳性率仅为14%～53%，Ⅳ期可达55%～100%。Cyfra21-1主要分布于肺泡上皮，与肺鳞癌患者病程呈正相关，在非小细胞肺癌中表达最强，腺癌次之，小细胞肺癌最弱。Cyfra21-1对非小细胞肺癌的早期诊断、疗效检测和预后判断均有重要意义。肺癌根治术后，Cyfra21-1的浓度显著下降，若持续升高，应考虑肿瘤进展或复发。糖基类抗原中CA15-3对肺癌的诊断特异性相对较高，血清CA15-3异常升高则应考虑肺癌的可能。NSE则是检测小细胞肺癌敏感性和特异性最好的肿瘤标志物，一般用于小细胞肺癌与非小细胞肺癌的鉴别诊断，也可用于检测小细胞癌的治疗效果。

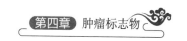

29 肝癌常用的肿瘤标志物有哪些

肝癌是世界第五大癌症，我国发病人数约占全球的 55%，在肿瘤相关死亡中仅次于肺癌。

AFP 是目前唯一推荐临床常规使用的肝癌肿瘤标志物。AFP 测定结合超声检查对无症状的高危人群进行筛查有助于早期发现肝癌，尤其是对乙肝或丙肝型肝硬化患者，须每 6 个月随访 AFP 水平和腹部超声，若 AFP>20μg/L 且持续增加者，即使腹部超声检查阴性，也必须进一步检查。连续多次检测 AFP 有助于肝癌的诊断。在肝癌的预后评估中，AFP 浓度升高提示预后不良。血清 AFP-L3 与癌细胞的门静脉侵犯及患者预后相关，并且与肝癌不良预后的组织学特征的相关性较 AFP 更强，有可能成为比 AFP 更好的预后标志物。

AFU 可作为原发性肝癌诊断的标志物，其敏感性和特异性良好。在 AFP 阴性的肝癌病例中，70% ～ 85% 出现 AFU 阳性且肿瘤直径 <3cm 的小肝癌患者，血清 AFU 阳性率高于 AFP。联合测定可使肝癌阳性检出率从 AFP 的 70% 升至 90% ～ 94%。故 AFU 活性检测可协助 AFP 对肝癌进行早期诊断。

去饱和 –γ– 羟基 – 凝血酶原，简称 DCP，目前的临界值为 84U/L，对肝癌诊断的敏感性和特异性分别为 87% 和 85%。并且 DCP 与肿瘤的大小及分级相关，可用于患者的预后判断。DCP 鉴别肝硬化和肝癌的特异性和敏感性也高于 AFP，联合 AFP 能明显提高肝癌患者诊断的准确性。

磷脂酰肌醇蛋白聚糖 –3 即 GPC3，是一种细胞表面糖蛋白，在正常人群和肝炎患者的肝细胞表面不表达，可见于 75% 的肝癌患者的肝脏组织标本中。以 2.0ng/mL 为临界值时，对肝癌诊断的敏感性和特异性分别为 51% 和 90%，与 AFP 联合检测应用，敏感性可达 82%。

30 乳腺癌常用的肿瘤标志物有哪些

乳腺癌的标志物很多，但普遍认为肿瘤标志物在乳腺癌的早期诊断中均无实用价值，更无法用于大范围人群的乳腺癌筛选。在乳腺癌的第一个肿瘤标志物 CA15-3 被确立后不久，就看到在乳腺癌的 I 期和 II 期，仅有大约

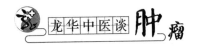

10%患者的血清 CA15-3 水平有所升高。其他一些有效的肿瘤标志物如 CEA 和 TPS，也大部分只与乳腺癌的复发或转移有关。

最近发现的乳腺癌标志物，如 CA549、乳腺癌黏蛋白、黏蛋白癌抗原、癌抗原黏蛋白 26，也并不能改变这一状况。在一项跟踪乳腺癌患者 3 年以后所写的研究报告中，作者指出术前肿瘤标志物 CEA、CA15-3、MCA 和 TPS 血清水平的高低与患者的存活期之间并未发现有任何关系。但是在病情追踪过程中，可以看到在乳腺癌转移的临床症状出现以前，或在用传统方法如超声、X 线或 CT 检查出转移以前，一些肿瘤标志物水平会出现更早的连续升高，CA15-3、MCA、BCM、CA549 等对一些尚不明显的转移的敏感性也可达 65%。如果两项或三项肿瘤标志物同时测定，则还可将转移的检出敏感性提高，如加上 CEA 同时测定，可将 CA15-3 的敏感性提高 10%，如果再加上 TPS，则可将转移的早期检出敏感性再提高 15%。

在有骨转移的患者中，肿瘤标志物的测定更有意义，大约有 85% 的患者可出现 CA15-3 的连续升高，而用骨闪烁仪检查，则只有 63% 的检出率，尤其是在施行放疗后，骨闪烁仪在放射性区域无法进行判断。

在乳腺癌转移超出骨骼范围时，CEA 的升高则比 CA15-3 更为明显，所以在整个治疗监测过程中，几个标志物的同时平行测定是十分有意义的。还有报告指出，在 15% 的病例中，TPS 的升高会比 CA15-3 和 CEA 的升高出现得更早。

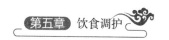

第五章 饮食调护

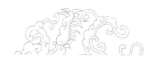

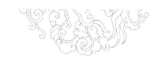 肿瘤患者的饮食原则是什么

肿瘤是一种消耗性疾病，为了保持体力和恢复身体（要知道，放射线和抗癌药均会损伤正常细胞），肿瘤患者需要摄入超过普通人饮食50%左右的蛋白质和20%的热量。事实上，合理膳食对纠正营养不良和恶病质、延长生存期及改善生活质量都有非常重要的作用。低氮、低热卡的营养带来的能量负债和负氮平衡，以及高热卡营养带来的高代谢负担均对肿瘤患者不利。

在具体的临床实践中，既不能给予过量的营养，特别是老年患者及心、肺、肾等脏器功能有障碍的患者，但也不能过少而达不到营养支持的目的。一般癌症患者每天需要的能量为209.2kJ（50kcal）/kg，蛋白质为1.5～2g/kg，水为1500mL，维生素C为5～10g（以支持白细胞和红细胞的功能），同时按照"量入为出""缺啥补啥"的原则，保持尿量在1000～1500mL，维持电解质的正常。此外，适当考虑补充一些维生素、氨基酸、脂肪、膳食纤维等，使机体的代谢功能维持在正常范围；适当注意膳食纤维的摄入，不宜吃得太精和过细，应多吃富含纤维素的食物。

② "饿死肿瘤"是否能够实现

"饿死肿瘤"这个概念由美国哈佛大学研究员福尔曼于20世纪70年代首

次提出。由于肿瘤能够在人体内生成新血管，供其吸取氧气和养分，毒瘤因此而不断扩散。因此福尔曼推断，废去肿瘤制造血管的能力，使其"饿死"，便能减慢甚或使肿瘤停止扩散。所谓"饿死肿瘤"是指通过阻断肿瘤的新生血管，从而达到抑制其生长的目的。2004 年 2 月 26 日，阿瓦斯丁获得美国食品和药物管理局的批准，成为美国批准上市的第一种采用"饿死肿瘤"技术的抗癌新药。

但很多患者不明所以，单纯地从字面上理解，认为通过减少进食量就能够延缓肿瘤进展，其实这种做法是十分盲目的。对于广大人民群众来说，这是个很大的误区。其实，恶性肿瘤患者营养不良的发生率本来就很高，40%～80% 的肿瘤患者都存在营养不良，还有约 20% 的患者甚至直接死于营养不良，这其中可能就有一部分患者是受到了错误理念的影响，需要及时纠正。导致营养不良及恶病质的原因有很多，如恶性肿瘤本身的作用、肿瘤导致的代谢异常、抗肿瘤治疗的毒副反应、患者的情绪等因素，此外，巨大的能量消耗和低效率的能量利用也是重要原因之一。

通俗地说，肿瘤细胞是饿不死的，饿死的只能是肿瘤患者。肿瘤细胞是一种快速生长的细胞，需要大量的营养物质，它的生长必然会与正常细胞争夺营养，而在这场争斗中，正常细胞永远是失败者。所以不敢吃、缺乏营养，受损的往往是正常的细胞、组织和器官，故想通过节食来饿死肿瘤的方法是没有依据的。得了肿瘤一定要科学治疗，综合治疗，跟饿死肿瘤说"NO"。

3 肿瘤患者为什么要采用饮食康复法

饮食康复是肿瘤治疗的一个重要组成部分，也是一门学问。吃不好不仅会影响治疗，还可能诱使肿瘤复发；吃得好则会改善患者的营养状况，增强患者免疫力，强化治疗效果，使身体尽快康复。据有关资料报道，女性癌症死亡率的 50% 以上、男性癌症死亡率的 30% 以上均与营养素有关。

英国科学家对饮食与癌症的关系进行了长期研究，结果表明："所有证据凑在一起，结论仍是饮食。"WHO 早在 2002 年就宣布："根治癌症最有希望的国家是中国，食疗药膳大有潜力"。

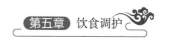

4 如何运用中医饮食调养

中国的饮食文化和中医饮食疗法博大精深。不同肿瘤疾病患者，通过改善饮食的方法、结构和口味，可以增进食欲，有利于机体物质能量的补充和体质的恢复。中医将疾病和食物用八纲加以分析归纳，总的归纳为寒热两个方面。肿瘤患者若毒深热盛，表现为口渴烦躁，面红耳赤，心烦失眠，小便短赤，大便秘结，舌红等，为热证，应忌食或少食热性食物，如人参、鹿茸、狗肉、羊肉、大蒜等。患者如表现为畏寒喜暖，口淡不渴，面色苍白，肢冷蜷卧，小便清长，大便稀溏，舌质淡，为寒证，应忌食或少食寒性食物，如西瓜、黄瓜、绿豆、豆腐、甲鱼等。

中医认为，饮食是人体脏腑及四肢百骸得以濡养的源泉，是气血津液生化之源。而每一种食物都具有自己的特性——酸、苦、甘、辛、咸五味及寒、热、温、凉四气，所以在中医食疗中需要准确地把握因人、因地、因时的施膳原则。阴虚的患者食用海参、银耳和百合等食物效果较好；肺部有疾病的患者食用沙梨百合汤可以缓解症状；海藻瘦肉汤可以起到清热化痰的功效；人体免疫力的增强可以通过食用人参粥、葵花粥、银耳粥、山药粥等。春季可以通过食用大枣、花生、姜等食物护肝；容易上火的患者夏季需要食用西瓜、番茄、绿豆等食物以降火。秋季可以通过食用苹果、石榴、百合等滋补肺阴；冬季适合食用羊肉、核桃仁和芝麻等。当归黄花猪肉汤、鹅血豆腐汤等治疗肠癌和胃癌具有很好的效果；鱼腥草猪肚汤和知母炖牛肉对肝癌的治疗具有举足轻重的作用。

药膳应该根据对不同患者的中医辨证而定，不可随意确定膳食，要合理有据，满足患者的切身需求。

5 肿瘤患者饮食康复的基本原则有哪些

肿瘤患者的饮食康复可遵循"四高二低"原则。

（1）高热量：如果总热量供给不足，容易使患者营养缺乏而体重下降，如果患者不能按计划摄入足够数量的平衡膳食，就必须提高膳食的总热量，

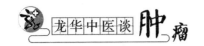

可进食高热量、易消化吸收的蛋白质、糖类及奶油等。

（2）高蛋白：蛋白质是修复身体组织的重要原料，不仅能促进伤口愈合，还能维持体内的氮平衡，每日每 kg 体重需补充 1.5 ～ 2g 蛋白质。富含蛋白质的食物有瘦肉、蛋类、豆类、奶类、鱼类等。氨基酸的平衡可提高免疫功能，抑制癌症的发展。

（3）高无机盐：研究发现，硒、镁、碘、钼、铁等元素具有抗癌与强壮作用，有利于肿瘤术后康复及防止复发。患者应多吃富含以上元素的食物，如香菇、芦笋、海带、紫菜、坚果、南瓜、大头菜、人参、枸杞子、山药、灵芝、猕猴桃等。

（4）高维生素：①维生素 A 类包括维生素 A 和胡萝卜素，维生素 A 在动物肝脏内的含量丰富，胡萝卜素是维生素 A 在水果蔬菜中的主要存在形式，可直接转变成维生素 A 而贮存于肝脏内。维生素 A 能诱导癌细胞或癌前细胞分化为正常细胞，阻止多种致癌因素诱发肿瘤。含维生素 A 的食物有动物肝脏、牛奶、鱼肝油、胡萝卜、白菜、韭菜、菠菜、番茄、芒果、杏等。②维生素 C 能阻止含透明质酸酶物质（恶性肿瘤细胞释放出来的物质，可增加肿瘤细胞的浸润能力）的产生，阻止肿瘤细胞的增殖和浸润，与其他药物联用能发挥协同作用，提高疗效。富含维生素 C 的蔬菜和水果有蒜苗、菜花、西红柿、韭菜、芹菜、辣椒、山楂、橘子等。③维生素 E 能阻断致癌物质的形成，并有抗氧化作用。谷物、豆类的胚芽与绿叶蔬菜中均富含维生素 E。

（5）低脂肪：脂肪摄入量超过人体正常需要时则储存于体内，容易变成有利于肿瘤生长的脂肪组织，含胆固醇高的脂肪，可被肠道中某些细菌转化为类雌性激素的致癌物质。因此，应采取低脂肪饮食，并且脂肪的摄取一般以动物脂肪与植物脂肪混合食用为佳。

（6）低盐：吃盐太多，食物过咸，容易引起水钠潴留，加重患者心肾负担，不利于患者的康复。

⑥ 肿瘤患者手术后应当怎样进行饮食调护

手术作为一种外源性创伤，可以影响患者的营养状况。一方面，术前的焦虑、烦躁、恐惧、禁食可能导致营养摄入不足；另一方面，术中创伤、术后感染等炎症反应可能激发一系列代谢变化，造成营养吸收障碍；第三方面，术后创伤修复时期对营养物质的需求量增加，术后营养不足，都会导致能量负债。

肿瘤患者手术后可以从以下几个方面进行饮食调护：

（1）多吃富含维生素及微量元素的食物。

（2）肿瘤患者禁食酸渍（不包括糖醋味）、霉变、烧烤、烟熏的食物，以及含色素、香精的食品。不建议饮酒，尤其禁饮烈性酒；不吃油腻和生冷食物；限制腌制食物和食盐的摄入量。

（3）选用合理平衡饮食，为患者制作食谱时尽可能做到清淡和高营养、优质量相结合，质软易消化和富含维生素相结合。

（4）适当选用中医饮食疗法。灵芝粥对血癌、肝癌、生殖器癌、转移癌等癌症均有治疗效果；玉米粥不仅能抗癌，还可以调中和胃，有综合性的保健作用；百合粥具有止咳、止血、开胃的作用，适用于肺癌；南瓜粥可以消除亚硝胺的致癌作用。

7 放疗时的饮食要求有哪些

放疗对营养的影响可以概括为两个"远"，即远隔效应（非腹部放疗可引起小肠黏膜损伤，影响消化吸收）和远期效应（放疗的毒副作用出现较晚，持续时间较长，可保持数月到数年）。从这种角度上说，放疗对营养吸收的干扰可能比化疗更大一些。那么，放疗时的饮食应该注意些什么呢？

（1）放疗后，患者体能消耗很大，必须保证充足的营养来源。衡量患者营养状况的好坏，最简单的方法就是看患者能否维持原来的体重。使体重维持正常的水平，最好的办法就是要保持平衡膳食，除要求给患者进食富含热量、优质蛋白、无机盐、维生素及低脂肪、低盐的食物以外，还应注意多进食新鲜蔬菜，以保证足够的膳食纤维。

（2）放疗后，机体消耗巨大，处于负氮平衡，所以更应足量补充高蛋白。由于癌症患者体内蛋白质分解高，合成代谢功能低，处于负氮平衡状态，对

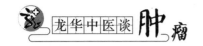

蛋白质的需求量增加，故蛋白质的补充应以优质蛋白为主，如鸡蛋、牛奶、猪肉、豆制品。

（3）放疗患者常有口干、咽痛、吞咽困难等症状，饮食应该清淡无刺激，蔬菜水果可榨汁饮用。而且每次进食后要用软毛牙刷刷牙或用温水漱口，除去食物碎屑。辛辣、温燥、煎炒等热性食物会加重放疗后的口干、咽燥及便秘，均应有意识地加以注意，慎食或禁食。

（4）放疗可大量破坏组织细胞，导致被照射区域的细胞死亡及组织结构崩解，产生大量有毒分解产物。在处理这些有毒分解产物过程中，维生素 C 发挥着重要作用，可减轻因放射线照射带来的不良反应。

8 化疗时的饮食要求有哪些

几乎所有的化疗都会导致恶心呕吐等急性反应，化疗一方面可以直接影响新陈代谢，另一方面可以引起恶心、呕吐、腹泻、味觉改变、食欲减退、畏食等，因而会对患者的营养状况造成影响。这种情况下，科学合理的饮食调护显得极为重要。

（1）接受化疗的患者会出现味觉异常，产生厌食现象，因而烹调时要注意食物的色、香、味，有利于刺激食欲，促进消化吸收。此外，应让患者多吃煮、炖、蒸等清淡易消化的食物，不吃煎炸、油腻食物，选择各种蔬菜、水果、豆类等植物性膳食，主食应选择粗粮，并鼓励患者餐前适当运动。富含硒的食物可以明显减轻化疗药物所致的胃肠道反应，故可多食富含硒的食物。

（2）选择具有恢复造血功能、提高免疫力的饮食。含高分子多糖体的食物如香菇、冬菇、金针菇、银耳、黑木耳、灵芝等，可增加癌症患者白细胞数量。升高白细胞的中医饮食有甲鱼汤、薏苡仁粥、黄芪粥等。红枣富含维生素，有助于化疗后红细胞、血红蛋白的升高。

（3）如果有便秘出现，可多食用富含维生素 A、维生素 C、维生素 E 的新鲜蔬菜和水果，以及含有粗纤维的糙米、豆类等食物；多喝水或果汁；多食萝卜、蒜苗、果酱、生黄瓜等可产气的食物，以增加肠蠕动。如果是腹泻

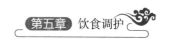

患者，要提供纤维含量少的食物，同时避免食物过油或过甜。

（4）注意水分及电解质的补充。化疗期间患者应多喝水（每日饮水不少于1500 mL），既有利于纠正水电解质紊乱，又可加快体内化疗毒物的排出。发热、腹泻或出汗时要适当补充食盐，但心肾功能不全者应控制水和钠的摄入。

（5）化疗期间多饮绿茶，可增强化疗药物杀死癌细胞的作用，而且不会增加不良反应。

总之，要通过各种途径，改善患者营养状况，提高患者对放化疗的耐受性，降低并发症的发生。

9 帮助肿瘤患者康复的药膳有哪些

（1）西洋参炖乌鸡汤：补气益神，养阴生津。适用于肺癌，阴虚气短，盗汗者。

（2）胡萝卜玉米马蹄竹蔗汤：补肾益精，润肺养胃。适用于化疗后热盛伤津者。

（3）鲜百合薏仁莲子羹：健脾益肺，养心滋阴。适用于脾失运化，胸腹水者。

（4）姜葱黄花鱼：开胃益气。适用于不思饮食，胃气虚弱者。

（5）大蒜鳝鱼煲：健脾暖胃，消积痛。适用于胃癌积瘀疼痛者。

（6）马齿苋粥：清热解毒，调理肠胃。适用于里急后重，腹部不适，湿热积结等。

（7）大蒜鸡汤：宽肠健胃，活血解毒。适用于胃癌虚寒性疼痛者。

（8）羊奶冰糖煮鸡蛋：温润补虚，止呕平胃。适用于胃癌干呕，肢体虚冷者。

（9）酸牛奶：健胃补中，润肠通便。适用于大肠癌便秘严重者。

（10）糯米红枣阿胶粥：滋阴补虚，养血止血。适用于胃癌化疗后白细胞下降及贫血者。

（11）三七炖鸡汤：补血益气，化瘀安神。适用于化疗后骨髓抑制致贫

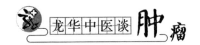

血者。

（12）香菇蒸鲫鱼：消肿利水，健脾益气。适用于肝癌胸腹水者。

（13）杏仁豆腐：清热止咳，解毒醒胃。适用于肺癌咳嗽有热者。

（14）黄芪党参粥：补益元气，健脾益胃。适用于体虚，消化力弱，胃纳不佳，身体虚弱者。

（15）花生黄芪猪尾汤：补气摄血，健脾养血。适用于脾不统血，面色灰白，神疲休倦，尿血及化疗后白细胞减少者。

⑩ 如何设计肿瘤患者的"一日食谱"

平衡膳食，是战胜癌症的物质基础。按照食谱进餐，既可以提供均衡合理的营养，又有利于抗癌。那么一日三餐应该如何调配呢？

（1）早餐食谱：黑豆黑米芝麻糊＋鹌鹑蛋＋玉米窝窝头＋凉拌新鲜蔬菜（洋白菜、菠菜、芹菜、菜花等任选其一）

食谱分析：黑色食物是为了补充足够的维生素 E，新鲜蔬菜是为了补充足够的维生素 C，鹌鹑蛋和玉米窝窝头是为了保证患者对蛋白质和 B 族维生素的需求，这也符合"早吃好"的原则。

（2）午餐食谱：糙米饭＋时令新鲜蔬菜＋薏苡仁鸭脯＋素炒绿豆芽＋排骨海带丝汤。饭后 2 小时选吃一个橘子，或 2 个猕猴桃。

食谱分析：癌症患者仍需要"午餐吃饱"。本食谱动植物蛋白互补，米饭、薏苡仁所含植物蛋白与鸭肉、排骨所含动物蛋白相配合，可以提高营养价值。薏苡仁、海带既有营养作用，又有抗癌作用。

（3）晚餐食谱：薏苡仁糯米粥＋泡菜草鱼＋双耳炒猪肺。晚餐后 2 小时吃香蕉一个，或根据季节选择维生素 C 丰富的水果。

注意事项：肿瘤患者要养成淡食习惯，每天食盐量限制在 5g 左右，少放花椒、辣椒、香菜等辛温燥烈的调料，这类调料有燥热生火作用，少食为好。

"一日食谱"是根据美国营养学家所著的《营养抗癌》一书，并结合我国人民的饮食习惯而制定的，符合世界癌症研究基金会（WCRF）提出的饮食防癌金字塔，所以是一张科学的、合理的食谱。

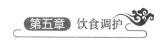

11 如何设计肿瘤患者的"一周食谱"

有了"一日食谱",为什么还要制定"一周食谱"呢?谁都想省事,有既简单又方便的一劳永逸的方法最好。但肿瘤是慢性病,要想战胜它,绝不是一朝一夕之事,必须打持久战,何况单一饮食长年累月地吃,谁都会吃厌。食物多,花样多,营养更丰富,更能满足人体的需求,更符合病情需要。

	早餐	中餐	晚餐
星期一	黑豆黑米芝麻糊 玉米窝窝头 凉拌新鲜蔬菜	糙米饭 薏苡仁鸭脯 素炒绿豆芽 排骨海带丝汤	薏苡仁糯米粥 泡菜草鱼 双耳炒猪肺
星期二	热牛奶 煮鸡蛋 馒头 拌黄瓜	糙米饭 大脚菇汤 炒木须肉 糖醋莲花白	面食 红烧海参 炒芙蓉蛋 凉拌鱼腥草
星期三	果味酸奶 鹌鹑蛋	米饭 蘑菇豆腐汤 大蒜烧鲢鱼 芙蓉花菜	山药薏苡仁粥 猴头菇烧兔肉 泥鳅烧豆腐 素炒萝卜丝
星期四	豆浆 馒头 核桃花生仁	玉米粥 鹅血荸荠汤 黄瓜肉片 素炒苦瓜	海参粥 猴头菇烧花菜 木耳豆腐
星期五	牛奶 红苕饼 泡菜	玉米饭 红枣煨蹄髈 素炒油菜 拌三丝 韭菜炒鸡蛋	小米粥 茄皮烧鳝鱼 木耳肉片 紫菜汤 素炒洋葱
星期六	热牛奶 煮鸡蛋	玉米饭 煨乳鸽 清汤海参 炒豌豆尖 炒南瓜丝	红薯粥 海味豆腐 莴笋木耳肉片 素炒白菜
星期日	牛奶 玉米粥 豆腐干	面食 香菇甲鱼 素炒萝卜丝 素炒芹菜	大蒜粥 熘鱼丁 清水茄子 炒魔芋丝

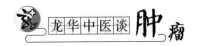

一周食谱每天都有变化，但遵循"平衡膳食""合理膳食"的配餐原则，符合癌症患者对食物的需求，有助于食欲的增加。

12 肿瘤患者的中医食疗基本原则是什么

（1）扶正固本：中医认为肿瘤的发病多由正气虚弱所致，"正气存内，邪不可干"，正虚则热、痰、瘀邪入侵，盘踞体内导致肿瘤的产生。此外，肿瘤患者往往会采取手术、放疗、化疗等治疗方法，又进一步导致了正气的亏虚，因此，扶正固本为中医食疗的第一原则。食疗要辨证施膳，量身体气血阴阳之不足以补之。手术伤耗气血，患者正气损伤严重，会出现面色苍白、头晕、乏力、气短等症状，以补气养血为主，可食用人参、黄芪、糯米、大枣等补气，瘦肉、蛋类、动物肝脏、动物血液、红豆、桂圆等养血。化疗后患者会出现燥热、胸闷痛、呼吸困难等心气阴两虚的症状，可食用银耳、牛奶、百合、梨等养阴生津的食物，或熬制银耳粥、地黄粥等药膳。放疗属于热毒之邪，往往可以耗伤津液，出现皮肤干燥、口唇干裂、小便黄、大便干、舌红等症状，可饮用西瓜汁、梨汁、荸荠汁、藕汁或甘蔗汁以养阴生津。

（2）保护胃气："五脏者，皆禀气于胃，胃者，五脏六腑之海也"，说明胃气的盛衰关系到五脏六腑的生命活动。脾胃为后天之本、气血生化之源，只有吃好饭，机体才能不断汲取营养，增强免疫力同肿瘤做斗争。然而肿瘤患者往往会出现食欲不振的情况，饮食减少了就会进一步加剧机体正气的虚弱，因此保护胃气是肿瘤患者食疗的重要原则。例如化疗药物往往具有消化道毒性，化疗后会出现恶性呕吐、食欲不振，甚至腹痛腹泻等症状，故需要健脾补中，可用薏苡仁、山药、糯米、蚕豆、扁豆等煮粥以健脾护胃，亦可食用白萝卜、陈皮、山楂等助消化。同时要注意调摄冷暖、按时进餐，调配食物的色、香、味以保持旺盛的食欲和良好的脾胃功能。

（3）调整阴阳：中医又非常重视阴阳的调和，"阴盛则阳病，阳盛则阴病"，阴阳失调是肿瘤发生、发展、变化的重要病机，因而肿瘤患者在饮食过程中亦要重视阴阳的协调。阳虚患者会出现口唇色淡、面色苍白、手足不温、怕冷、大便稀等症状，可食用羊肉、牛肉、狗肉等温阳之品；阴虚患者会出现面色潮红、口唇干燥、手足心热、盗汗、心烦等症状，应食用葛根、粳米、银耳、百合、雪梨等养阴之品；出现便秘者，可食用芝麻、糯米饭、火麻仁、蜂蜜等以润肠通便。

13 蔬菜中哪些成分有抗肿瘤作用

（1）异硫氰酸酯：天然存在于各种十字花科蔬菜中，具有高度生物活性，可以杀菌、抑制血小板活性，可以诱导芳烃羟化酶的生成并提高其活性，有效分解体内有害致癌物质，从而有效降低人们罹患肺癌、胃癌、前列腺癌、肠癌的风险。

（2）芹菜素：是一种广泛存在于各种植物（如欧芹、洋葱）中的天然黄酮类化合物，属于黄酮亚类。含有芹菜素的食物被机体吸收后，血浆中芹菜素的浓度迅速升高，从而诱导癌细胞的凋亡，并且具有抗侵袭和抗转移的活性，发挥抗癌作用，尤其对乳腺癌、子宫癌、结肠癌、血液系统肿瘤效果明显。

（3）藻红蛋白：具有较好的抗畸变、清除自由基、提高免疫力和抗肿瘤生长的作用，它对肿瘤细胞增殖的抑制作用具有特异性和选择性，能降低肿瘤细胞的分裂能力并抑制细胞的增殖，从而促使肿瘤细胞发生凋亡，对人宫颈细胞的作用最为明显。

（4）多糖：是从龙须菜中提取的活性多糖，多为富含硫酸基的酸性杂多糖，是一种十分宝贵的天然药物资源，具有抗肿瘤、抗病毒、抗氧化、防衰老等多种生物活性，能够提高身体免疫力，抑制体内外肿瘤细胞的生长，达到抗肿瘤效果，有些地区已用于癌症的辅助治疗。

（5）苦瓜素：是从苦瓜种子中提取的糖蛋白，能抑制肿瘤细胞内相关蛋白质的合成，具有较强的抗癌活性，对人胎盘绒毛膜癌细胞和黑色素癌细胞有抑制作用，但对肝癌细胞无明显影响。

（6）大蒜素：是大蒜的有效成分之一，可降低胃内亚硝酸盐含量，从而阻止强致癌物亚硝胺的合成，它不仅能抑制多种实体瘤生长，还能阻断基因毒性剂的致突、致癌作用，是一种安全的抗突变、抗肿瘤物质。

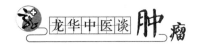

（7）番茄红素：是一种抗氧化剂，广泛存在于西红柿、西瓜、杏仁中，可以消除人体内诱发癌症的氧自由基，对胰腺癌的特异性高。如果人的血液中番茄红素的含量太少，便会大大增加其患胰腺癌的危险性，要比正常人高5倍。

14 哪些蔬菜有抗肿瘤作用

（1）十字花科：包括卷心菜、菜花、萝卜、白菜、油菜、芥菜、大头菜、芜菁、苤蓝、荠菜，它们含有丰富的异硫氰酸酯，可以有效地增强人体抗肿瘤的能力。其中萝卜中含有芥子油，可与萝卜中的酶互相作用，从而促进胃肠蠕动、增进食欲、帮助消化。萝卜中的各种酶，不仅能消除亚硝胺等人体内的致癌物质，又能提高巨噬细胞的活力，使巨噬细胞吞噬掉更多的癌细胞。此类蔬菜最好生吃或仅煮半熟食用，以免破坏其中的有效成分。

（2）苦瓜：苦瓜可谓全身都是宝，其果肉、种子、茎、叶的提取物对各种肿瘤细胞均有抑制作用，如苦瓜汁对乳腺癌效果明显；苦瓜叶可延缓前列腺癌细胞的转移；苦瓜种子中含有苦瓜素，对舌癌细胞有抑制作用。但是大量食用苦瓜后可引起蚕豆病、低血糖、抽搐、消化道溃疡等不良反应，故不可过量食用。

（3）蘑菇：蘑菇属于真菌类，是一个庞大的家族，包括香菇、冬菇、松口菇、茶树菇、牛肝菌菇、金针菇等。蘑菇中含有的多糖类物质具有很强的抑制肿瘤的作用。332 种蘑菇中，有 213 种都含有能杀死有害细菌的物质。菌类的营养价值十分丰富，含有较多的蛋白质、糖类、维生素、微量元素和矿物质，对各个时期的胃肠癌和肺癌显示了良好的辅助治疗作用，对恶性淋巴癌、鼻咽癌、肝癌和白血病也有显著的辅助治疗效果。

（4）芦笋：芦笋中含有的组蛋白、叶酸、核酸，能有效抑制肿瘤细胞生长，促进细胞生长正常化。此外，芦笋中还含有 18 种氨基酸和锌、铜、铁、锰、硒等矿物元素，以及大量的维生素 C、胡萝卜素等，可以提高肿瘤患者的免疫防御系统。

（5）番茄：番茄中含有番茄红素，可以消除人体内诱发癌症的氧自由基。

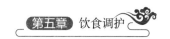

如果人的血液中番茄红素的含量太少，便会大大增加其患胰腺癌的危险性。

（6）大蒜：大蒜中含有多种抗癌物质，包括大蒜素、阿藿烯、硒和维生素C等，不仅能抑制多种实体瘤生长，还能阻断基因毒性剂的致突、致癌作用。研究表明，食管癌低发区居民以深色蔬菜和含大蒜素类蔬菜为主，揭示大蒜可以预防食管癌。大蒜和洋葱中含有的硒化物能刺激人体免疫反应和环腺苷酸的积累，抑制癌细胞的繁殖与生长。

（7）龙须菜：龙须菜中含有藻红蛋白和多糖，藻红蛋白具有较好的抗畸变、清除自由基、提高免疫力和抑制肿瘤细胞生长等作用；活性多糖具有抗突变、抗肿瘤、抗氧化等作用，具有高效、无毒的特点，在肿瘤防治中具有重要作用和应用前景。

（8）绿茶：绿茶有非常明显的防癌作用，主要成分是儿茶素，对多种致癌物有明显的抑制作用，能降低胃癌、肝癌、食管癌的发病率。国内曾报道，每日饮绿茶2次，每次3g，便有防癌作用。

15 哪些粮食类食物有抗肿瘤作用

（1）薏苡仁：又名薏仁、薏米、苡米、苡仁，是常用的利水渗湿药。实验表明，其乙醇提取物，能抑制艾氏腹水癌细胞的增殖，显著延长动物的生存时间；丙酮提取物还对宫颈癌U14细胞及腹水型肝癌（HCA）实体瘤有明显抑制作用；临床上应用薏苡仁配伍的煎剂，能观察到对晚期癌症患者有延长生命的效果。煮粥时放入少许薏苡仁，既可健脾渗湿，又能起到抗癌的作用。薏苡仁的醇和水提取物均有抑制癌细胞生长的作用。

（2）豆类：豆类主要有大豆、蚕豆、豌豆和绿豆等。豆类所含的蛋白酶抑制剂能抑制化学促进剂的活性，防止自由基的产生，能有效阻止肿瘤生长。传统豆制品中含有大量的抗癌化合物。大豆等富含植物雌激素的食物可以减少子宫内膜癌和乳腺癌复发和死亡的风险。

（3）大枣：大枣的热水提取物对体外培养的肿瘤细胞有抑制作用，其抑制率可达90%，但对正常细胞也有轻微的抑制作用，这种抑制特点与提取物的使用剂量有关。大枣的抑癌作用与大枣中含有丰富的环磷酸腺苷和维生素

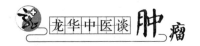

有关。

（4）米糠：米糠中含有一种叫"RBS"的多糖类物质，其可能会成为防止癌细胞增殖的药物。米糠多糖（RBS）是日本科学家利用开水从米糠中提取得到的，它们先除掉米糠中的油脂、淀粉和蛋白质，然后用酒精使 RBS 沉淀。研究者将 RBS 给患有肺癌、皮肤癌的白鼠使用，结果发现"RBS"能提高白鼠机体的免疫力，其疗效比现有的抗癌药都要好。

（5）麦麸：食用麦麸可降低患结肠癌的危险性。纽约的一项实验证明，患有癌前病变型结肠息肉的人，若每天吃 2 盎司（1 盎司 =28.3495g）的麦麸制品，坚持食用 6 个月后，可使他们的癌前病变型结肠息肉缩小。少量的麦麸制品在短时间内能发挥如此明显的作用，表明麦麸有较好的阻止癌症发展的作用。

⑯ 哪些动物类食物有抗肿瘤作用

（1）动物肝脏：含有大量的维生素 A、叶酸、硒、核酸等物质，是维生素、矿物质和其他抑制肿瘤物质的宝库，以牛肝、羊肝最佳。

（2）鱼类和海藻类：黑鱼、带鱼中含有大量的微量元素、维生素和不饱和脂肪酸。海参中的海参素和硫酸黏多糖等能提高巨噬细胞的吞噬能力。海带、海藻本身就属于中药，具有软坚散结的作用。海藻酸钠对放射性物质具有特殊的亲和力，能促使体内放射性物质排出体外。海鱼、海带中含有微量元素硒和不饱和脂肪酸，两者都有抑制癌细胞生长的作用。

（3）鱼油：研究发现，鱼油中含有的二十碳五烯酸具有抗癌作用。二十碳五烯酸是一种多聚合不饱和脂肪酸，主要存在于油脂含量丰富鱼类的鱼油中，如沙丁鱼油、青鱼油、大马哈鱼油等。研究表明，肿瘤细胞在分解人体的脂肪组织及蛋白质等成分时，会产生对肿瘤有促进作用的某种肿瘤因子，而鱼油中的二十碳五烯酸可以阻止这种肿瘤因子的活动，从而起到阻止肿瘤生长的作用。

（4）鱼鳞：免疫学家证实，鱼鳞在抗癌方面能起到重要作用。若把鱼鳞中的白细胞植入患癌症的老鼠体内，可使其肿瘤细胞消失。抗癌药 β – 硫化

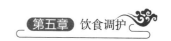

鸟嘌呤就是从鱼鳞中提取的，用该药治疗白血病的有效率大于 70%，此外该药对胃癌、淋巴癌也有较好的疗效。

（5）牛肉：某微生物学研究小组发现，牛肉中含有一种能抑制致癌物质诱变的成分，因此，牛肉具有抗癌作用。该小组正在试图从牛肉中提取此抗癌新药。

（6）羊胎：科学家们研究发现，羊胎的肝细胞中含有抗癌物质，能激活机体的免疫系统。科学家们先把人类癌细胞注入实验鼠体内，然后再把纯净化了的羊胎精华素注入实验鼠体内。结果发现，羊胎精华素有抑制癌细胞生长的作用。科学家们认为，羊胎精华素将为治疗肺癌、肝癌、白血病等开辟出一条新路。

（7）桑蚕：研究发现，用一条桑蚕能够生产出数百支医用剂量的实验性抗癌剂。日本的一家公司宣称："通过对桑蚕体内某种基因的调换可制得一种干扰素，这种干扰素与人体内产生的干扰素完全相同。"因此，我们有望从桑蚕中提取出抗癌新药。

17 哪些水果有抗肿瘤作用

（1）猕猴桃：含丰富的维生素，尤其是维生素 C 的含量是橘子的 4～12 倍，是苹果的 30 倍，是葡萄的 60 倍。通过近年的研究证实，猕猴桃中含有一种具有阻断人体内致癌物"亚硝胺"生成作用的活性物质，因而具有良好的抗癌作用。

（2）山楂：能活血化瘀、化滞消积、开胃消食，同时还含有丰富的维生素 C。中医认为，癌瘤为实性肿块，患者往往具有气滞血瘀征象。由于山楂能活血化瘀，善消肉积，又能抑制癌细胞的生长，所以适宜多种癌瘤患者的治疗，尤其是对消化道和妇女生殖系统的恶性肿瘤患者兼有食欲不振时更为适宜。

（3）梨：能生津润燥，清热化痰。古代医家多用之于食管癌、贲门癌和胃癌。如《滇南本草》云："治胃中痞块食积。"《本草述钩元》也曾介绍："梨绞汁同人乳、蔗浆、芦根汁、竹沥、童便，治血液衰少，渐成噎膈。"《圣

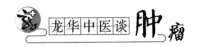

济总录》中还有一便方："治反胃转食，药物不下；大雪梨一个，以丁香十五粒刺入梨内，湿纸包四五重，煨熟食之。"由于梨所含的胡萝卜素、维生素 B_2、维生素 C 等都具有一定的防癌抗癌作用，所以梨还适宜鼻咽癌、喉癌、肺癌患者服食。

（4）橘子：凡芸香科柑橘属的一类水果，诸如柑、橘、柚、橙、柠檬、金橘等，都含有丰富的维生素 C。维生素 C 是一种防癌的屏障，可以阻止强致癌物亚硝胺的形成，尤其适宜食管癌、胃癌、肺癌、喉癌患者食用。

（5）草莓：适宜鼻咽癌、扁桃体癌、喉癌、肺癌患者，以及这些癌症患者在放疗期间食用，可以收到生津止渴、润肺止咳、利咽润喉的效果，对缓解放疗反应、减轻病症、帮助康复也有益处。据《商业周刊》报道，美国俄亥俄州医学院病理学家加里·斯托纳和农业研究所植物遗传学家约翰·马斯在研究中发现，草莓中所含的鞣花酸能保护人体组织不受致癌物的伤害，从而对防治癌症有利。

（6）苹果：据现代科学研究认为，苹果中含有大量的纤维素，经常食用可以使肠道内胆固醇含量减少，粪便量增多，减少直肠癌的发生。同时，苹果中因含有丰富的果胶，能破坏致癌污染物——放射性气体，从而减少癌症的发生。

（7）鲜红枣：能补脾胃、益气血，还含有丰富的维生素 B、维生素 C、维生素 P 及胡萝卜素等，尤其是维生素 C、维生素 P 的含量特别多，均居百果之冠。国外学者分析出大枣中含有一组三萜类化合物，为抗癌的有效成分。也有研究认为，大枣中含有丰富的环磷酸腺苷，具有抗癌作用。所以，大枣是一种抗癌果品。在民间，不少肿瘤患者手术、放疗或化疗后，常食大枣粥，或用黄芪煨大枣，每日用大枣 10 颗，生黄芪 30g，共煨煮，这对提高免疫功能，增强体质，预防癌症的复发、转移均有裨益。

18 饮食烹饪的注意事项有哪些

掌握饮食的规律和烹饪的小技巧也可以提高饮食的利用率，以下列出了烹饪及饮食需注意的事项及细节。

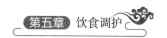

（1）蔬菜应先洗后切，急火快炒，以减少维生素C的损失。

（2）饭后吃水果的最佳时间为饭后2小时，这不仅避免了水果中的果糖引起腹胀，而且还可防止鞣质和果胶影响蛋白质的消化吸收。

（3）素炒蔬菜用油宜用猪油与菜油的混合油，有利于多种维生素的溶解，还能防止单一油的副作用。

（4）过烫食物应放温后再吃，否则可损伤食管和胃黏膜，易诱发癌变。进餐时也应细嚼慢咽，防止损伤消化道。

19 肿瘤患者的饮食禁忌有哪些

（1）烟熏：俗话讲"病从口入"，许多疾病都是我们不注意吃出来的，肿瘤也不例外。许多人喜欢吃烟熏食物，如熏肉、熏鱼、腊肉、火腿等，这些食物虽然美味，却也是无形杀手。日常生活中，我们应尽量少吃或者不吃烟熏食物，多吃一些清炖的食物，既有营养又安全。

（2）油炸：随着洋快餐"麦当劳""肯德基"的引入，越来越多的人喜欢这种新鲜快捷的饮食，尤其是在韩剧的影响下，炸鸡配啤酒更是一时引领了时尚的风潮。不可否认，油炸赋予了食物特殊的口感，却也增加了患病的风险。油炸后的食物营养素被严重破坏，高脂肪的食物不利于消化，增加胃肠道负担的同时也会导致肥胖。最可怕的是，油脂通过反复高温加热后，其中的不饱和脂肪酸会产生毒性很强的聚合物——二聚体、三聚体。大部分油炸、烤制食品，尤其是炸薯条含有高浓度的丙烯酰胺，俗称丙毒，是一种致癌物质，从而增加癌症的风险。因此在食物的选择上，不仅要看口感，更要注重健康。

（3）饮酒："酒是穿肠的毒药"，饮酒后直接受害的就是我们的胃肠道。早在100多年前，就有科学家发现，饮用苦艾酒会增加食管癌的风险，这是因为高浓度的酒精不仅会使消化道黏膜表面的蛋白质变性，增加消化道肿瘤发生的概率，同时还可以作为某些致癌物的溶剂，帮助致癌物渗入细胞膜内，进而诱发食管癌、胃癌和肝癌。因此，在日常生活中应尽量减少饮酒，即使不是肿瘤患者，也应该有所节制。

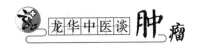

（4）腌制：腌制是一种古老的食物加工贮存方法，在我国有着古老的历史。无论是咸鱼、咸蛋还是腌菜，在腌制过程中，都会产生大量的二甲基亚硝酸盐，其与胃内的蛋白质分解产物结合生成致癌物质二甲基亚硝酸胺，过量食用会增加胃癌、肠癌、胰腺癌等消化道肿瘤的发生概率。我国西北地区人群胃癌高发，这与他们爱吃腌肉腌菜不无关系。

（5）霉变：除了特殊加工食物外，我们还应小心霉变食物。米、豆、玉米、花生等食物易受潮霉变，被霉菌污染后会产生致癌物——黄曲霉毒素，它们存在于土壤、动植物、各种坚果中，特别是容易污染花生、玉米、稻米、大豆、小麦等粮油产品，是霉菌毒素中毒性最大、对人类健康危害极为突出的一类霉菌毒素，食用后可导致直肠癌、胃癌、肝癌及食管癌的发生。因此我们食用易被污染的产品前一定要仔细检查，一旦发现受潮霉变，应及时处理掉，切勿因小失大。

（6）进食过快、温度过高：除了食物的禁忌，饮食的习惯亦不容小觑。有人喜欢狼吞虎咽，有人喜欢吃烫饭，殊不知进食过快，喜食偏硬、过热和过烫、刺激性食物，会对食管和胃黏膜形成一个慢性刺激，从而诱发食管癌、胃癌的发生。因此，要养成良好的用餐习惯，细嚼慢咽，勿食热饭、烫饭。

20 古今治疗癌症的药膳食疗方有哪些

（1）红珠菜豆：大红枣 15g，薏苡仁 30g，菜豆 30g。

吃法：做熟食用，一日 2 顿。

注意：菜豆未煮熟不能吃。

道理：大红枣、薏苡仁都属于"扶正抗癌"的食物，能抵抗多种癌细胞。菜豆又名四季豆、芸豆，含糖蛋白和植物凝集素，能激活人体的淋巴细胞（行使免疫功能的细胞）产生淋巴毒素攻击癌细胞，从而使癌肿消退。三者合用更能增强免疫功能，提高对癌细胞的杀伤力。但因菜豆中含有溶血素，会使红细胞溶解，所以一次不能多吃，更不能生吃，一定要煮熟煮透才能吃。

（2）仙鹤抗癌膏：仙鹤草 5000g，蜂蜜 500g。

吃法：每日早、晚各用 2g，冲水饮用。

道理：仙鹤草为蔷薇科龙芽草的全草，每100g鲜叶含胡萝卜素11.2mg，居野菜之冠，是家种胡萝卜的3倍；每100g鲜叶含维生素C150mg，是苹果的40多倍，这两种营养成分都有增强免疫功能和抗癌作用。明朝名医蒋仪，首先将仙鹤草用来治疗噎膈，收到"十投九效"的理想疗效。日本大阪中医研究所用仙鹤草提取液治疗小鼠肉瘤、黑色素瘤等的实验结果表明，仙鹤草可杀伤癌细胞且不损伤正常细胞，无毒副作用。

（3）虫草蒸鸡蛋：川虫草1g，鲜鸡蛋1个。

吃法：每日早晨空腹食用。

道理：川虫草含虫草素、蛋白质和20余种游离氨基酸，其中包括8种人体不能合成的必需氨基酸。虫草还含有维生素A、维生素B_1、维生素B_2、维生素B_{12}、维生素C、维生素E、维生素K及多种微量元素，含硒量高达2.1%。此外，虫草有双向调节作用。鸡蛋蛋白也含有抗癌物质光黄素和光色素，蛋黄含锌、硒量极高，每100g含锌5.95mg，含硒39.1mg，其中锌被称为"癌症的克星""抗癌之王"，硒也有抗癌作用。所以癌症患者若能每天坚持食用虫草蒸鸡蛋，必然大有好处。

21 古今治疗癌症的药粥有哪些

（1）养胃粥：莲子20g，大枣10g，粳米50g。

道理：莲子、大枣、粳米有健脾益气，活血抗癌的功效。现代研究表明莲子、大枣富含鞣酸、维生素C，能增强人体免疫力而起到抗癌作用。

（2）补血粥：薏苡仁30g，干黑木耳10g，猪肝100g，糯米30g。

道理：薏苡仁、黑木耳、猪肝、糯米具有健脾益肾、养肝生血、抗癌的功效。现代研究表明，薏苡仁含薏苡仁酯；木耳含铁、胡萝卜素；猪肝富含铁、维生素A和维生素D，都具有较强的抗癌生血功效。

（3）猕猴桃粥：猕猴桃50g，粳米50g。

道理：猕猴桃健脾强体，有广泛的抗癌作用。现代研究表明猕猴桃富含维生素C，可促进干扰素的生成；所含有的丰富的半胱氨酸蛋白酶能增强人体免疫细胞而抗癌，被称为抗癌佳果。

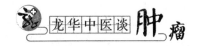

（4）芦笋粥：鲜芦笋100g，薏苡仁50g，粳米30g。

道理：芦笋、薏苡仁、粳米均具有健脾益气，扶正抗癌的功效。现代研究，芦笋富含杀癌细胞的硒元素，其抗癌效果达93.7%；薏苡仁所含的薏苡仁酯也具有显著的抗癌效果；配粳米煮粥，是多种癌症的辅助治疗佳品。

（5）芋头粥：芋头100g，粳米50g，红糖5g。

道理：芋头、粳米、红糖具有健脾强胃、散结消块、抗癌的功效。芋头既是食物，同时又是药物，早在《名医别录》中就有"主宽肠胃，充肌肤，滑中"的记载，是古今中医治疗瘰疬、肿块的常用药食，故对癌症治疗有效。

22 胃癌患者的饮食原则有哪些

胃癌患者对饮食的几个基本要求：少食多餐，饭菜宜酥软，烹调方式以炖、煮、焖、蒸为主，而且要减少食盐摄入量。

胃癌的代表症状：恶心、呕吐、黑便。

伴随恶心、呕吐时，适当食用姜汁、鲜藕汁、山楂、核桃、芒果、无花果等有理气、止呕、消食功效的食物，可缓解恶心、呕吐等不适。

伴随腹泻时，适当食用扁豆、石榴、山药、莲子等健脾、止泻的食物，可缓解腹泻。

伴随腹胀、胃部灼热，主要是因为胃容积缩小，大量高渗性食物进入肠内所致。此时应避免食用过甜的食物，而要以高蛋白食物为主，可食用海参、山药、蘑菇、乌梅等，餐后还要平卧20～30分钟。

伴黑便时，应及时到专科医院进行检查，排除消化道出血的可能。建议患者多吃金针姑、荠菜、香蕉、柿子等，这些食物有抗炎、抗溃疡的作用，可减轻炎症。

胃癌术后因胃液分泌减少及肠液反流，使胃酸明显减少，直接影响人体对铁剂的吸收，易造成贫血。患者伴贫血时，建议食用含铁和叶酸丰富的食物，如猪肝、瘦肉、奶制品、大枣、莲子、桂圆、枸杞子、豆类、蔬菜等，以减轻贫血症状。

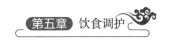

23 肺癌患者的饮食原则有哪些

早中期的肺癌患者，在消化吸收能力允许的条件下应补充各种营养素，比如优质蛋白、糖类、无机盐和多种维生素。其进食原则可归纳为两高一低，即高蛋白、高维生素、低脂肪，比如牛奶、鸡蛋、瘦肉、动物肝脏、豆制品、香菇、藕粉、新鲜的蔬菜和水果等。如果出现胸水，要严格控制食盐摄入量，同时忌油腻及烟酒等刺激性饮食。

肺癌的代表症状：呛咳、痰液难咳出、咳黏痰、咯血。

伴随刺激性呛咳时，适当食用白果、枇杷、萝卜、荠菜等食物，对润肺止咳有较好效果。

伴随痰液难咳出时，可用蜂蜜、雪梨、百合、海蜇、海带、紫菜等，除了有很好的润肺止咳功效外，还有很好的化痰功能，可稀释痰液，减轻患者因痰液难以咳出带来的痛苦。

伴随咳黏痰时，可适当食用冬瓜、杏仁、丝瓜、萝卜、荠菜、白菜、油菜等有消痰作用的食物。

伴随咯血时，适当食用百合、乌梅、甘蔗、梨、黑豆、豆腐、茄子等有滋阴润肺和止血作用的食物。

24 肠癌患者的饮食原则有哪些

高脂肪膳食会促生肠道肿瘤，因此建议结肠癌患者不要吃过多脂肪，并且动物油与植物油的比例要适当，一般对植物油的限制是每人每天 20 ～ 30g，一般 2 ～ 3 小勺，不吃或少吃油炸食品。此外，建议肠癌患者酌情食用富含膳食纤维的食物，而且每天补充的膳食纤维素要保证在 35g 以上，而薯类、魔芋、大豆及其制品就含有丰富的膳食纤维，可促进肠蠕动，有防癌抗癌的作用。每天还要保证有新鲜蔬菜和水果，以补充胡萝卜素和维生素 C。适量食用核桃、花生、奶制品、海产品等，以补充维生素 E。

肠癌的代表症状：腹胀、腹痛、便脓血、腹泻。

伴随腹胀时，可吃一些佛手、百合、豇豆等芳香理气的食物。

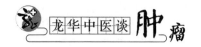

伴随腹痛、便脓血时，可多食用马齿苋、藕节、薏苡仁、薯类等有清热、解毒、止血功效的食物。

伴随腹泻时，可适当食用扁豆、石榴、山药、太子参等健脾止泻的食物。

伴随乏力时，可多吃核桃、刀豆、山药、木耳、太子参等具有益气健脾功效的食物。

25 食管癌患者的饮食原则有哪些

食管癌患者在治疗中因放射线对唾液腺、口腔黏膜有损伤，患者会出现口干、咽干、口腔糜烂而导致咀嚼困难和吞咽疼痛。此时，提倡细嚼慢咽、荤素搭配的饮食方法，同时改变进食过快、过热、过硬的习惯。同时，还需多食用新鲜的蔬菜和水果，以保证维生素 A、维生素 C 和微量元素锌、铜、钼、锰的供应。

特别提示不要吃羊肉、桂圆、荔枝等温热性食物，有清热作用的黄绿色蔬菜也不宜多食，烧焦的鱼肉、酸菜等不能食用。

食管癌的代表症状：吞咽困难、胸闷、便秘。

伴随胸闷时，可食用无花果、猕猴桃、荠菜、蜂蜜等有清热、消炎作用的食物。

伴随吞咽困难时，应以汤类为主，比如牛奶、乌鸡汤及各种肉汤、蛋汤、果汁和菜汤等，以避免因进食困难而造成患者出现营养不良。

伴随便秘时，可多吃一些荸荠、蜂蜜、无花果、香蕉、桑椹等润肠通便的食物。

伴随食欲不振时，建议用鲜山楂、乌梅、石榴等调理患者的口味，刺激其食欲，也可以用橘皮、生姜、冰糖、鸡肉等煮汤食用。

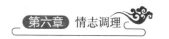

第六章 情志调理

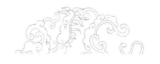 情志是什么

　　情志，即我们通常所说的喜怒哀乐，具体讲就是喜、怒、忧、思、悲、恐、惊七种情志变化。作为最高等的生物，人类拥有自然界最丰富的情感，这既会让我们的人生丰富多彩，又令我们苦恼不堪。自然界中，一生都在路边默默净化空气的植物，永远不会知道"世间情为何物"；而拥有整片天空的飞鸟，根本不懂人口密度这个词让我们多么的头疼。而作为人类，激烈的职场竞争，常常让我们食无味、寝难安；美丽的爱情可遇而不可求，最终为伊消得人憔悴；学业的压力、金榜题名时的喜悦、名落孙山时的懊恼，都成为学生时代最难忘的回忆。这些情感伴随着我们，是我们生命的一部分。然而若是在突然、强烈或长期性的情志刺激下，这些情感超过了身体正常的生理承受范围时，就会导致疾病的发生，这时的七情就成为致病因素，而且是导致内伤疾病的主要因素之一，称为内伤七情。

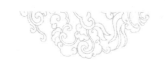 情志与五脏之间有什么联系

　　中医认为，七情与人的五脏密切联系。正常情况下，人的情绪基本稳定，机体就会正常运行，情志太过时，则损伤五脏，怒伤肝，喜伤心，思伤脾，悲忧伤肺，恐惊伤肾。

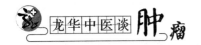

（1）喜：喜是人类精神上的一种愉悦感，心灵上的一种满足感，是一个人开心时的表现。喜悦时人体气血运行加速，面色红润，罹患心脑血管疾病的可能下降。

喜为心志，过喜伤心。相信范进中举的故事大家都听过，范进穷尽一生的精力准备科举考试，虽然屡遭挫败，仍寄望甚深，直到五十四岁才中秀才。后来他打算去应乡试，却被胡屠户奚落，叫他死心，但他宁可让家人挨饿也要再去应考。及至中举，范进见到了喜报，因欢喜过度，昏倒在地，被救醒后又发起疯来，拍着手笑着，不顾一切地走到集市上去。最后多亏一位报录人出了个好主意，找来胡屠户，狠狠地打了他一个嘴巴，这才清醒过来，不疯了。可见过喜的异常情志可使痰迷心窍，蒙蔽心志，甚至神志错乱，导致一些精神、心血管方面的疾病发生。

（2）怒：怒是个人的意志和活动遭到挫折或某些目的不能达到时，所表现的以紧张情绪为主的一种情志活动。

怒为肝志，过怒伤肝，这是众所周知的道理，发怒容易诱发胃溃疡、高血压、冠心病、肝病、脑溢血、神经衰弱等疾病，盛怒之下还会昏倒，甚至猝死。所以长辈们总是提醒我们要以和为贵，不要生气伤了自己的身体。

（3）忧（悲）：忧（悲）为肺志，适当的悲伤可以有效缓解压力和焦虑，然而过度悲伤则会伤及身体。

曹雪芹笔下的林黛玉天生丽质，但却顾影自怜，忧郁伤感，平日里她睹物伤情，忧郁多病，用锦囊收集落花，然后建立花冢，用"一抔净土掩风流"。这样一个美人儿，最后没有得到自己想要的爱情，泪尽而死，令读者唏嘘不已。我想如果能多一份乐观，少一分伤感，结局也许会大不相同吧。

（4）恐（惊）：惊恐是人对外界突发刺激的应激反应，正常情况下它可以使人保持警觉，避免机体遭到危害。

恐（惊）为肾志，过则伤肾。惊恐过度会耗伤肾气，使肾气下陷，二便失禁，遗精滑泄。所以有的人在看鬼片的时候吓尿了，就是这个意思。

（5）思：人的思虑的情志活动主要是通过脾来表达。适当的思虑，可以使人的精神高度集中，对未来做出正确的决断。

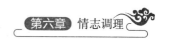

思为脾志，过则伤脾。思虑过重，可以令人乏力、头昏、心慌等。俗话说得好："世上本无事，庸人自扰之。"李开复在积极治疗淋巴瘤时说过："如果你总是后悔或者抑郁，你是活在过去。如果你总是焦急或担心，你是活在未来。不要活在过去或未来，活在当下。"丢掉没用的思虑，不必瞻前顾后，潇洒地活着才是最重要的。

③ 心理因素与免疫功能有什么关系

日常生活中，我们会有这样的体会，心情好时，做什么事情都有力气，吃得好，睡得好，疾病也离自己远远的；若是我们长时间心情不佳，仿佛做什么都没有精神，咳嗽感冒也如影随形。这就是因为七情（反映情绪波动的喜、怒、忧、思、悲、恐、惊）对机体免疫功能有着十分明显的影响，而保持生命的健康状态在于调节自身生理平衡。

现代研究表明，情绪兴奋能使外周血淋巴细胞（即抵抗病毒的免疫士兵）数目增多，焦虑和忧愁则可使之减少。遭遇不幸的妇女的 NK 细胞（自然杀伤细胞）活性降低。给大鼠持续的紧张刺激后，大鼠的患病率增加，人在过度悲哀状态也会出现同样结果。

免疫学和流行病学研究资料表明，在食管癌普查工作中发现 55.6% 的患者素有忧虑、急躁的情绪；还有资料表明，其性情急躁者占 69%。另一统计资料揭示，72% 的癌症患者发病前有过情绪危机。而免疫系统在抑瘤、杀瘤，以及阻止肿瘤的扩散和转移方面起着重要的作用。

焦虑、紧张、发怒、恐惧等消极情绪在情志致病的过程中，对免疫系统的多个环节起抑制作用。如果能采取有效的调控方法阻断并逆转上述情志紊乱状态，使其朝着乐观、开朗、愉悦、自信、勇敢、坚毅向上的精神境界发展，就可以激励免疫系统，并增强免疫力。

④ 肿瘤患者常见的不良情绪有哪些

提起恶性肿瘤（癌症），许多人都谈之色变、望而生畏。患者在初期，常常会出现对生活失去信心，心理状况变差，甚至性格大变的情况。此时，患

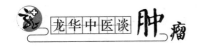

者最需要的是家人的细心观察，耐心呵护和更多帮助。晚期患者面对肿瘤本身或手术及其他治疗所引起的疼痛不适可能愈加烦躁、痛苦、不安。为了更好地帮助癌症患者，了解其不良情绪是极有必要的。下面将详细介绍癌症患者常见的不良情绪。

（1）恐癌情绪：癌症患者对于恶性肿瘤的认识往往有片面性，无形之中放大了恶性肿瘤的可怕程度。通常情况下，癌症患者都或多或少对癌症有恐惧心理，甚至有一些患者恐惧忧思过度以至夜不成眠。

（2）怀疑情绪：大多数癌症患者在确诊前都会表现出疑癌心理，怀疑自己的病可能是癌症，为此紧张不安。确诊后的患者可能怀疑医生误诊，怀疑医生的治疗水平，甚至怀疑家人是否讨厌自己，或担心是否连累了家人。久之，患者变得多疑、性情不定，其内心总是处于一种不安的状态。

（3）焦虑情绪：当患者得知自己患了癌症后，焦虑是最明显的情绪反应，是意识到自己有死亡的危险而产生的焦虑感。焦虑是一种忧虑、恐惧和焦灼兼有的情绪体验。在焦虑情绪时，患者心理活动增强，以至于出现心跳加快、头痛、惊慌、紧张等现象，重者可能寝食难安。

（4）悲观失望的情绪：患者得知癌症确诊无疑时，较容易产生悲观失望的情绪，时常处于悲观、消极状态，有些患者甚至死亡安排多于生还打算。

（5）化疗药物的依赖情绪：患者在经过一阶段适应过程后，开始寄希望于各种治疗手段，譬如化疗。部分患者会对化疗药物产生盲目的依赖，认为只要化疗就可以有效治疗癌症。这种依赖情绪可以表现为固执地要求并不适宜的化疗或单纯追求化疗药物的用量等。

（6）抗药情绪：与化疗依赖性患者不同，一些患者害怕化疗药物对自身造成的不良反应，害怕自己不能适应化疗药物所引起的副作用，担心化疗药物的疗效，由此对药物产生抗药情绪。

除以上六种常见的不良情绪外，癌症患者在其疾病的发生发展过程中还会出现许多其他的不良情绪，不同的患者也有个体化的差异，对此，不论是家属还是医护人员都应给予更多的关心。

5 肿瘤患者心理变化分为哪几期

（1）恐惧期：当得知被诊断为癌症后，患者反应强烈，会产生极大的恐惧心理，不愿意接受事实，怀疑医生的诊断，甚至有的患者当即瘫软在地，这便是恐癌综合征。近年来，癌症的发病率升高，死亡率更高。特别是患者了解到癌症大都无特效的治疗方法，多数患者不能治愈，很多患者在发现癌症之后，较短的时间内便被癌症夺去了生命，这样，就会使一些自身心理脆弱或意志薄弱的人，对癌症产生恐惧心理，根本不愿接受自己得了癌症。

（2）愤恨期：一旦证实癌症的诊断，患者会立即感到对世间的一切都有无限的愤怒和不平，有种被生活遗弃的感觉，并把这种愤怒向周围的人发泄。如常借各种理由表现出愤怒和嫉妒，常常与亲人和医护人员发生争吵，事事感到不如意，还会认为所有人都对不起他，委屈了他。这种情绪持续不定，会消耗患者战胜疾病与正常生活的精力。

（3）抑郁期：在接受治疗的过程中，当治疗的副作用难以忍受或治疗的效果不佳而使癌症复发时，面对残酷的事实，患者会表现出悲伤、哭泣、沉默、食欲不振、忧郁、畏缩、无助及绝望等负面情绪。这段时期，患者会自暴自弃，抑郁的倾向会越来越明显。

（4）接受期：经过一段时间的内心挣扎与周围的新环境适应后，患者的情绪会慢慢平静下来，重新接受事实，思考人生，理性地面对疾病与治疗造成的巨大改变。同时，在与医生的长期相处过程中，彼此之间的信任感也逐渐增强，对治疗也起到了良好的推动作用。这一时期的患者能够较为理智地接受治疗，并且取得不错的疗效。

6 情志疗法（情志相胜）是什么

心情不好的时候，我们往往选择看喜剧，因为在哈哈大笑之后，悲伤的情绪就会被冲淡很多。喜为心志，属火，悲为肺志，属金；火克金，喜胜悲，这就是中医的五行相克理论，即五行之间存在着一种相互制约的相胜关系，金胜木，木胜土，土胜水，水胜火，火胜金。这一治疗方法现在常被老百姓

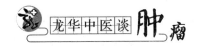

用于生活之中。

（1）喜伤心，恐胜喜：喜为心志，喜甚伤心气，可致喜笑不止或疯癫之症。清代《冷庐医话》中记录了一江南书生因金榜题名考中状元，在京城过喜而发狂，大笑不止。名医徐洄溪佯称其病不可治，告之逾十日将亡，并吩咐他速回家，路过镇江时再找一位姓何的医生，或许能起死回生。书生一吓，果然病愈。但又因此郁郁寡欢往回走，至镇江，何医生就把徐洄溪早已送来的书信给书生一看，并解释其中的缘由，于是书生粹然，病痊愈。

（2）怒伤肝，悲胜怒：怒为肝的情志表达，但过怒则肝阳上亢、肝失疏泄而表现出肢体拘急，握持失常，高声呼叫等症状。《景岳全书》中记载燕姬因怒而厥，张景岳诊后便声言其危，假称要用灸法才能治好。燕姬知道灸法不仅会引起疼痛，而且会损毁面容或身体其他部位的皮肤。于是，继而转悲，悲则气消，将胸中的郁怒之气排解。这样就克制了愤怒的情绪，消除了愤怒引起的疾病。

（3）思伤脾，怒胜思：正常的思虑为正常现象。但"过思则气结"，可使人产生神情倦怠、胸膈满闷、食纳不旺等脾气郁滞、运化失常的症状。治之以"污辱欺罔之言触之"，可冲破郁思，使患者改变心理状态，达到治疗的目的。《续名医类案》中记有一女因思亡母过度，诸病缠身，百药不治。韩世良借此女平时信巫，便离间母女关系，假托母死因女命相克，母在阴司要报克命之仇，生为母女，死为仇敌。女闻后大怒，并骂："我因母病，母反害我，何以思之！"遂不思，病果愈。

（4）忧伤肺，喜胜忧：悲忧皆为肺志，太过则使人肺气耗散而见咳喘气短，意志消沉等症状，还可由肺累及心脾致神呆痴癫，脘腹痞块、疼痛，食少而呕等，治之可设法使患者欢快喜悦而病愈。《儒门事亲》中记有一人因闻父死于贼，过度悲伤忧郁，心下结块，痛不可忍。张子和便学巫师的样子又唱又跳又开玩笑，"以谑浪亵狎之言娱之"，使患者畅怀大笑，一二日后心下结块皆散，不药而愈。

（5）恐伤肾，思胜恐：过度或突然的惊恐会使人出现肾气不固，气陷于下，惶惶不安，提心吊胆，神气涣散，二便失禁，意志不定等症状。可以用各种方法引导患者对有关事物进行思考，以制约患者过度恐惧或由恐惧引起的躯体障碍。其实这就是一种认知疗法，通过树立正确的认知来治疗心理疾患。《续名医类案》中卢不远治疗一恐死症患者，首先用语言开导，然后带他学习一种"参究法"，即参禅，和患者一起研究生命之源，深究生死，对其进行深入的思考，使患者对生死不再恐惧，从而病愈。

7 中药能调节情志吗

我国劳动人民几千年来在与疾病做斗争的过程中，通过实践，不断认识，逐渐积累了丰富的医药知识。中医药是个伟大的宝库，有很多可以用来调节情志的中药，例如藿香、佩兰、砂仁、炒苍术、制厚朴等芳香化湿药，可起到芳香辟浊、化湿醒脾的作用；陈皮、木香、炒枳壳、制香附片、姜黄、制延胡索等行气药，可以疏理气机，治疗气滞证。中成药如逍遥丸、舒肝理气丸、柴胡疏肝散等，可以起到疏肝解郁，调畅情志的作用；归脾丸、补中益气丸、参苓白术散，可以起到益气健脾、养血安神的功效。

8 音乐能调节情志吗

你是否在忙碌一天后，习惯闭目坐在回家的地铁上，塞上耳机，随着悠扬的旋律，整个人都得到了放松，甚至还能做个美梦。的确，音乐是缓解压力、调节情志的良药。最早从引进由日本著名音乐家坂本龙一创作的一系列疗伤音乐开始，这类旋律优美、能最大程度缓解都市人心理压力的音乐逐渐得到人们的喜爱。西方也有很多实验证明，音乐可以让奶牛多产乳，鸡多下蛋；让植物听音乐，还可开出更加灿烂的花。音乐具有强大的能量，有研究表明，通过音乐频率，可增强针灸疗效，可见音乐的功效不可小觑。对于肿瘤患者，常听舒缓的音乐，可以减轻患病后的身心压力，让自己拥有更加积极的心态。

9 穴位刺激能调节情志吗

当身体或者关节有酸痛时，你是否会不自主地按压、揉搓痛处，渐渐地

127

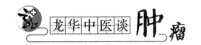

疼痛就缓解了，甚至消失了。而你按的部位，就是穴位中的阿是穴。在中医治疗中，通过针灸、推拿、点按及艾灸刺激相应的穴位点，可以疏通经络，激发经气，调整气血运行，从而达到调节情志的目的。下面，我们就教大家几个可以调节情志的穴位。

（1）期门（乳头直下至第6肋间隙）：愤怒郁闷时，期门穴必压痛，宜先左后右揉之。

（2）少海（肘内侧）：情绪不佳时，少海穴也会出现紧痛，宜由深到浅揉之。

（3）内关（腕横纹上2寸，两筋之间）：此穴可宁心安神，理气止痛，对情绪调节有很好的作用。

另外，要想改善情绪，还可适量做一些有针对性的运动，比如轻轻敲打腰背部位，能升发人体阳气；扩胸运动可以增强和改善肺功能。同时，在思想上也要给自己积极的暗示，给心情"化妆"，让自己内心充实，有成就感，尽量冲淡环境带来的消极影响。

10 如何运用针灸调节癌症患者的情志

针灸疗法具有悠久的历史，在古代文献中，有用针石刺破痈肿的记载。经考证，"针灸疗法"的起源在石器时代，当时人们在某些病痛或不适的时候，不自觉地用手按摩、捶拍，以至用尖锐的石器按压疼痛的部位，他们发现这样做可以使原有的不适症状减轻，甚至消失，于是"砭石"这一最早的针具应运而生。随着社会生产力的不断发展，针具逐渐发展成青铜针、铁针、金针、银针，直到如今广泛使用的不锈钢针。

那么什么是针灸疗法？就传统针灸疗法而言，它包括针法和灸法，针法即用特制的金属针，按一定穴位，刺入患者体内，运用操作手法以达到治病的目的，而灸法则是把燃烧着的艾绒，温灼穴位的皮肤表面，利用热刺激治疗疾病。现代针灸疗法在传统针灸疗法的基础上增加了耳针法、穴位贴敷法、穴位割治法等新的治疗形式。

中医针灸疗法博大精深，有着疗效迅速、操作简便、价格低廉、副作用极少的特点。2006 年 5 月 20 日，针灸经国务院批准，被列入第一批国家级非物质文化遗产名录。现如今，在美国医学界还有这样一则关于针灸的传闻：在 1972 年尼克松访华期间，访华团中一名年轻的随团记者因急性阑尾炎送医院救治，中国医生在为他手术时，没有用麻药而是用针刺镇痛麻醉，最终手术十分成功。针灸之"简、廉、验、便"由此可见。

除了针刺镇痛麻醉，针灸还有许多适应证，如外科急症、骨关节病、妇科病等。对于情志的调节，针灸亦有其独到之处。

癌症患者常常会出现焦虑、抑郁、愤怒等不良情绪，继而引起失眠、头晕、头痛、食欲差等临床表现，这些症状的出现又可能会加重不良情绪的程度，形成恶性循环。从中医角度说，情志变化过度可以导致气机逆乱和气血失和，使机体脏腑功能失调，引发各种疾病；而久病不愈又可导致气机不畅、气血失和、情志更加不畅。针灸疗法通过辨证取穴及适当的手发，可以达到针其穴、调气血、平阴阳、和脏腑、畅情志的目的，因此在情志调节过程中使用针灸疗法可以事半功倍。

在中医经络学中，十二经穴与经外奇穴有许多以"神"字命名的穴位，如神门、神庭、神堂、四神聪等，这些穴位对于情志疾病具有特殊的疗效。临床中，患者的病情各异，可根据患者的整体情况，同时选取多个穴位，联合应用，以更好地调节机体功能，调畅情志。例如患者情志抑郁，嗜酒，失眠，舌红脉弦，辨证为肝郁化火，脾胃失和，可针风池、安眠、头临泣、侠溪、内庭、神门、三阴交等以调理脾胃，顺畅气机，达到标本兼治的目的。

针灸之法数不胜数，临床证型错综复杂，不可一一列举，然以针灸之法调畅情志不失为上上之选。

11 如何运用药膳调节癌症患者的情志

古人言"民以食为天"，人类的祖先为了生存需要，不得不在自然界到处觅食，在漫长的岁月中，人类逐渐认识到有些食物不仅能充饥，还具有药用价值。由此，药膳逐渐出现在人们的生活中，至今已超过千年的历史。早在甲骨文与金文中就已经有了"药"字与"膳"字。而"药膳"这个词，则最

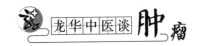

早见于《后汉书》。现在，人们将其定义为在中医学、烹饪学和营养学理论指导下，严格按药膳配方，将中药与某些具有药用价值的食物相配伍，采用我国独特的饮食烹调技术和现代科学方法，制作而成的具有一定色、香、味、形的美味食物。药膳之功在于药借食力，食助药威，二者相辅相成，相得益彰，具有较高的营养价值，可防病治病，保健强身，延年益寿。

药膳的品类繁多，形式多样，功效各异。将药膳按形态分类，可分为流体类、半流体类、固体类；若按制作方法分类，则有炖、焖、煨、蒸、煮、熬、炒、熘、卤、烧、炸十一种；如按功用则分为养生保健延寿类、美容美发类、祛邪治病类、病后康复类。根据其滋补形式，又可分为平补、清补、温补、峻补。

那么种类如此繁多的药膳有什么共同点呢？那就是注重整体，辨证施食。"辨证施食"是以食物的四气、五味、归经、阴阳属性等与人体的生理密切相关的理论作为指导，针对患者的证候，根据"五味相调，性味相连"的原则，以及"寒者热之，热者寒之，虚者补之，实者泻之"的法则，应用相关的药膳治疗调养患者，以达到治病康复的目的。患者的膳食基本上分成温补、清补、平补、专病食谱四大类。

简而言之，就是在运用药膳时，首先要全面分析患者的体质、健康状况、患病性质、季节时令、地理环境等多方面因素，判断其基本证型；然后再确定相应的食疗原则，给予适当的药膳治疗。

肿瘤患者的药膳亦是辨证施食，因人而异。就肿瘤患者的情志病而言，最多见的是情志不畅，表现为急躁易怒、抑郁焦虑等，临床可分为肝气郁结、气郁化火、痰气郁结等实证证型，以及忧郁伤神、心脾两虚、阴虚火旺等虚证证型。因此，针对肿瘤患者的药膳应以舒畅气机为主，再根据其证型选用其他食材。其用药主要为陈皮、焦山楂、麦芽等理气药，药膳如佛手酒、糖渍橘皮、香附川芎茶、橘皮粥、陈皮茯苓糕、九制陈皮黄鱼等。其他食物宜清淡而有营养，可多食鸡蛋、牛奶、瘦肉、豆制品之类。

临床中，肿瘤患者的病情错综复杂，其药膳的选用应遵从医嘱，忌食肥甘、辛辣、滋腻、温热之品，如葱、姜、狗肉、羊肉等食物。

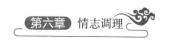

12 如何通过太极拳调节癌症患者的情志

太极拳是国家级非物质文化遗产，以中国传统儒、道哲学中的太极、阴阳五行理论为核心思想，结合易学的阴阳变化、中医经络学及古代的导引术和吐纳术形成的一种内外兼修、柔和、缓慢、轻灵、刚柔相济的中国传统拳术。传统太极拳门派众多，常见的太极拳流派有陈式、杨式、武式、吴式、孙式等，各派既有传承关系，相互借鉴，又各有自己的特点，呈百花齐放之态。由于太极拳流派众多，群众基础广泛，因此是中国武术拳种中非常具有生命力的一支。

尽管太极拳有诸多流派，但都有一个共同特点，即意念的引导作用。通过意识指导动作，与呼吸相配合，可以抑制杂念，达到"心静"的境界，即所谓的"修身养性"。从生理学角度分析，起心动念可认为是大脑皮层的兴奋，心静则为大脑皮层的抑制。现代心理学研究亦证明，如果能控制自己，使情绪引起的一部分可控的生理反应消退，即让呼吸平稳、肌肉松弛，则情绪的强度会相应减弱。通俗地说，太极拳的动作柔和、缓慢、轻灵，随着太极拳的一招一式，人会逐渐达到一种身体舒缓的状态，情绪自然而然可以平复下来。

因此，太极拳可以调节情绪，对肿瘤患者的情志调节具有一定的功效。太极拳的练习应选在环境优雅清静、空气清新怡人之处，可每日清晨和黄昏各练一次，每次 20 ～ 30 分钟。在练习太极拳的过程中，还应根据自身情况调整次数、时间，以达到更好的效果。

13 医护人员如何对癌症患者进行心理干预

癌症是威胁人类健康最严重的一种疾病，往往对患者产生严重的心理影响，加重恐惧、焦虑、绝望等不良情绪。对于癌症患者而言，从初期的恐惧到逐渐接受病情是一个相对漫长的过程，在这一过程中，患者及其家属均承受着巨大的痛苦。作为医护人员，应该给予他们更多心理上的帮助，即对癌症患者进行心理护理。就如特鲁多医生的墓志铭所说，"有时治愈，常常帮助，总是

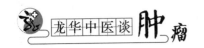

安慰"，关心和宽慰癌症患者和他们的家属比单纯的治疗疾病本身更重要。

具体来说，癌症患者的心理护理主要可以分为早期、治疗阶段及晚期三个部分。在早期，患者普遍存在恐惧心理，主要包括对疾病恶化、疼痛及与亲人分离这三方面的惧怕。此时，患者需要的是医护人员的关心，医护人员要尽可能使患者摆脱对疾病未知的惧怕。在癌症确诊后的一段时期，患者往往会出现自我保护性的否认期，极力否认和怀疑诊断，在这一时期，医护人员应当理解和照顾患者，并给予他们更多的体贴和关怀。

在治疗阶段，患者面临诊断和治疗的双重压力，心理变化更加复杂。此时，除了展示扎实的专业知识，医护人员还要用心倾听、悉心解释、耐心引导；同时，取得家属的理解和配合亦是极其重要的。治疗期间，许多患者会出现焦虑、烦躁、抑郁的情绪，加重病情，因此，这一阶段的心理护理尤为重要。

对于癌症晚期的心理护理，医护人员亦应尽可能地满足患者的心愿，给予精神上的照料和安慰，减少患者对死亡的惧怕。

心理护理是癌症患者在临床治疗中的重要精神支持。有研究表明，在给患者进行药物治疗的同时，对患者进行心理指导、健康宣教，可以减轻机体的痛苦程度，缓解情绪反应，达到改善生活质量的目的。因此在任何情况下，医护人员都应秉承治病救人的崇高追求，怀揣高度的同情心、责任心，不放弃对每一位患者的支持，尽可能提供更优质的心理护理。

14 家属如何对癌症患者进行心理干预

中国历来是一个注重家庭的国家，一人生病，牵动全家。而癌症对于任何一个家庭来说，无疑是晴天霹雳。作为家庭成员，尤其是承担主要照顾责任的直系亲属，往往有着沉重的心理负担。

有研究显示，在家属中，护理者的抑郁程度较高，并且随着患者精神症状的加重而加重。例如在化疗期间，化疗的痛苦不仅使癌症患者产生恐惧心理，还会导致家属产生焦虑情绪。近年来的研究还发现，癌症患者的家属都存在一定程度的心理障碍。其中，一个重要心理因素是内疚和自责。除了经济负担，更让家属难熬的是对患者的疼痛无能为力。对于这些家属而言，如

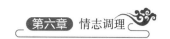

何调节自身的心理状况，以及如何更好地陪护患者，都急需学习。

家属是患者的精神支柱，作为家属，需要树立抗癌信心，保持积极心态，给予患者以正能量，让他们产生面对癌症和对抗癌症的信心。当患者处于怀疑、否认和疼痛难忍之时，家属应当保持理性，听从医生意见，积极配合医生治疗，给患者安慰。这就是家庭心理护理。

家庭心理护理对于癌症晚期的患者来说极其重要，这一时期的家庭护理能够给患者带来最大程度的精神支持和情感支持。绝大多数癌症晚期患者都会出现剧烈的、甚至无法用药物缓解的疼痛，此时，家属的陪伴是他们最需要的。在晚期癌症患者中，中年患者所患的各种癌症，病情发展迅速，半年存活率低，有的患者根本无法接受这突发而又绝望的现实，以致性情大变，常常无故责骂家属。此外，为了照顾患者，家属往往都已疲惫不堪。这时的家属需要调节好自己的情绪，站在患者的角度上多考虑，多给予他们希望，鼓励他们，帮助他们。

作为癌症患者的家属，内心承受的压力和痛苦超乎想象，除了悉心照顾患者，也要照顾好自己，要学会通过倾诉、交流或其他合适的方式进行自我调节，将负面情绪宣泄出去，尽可能保持乐观向上的心态以及良好的身体素质。

15 癌症患者如何自我调节心理

癌症的发生、发展和治疗效果与精神因素有着密切的关系。如长期处于紧张、过度压抑、焦虑不安或超强度的精神刺激下，大脑皮层的兴奋与抑制失调，造成人体机能活动失去平衡，出现内分泌紊乱，从而使人体抵御癌细胞的自身免疫功能下降，不利于治疗和康复。因此，癌症患者需要保持良好的心理状态。除了医护人员、家属及社会对癌症患者的心理干预外，癌症患者的自我心理调节也非常重要。

那么癌症患者应当如何调节自己的心理状态呢？

首先，要科学地认识癌症，了解自己的身体。癌症患者可以通过书本、网络等各种方式科学、深入地认识癌症，包括对癌症本身的学习和对癌症患者普遍会产生的心理和躯体反应的了解。在科学认识癌症的过程中，我们可以知道癌症不是绝症！即使是不能手术治疗的患者，亦能带瘤生存。这种认知可以增加癌症患者的抗癌信心，保持积极的抗癌心态。

其次，要在心理上接受已患癌的事实，积极接受治疗，信任医生及家属。面对突然降临的噩耗，否认和怀疑诊断或许可以帮助我们把坏消息带来的冲击力缓和下来，以便做好心理上和躯体上的应变准备。但这只是一时的得益，也只是一时的逃避，这个阶段如果持续时间过长会延误病情，耽误治疗。因此，需要调整心态，积极面对，努力接受事实，尽快接受治疗。

最后，也是最重要的，需要掌握自我心理调节的一些方法。心理的自我调节方式有许多，合适自己的才是最好的。以下例举几种常用方法：

（1）做好长期与癌症做斗争的心理准备，学会心理暗示，树立抗癌信心。

（2）坚持健康规律的生活习惯，如三餐规律，饮食营养均衡等。

（3）多吃抗癌的食物，如富含维生素 C 的蔬菜水果。

（4）保持正常健康的社交，多和朋友聊天，找专业心理咨询师咨询等。

（5）在不同的病友圈子互相学习和支持，通过交流，学习放松的方法，提高应激力。

（6）做力所能及之事，尽自己的能力帮助他人，找寻生命的意义。

（7）坚持自己喜欢的事，坚持梦想。

不论采用什么方式调节心理，对癌症患者来说最根本、最重要的就是积极面对。只有积极面对，才能真正认识疾病，了解自己，才能在癌痛折磨时坚持自我，保持乐观。

16 科学抗癌会有奇迹出现吗

在癌症患者中，有这样一群人，他们没有高超的颜值，却在抗癌界闪闪发光。他们是平凡人，也是抗癌明星。尽管他们承受着病痛折磨，但他们相互扶助，积极向上，与癌共舞。在他们身上，我们看到生命的真谛和活着的意义。

2006 年，57 岁的刘加庆被评为青岛市首届抗癌明星，2007 年癌症康复协会换届时，他被选为会长，此后一直在这个岗位上为病友们服务。他大力宣传"科学抗癌，群体抗癌，医患结合"的康复模式，在媒体开设癌症患者咨

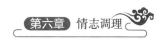

询热线，利用 QQ 群、微信群等平台，传播癌症诊疗信息和康复保健知识。

抗癌明星的故事不断延续。十年之后，70 岁的周珍香被评为 2016 年青岛市"十大抗癌明星"之一。1998 年，周珍香被诊断为乳腺癌晚期，经过 2 年的积极治疗和 8 次痛苦的化疗，她的病情得到了控制。出院后的周珍香搬到了新家，主动请缨担任楼组长，每天乐此不疲地为社区居民忙前忙后。2009 年，在台东街道办事处的支持下，周珍香在家中办起了"周大姐调解室"，面向社区公开家庭电话，专门调解邻里纠纷和家庭矛盾。在她和风细雨地劝说下，连闹上法庭的矛盾都能化解，所在社区的居民纠纷矛盾逐年减少。周珍香调解大大小小的矛盾纠纷几百件，调解成功率几乎达到 100%。

像这样的抗癌明星数不胜数。尽管他们身患癌症，但他们仍然坚守本心，笑对人生，散发自己的正能量，给周围的人带去光明和希望。在他们身上，我们看不到阴暗和痛苦，他们留给世人的是温暖和大爱。

癌症，并不代表生命的终结，而是一段新的开始。

附1 什么是"心理健康"

你是否关注过 2004 年在云南大学宿舍连杀四人，轰动全国的"马加爵事件"？是否关注过 2011 年疯狂英语创始人李阳的"家暴"丑闻？是否关注过 2013 年上海复旦大学研究生黄洋，遭室友投毒后死亡的案件？是否思考过这些事件背后所隐藏的东西？

随着自然科学的飞速发展和信息时代的到来，我们所处的社会日新月异，人们的生活节奏不断加快，人与人的交往越来越多，处理微妙复杂的人际关系为每个人所不可避免。许多人无法适应这样的生活，于是开始整天愁眉苦脸，心烦意乱，以安眠药度日，甚至走向自杀的绝路；或嗜酒如命，醉酒打人；或与人敌对、冲突，甚至走上犯罪道路；或常常感冒，患高血压、关节炎等疾病，甚至身患绝症……可以说，在这种高强度、高压力的生活环境下，心理健康的重要性不言而喻。

我们先来看看什么是健康。

WHO 给健康下的定义为：健康是一种身体上、精神上和社会适应上的完

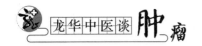
好状态，而不仅仅是没有疾病及虚弱现象。它包含了三个基本要素：①躯体健康；②心理健康；③具有社会适应能力。具有社会适应能力是国际上公认的心理健康的首要标准，全面健康包括躯体健康和心理健康两大部分，两者密切相关，缺一不可，无法分割，这是健康概念的精髓。如果一个人性格孤僻，心理长期处于一种抑郁状态，就会影响体内激素分泌，使人的抵抗力降低，疾病就会乘虚而入。一个原本身体健康的人，如果老是怀疑自己得了什么疾病，整天郁郁寡欢，最后会真的导致一病不起。

那么心理健康究竟是什么呢？

从不同的角度解读"心理健康"有不同的含义，迄今为止"心理健康"的定义还没有一个统一的观点。1946年第三届国际心理卫生大会对"心理健康"的定义是：在身体、智能及情感上与他人的心理健康不矛盾的范围内，将个人心境发展成最佳状态。一般来说，心理健康的人都能够善待自己，善待他人，适应环境，情绪正常，人格和谐。他们能适时地从痛苦和烦恼中解脱出来，积极地寻求改变不利现状的新途径；能够深切领悟人生冲突的严峻性和不可回避性，也能深刻体察人性的阴阳善恶；能够自由、适度地表达、展现自己的个性，并且与环境和谐相处；善于不断地学习，利用各种资源不断地充实自己；能够享受美好人生，同时也明白知足常乐的道理；善于从不同角度看待问题。

因此，在日常生活中，一方面应该注意合理饮食和身体锻炼，另一方面更要陶冶自己的情操，开阔自己的心胸，避免长时间处在紧张的情绪中，以确保心理和生理的全面健康。

附2 心理健康的标准是什么

心理健康的定义目前仍未统一，其衡量标准也有所不同。在这些标准中，美国著名心理学家马斯洛和米特尔曼提出的心理健康的十条标准被公认为"最经典的标准"：①充分的安全感；②充分了解自己，并对自己的能力做适当的评价；③生活的目标切合实际；④与现实的环境保持接触；⑤能保持人格的完整与和谐；⑥具有从经验中学习的能力；⑦能保持良好的人际关系；

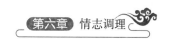

⑧适度的情绪表达与控制；⑨在不违背社会规范的条件下，恰当地满足个人的基本需要；⑩在集体要求的前提下，较好地发挥自己的个性。

具体而言，心理学家认为人的心理健康包括以下七个方面：智力正常、情绪健康、意志健全、行为协调、人际关系适应、反应适度、心理特点符合自身年龄。从这七个方面衡量，可以包含以下标准：

（1）智力正常：这是人正常生活最基本的心理条件，是心理健康的首要标准。WHO 提出的国际疾病分类体系，把智力发育不全或阻滞视为一种心理障碍和变态行为。

（2）善于协调与控制情绪，心境良好：心理健康者能经常保持愉快、开朗、自信、满足的心情，善于从生活中寻求乐趣，对生活充满希望，更重要的是情绪稳定性好。

（3）具有较强的意志品质：①目的明确合理，自觉性高；②善于分析情况，意志果断；③意志坚韧，有毅力，心理承受能力强；④自制力好，既有现实目标的坚定性，又能克制干扰目标实现的愿望、动机、情绪和行为，不放纵任性。

（4）人际关系和谐：其表现一是乐于与人交往，既有稳定而广泛的人际关系，又有自己的朋友；二是在交往中保持独立而完整的人格，有自知之明，不卑不亢；三是能客观评价别人，以人之长补己之短，宽以待人，友好相处，乐于助人；四是交往中积极态度多于消极态度；五是能动地适应和改造环境，保持人格的完整和健康。

不论是以何种标准衡量心理健康程度，能够适应发展着的环境，有完善的个性特征且其认知、情绪反应、意志行为均处于积极状态，并能保持正常的调控能力；在生活实践中，能够正确认识自我，自觉控制自己，正确对待外界影响，从而使心理保持平衡协调，就已具备了心理健康的基本特征。

附3　焦虑自评量表

焦虑自评量表有20条文字，请仔细阅读每一条，根据您最近的实际感觉，选择问题下方答案。在回答时，需要注意有些题目的陈述是相反的意思，例如，心情忧郁的患者常常感到生活没有意思，但题目之中的问题是感觉生活很有意思，那么评分时应注意得分是相反的。选项均为：A 没有或很少时间；B 小部分时间；C 相当多时间；D 绝大部分或全部时间。

1. 我觉得比平常容易紧张或着急。

2. 我无缘无故地感到害怕。

3. 我容易心里烦乱或觉得惊恐。

4. 我觉得我可能将要发疯。

5. 我觉得一切都很好，也不会发生什么不幸。

6. 我手脚发抖打颤。

7. 我因为头痛、颈痛和背痛而苦恼。

8. 我感觉容易衰弱和疲乏。

9. 我觉得心平气和，并且容易安静坐着。

10. 我觉得心跳得很快。

11. 我因为一阵阵头晕而苦恼。

12. 我有晕倒发作，或觉得要晕倒似的。

13. 我吸气呼气都感到很容易。

14. 我的手脚麻木和刺痛。

15. 我因为胃痛和消化不良而苦恼。

16. 我常常要小便。

17. 我的手脚常常是干燥温暖的。

18. 我脸红发热。

19. 我容易入睡并且一夜睡得很好。

20. 我做噩梦。

焦虑症自评量表计算：计分，正向计分题 A、B、C、D 按 1、2、3、4 计分；反向计分题按 4、3、2、1 计分，反向计分题号有 5、9、13、17、19。将 20 个项目的各个得分相加，即得到粗分；用粗分乘以 1.25 后取整数部分，为标准分。

焦虑症自评量表结果：按照中国常模结果，SAS 标准分的分界值为 50 分，其中轻度焦虑 50～59 分，中度焦虑 60～69 分，重度焦虑 70 分以上。

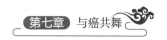

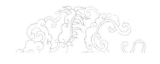

第七章 与癌共舞

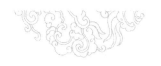

1 人类与癌症抗争的历史是怎样的

人类对肿瘤的认识与研究已有十分悠久的历史，自有史以来，甲骨文中已有"瘤"的记载；在古埃及的草纸文中，亦有体表肿瘤的记载。在漫长的历史长河中，人们慢慢地对癌症开始有了了解，从病因、病理以及治疗方式，已经形成了规范化的治疗，目前治疗癌症的四大疗法是手术、放疗、化疗以及靶向治疗。下面我们来一起了解下这四大治疗方法的历史发展。

（1）手术：癌症治疗中，手术是第一个使用的手段。1809 年，Ephraim McDowell 在没有使用麻醉药的情况下切除了卵巢肿瘤，这是第一个在美国举行的腹部手术，也为肿瘤可以通过手术治疗提供了证据。1846 年，John Collins Warren 在 NEJM 报道了第一例公开使用麻醉药的情况，以及 1867 年 Joseph Lister 引入的消毒技术，为 19 世纪到 20 世纪众多的癌症手术"第一例"铺平了道路。这些具有创新精神的外科医生表示任何部位的肿瘤都可以用手术治疗。

（2）放疗：放射治疗的时代开始于 1895 年，当时伦琴发现了 X 射线；放射治疗在 1928 年得到了飞速发展，当时 Pierre 和 Marie Curie 发现了镭。1928 年，研究发现分割放射治疗可以治愈头颈部肿瘤，这是放疗的一个里程碑。现代放射治疗开始于 1950 年，引入了放射性钴进行远距离治疗。此后，依赖

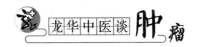

计算机技术的进步，放疗科医生可以把射线的能量定位到肿瘤所在部位而不伤及周围正常组织。至此，放疗已成为更有效的手段，能使肿瘤复发率降低；不仅可以单独使用，也可以结合其他治疗手段。

（3）化疗：Paul Ehrlich 是于 19 世纪和 20 世纪交接之时利用化学药物治疗癌症的第一人。自从 20 世纪初发展出移植肿瘤的动物模型后，20 世纪前半叶，研究人员致力于在小鼠模型中建立可靠的能预测抗人类肿瘤活性的筛选系统。但是，这些努力大多数没有成功，部分原因是测试新药物的能力有限。这期间有两件大事为抗癌药物的发展带来了希望，一是 1943 年，耶鲁大学的研究人员用氮芥对淋巴瘤进行了治疗；二是 1948 年，Farber 研究所的报告认为叶酸可以诱导儿童白血病的暂时缓解。1955 年，上述两个发现点燃了国际其他研究机构开发和测试抗肿瘤药物的热情。在这之后，肿瘤化疗在争议声中启动。在这期间科学家取得的重大进步还包括，20 世纪 60 年代中期有确切的证据表明联合化疗可以治疗儿童白血病和成人晚期霍奇金淋巴瘤。

（4）靶向治疗：癌症治疗的另一个典型变化发生在 2006 年，Druker 等人发现伊马替尼在罕见分子异常的慢性粒细胞白血病治疗中的疗效，该项研究表明，靶向特定分子异常的治疗可以把相应的癌症转变为可控制的慢性疾病。从那时起，化疗转变成靶向治疗，并且现在癌症靶向治疗的主要研究内容就是寻找针对特定分子的靶向药物。近年来，利用靶向药物在治疗一些难治性肿瘤上取得了相当的进展，比如黑色素瘤和肺癌。

2 对癌症认识的误区有哪些

2014 年，国际抗癌联盟推出的世界癌症日（每年 2 月 4 日）主题为"消除癌症误区（Debunk the myths!）"，倡议消除人们对癌症的一些成见和误解，比如忌讳谈论癌症，认为癌症发病没有明显信号，面对癌症我们束手无策，癌症得不到有效治疗等。通过消除人们对癌症的错误认知，逐步实现对癌症的早发现、早诊断、早治疗，推进癌症防控事业的发展。

误区一：忌讳谈论癌症。

真相：虽然癌症可能是一个难以解决的问题，尤其是在某些文化氛围和

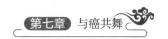

环境中。然而，采取公开的态度处理癌症，对个人和社会乃至政策层面都能带来莫大裨益。由于恐惧感和耻辱感，人们对癌症往往会产生错误的认知、态度和行为。大胆谈论癌症将对这种错误的偏见形成巨大挑战，并且可以使癌症患者得到早诊断、早治疗。政府、社区、雇主和媒体都应勇于挑战癌症的不良观念，为人们获得高质量的诊疗营造一种良好的环境氛围，而且预防和早期诊断癌症的投资要比出现不良后果再医治要少得多。

误区二：癌症没有先兆。

真相：很多癌症都有警告讯号及症状，早期发现癌症的好处更是毋庸置疑的。对个人、社区、卫生专业人员和政策制定者来说，掌握并关注癌症相关的症状与体征十分重要。早发现早治疗可以提高癌症治疗的效果。拥有肿瘤相关专业高水平人才和力量，是肿瘤早期诊断项目成功开展的关键。

误区三：面对癌症，我束手无策。

真相：在个人、社会及政策层面均有很多工作可以推动，而且使用正确的防癌策略将能有效预防1/3的最常见癌症。全球、国家，以及地区层面上的促进健康生活方式的政策和活动对于降低因酗酒、不健康饮食和缺乏体育运动等导致的癌症是必要的。如吸烟与肺癌死亡有关，酗酒是癌症的危险因素，众所周知口腔、咽、喉、食管、肠道等的癌症与乳腺癌的增加风险有很强的关联性，并且会增加女性肝癌和肠癌的发病风险。

误区四：我没有获得癌症服务的权利。

真相：所有人均可平等地享有和获得确证有效的癌症治疗与服务的权利，并且不会因为获得这种权利而受苦。可能在发达国家是可以治疗的癌症，由于未引起人们的重视，缺乏相关医疗资源，以及难以负担且很难得到有保证的癌症治疗相关服务，故导致癌症患者预后很差甚至死亡。所以癌症不仅仅是健康问题，而且涉及社会、经济和人权等广泛领域，并且是实现全面和公平发展的明显障碍。不公平性正在加剧——在许多中低收入国家，由于社会环境因素和双重疾病负担，使癌症患者长期处于贫困底线，并给国家的经济造成严重威胁。覆盖全民健康的社会保障措施，对确保所有个体和家庭获得医疗保健和肿瘤防治是至关重要的。

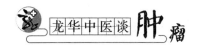

3 如何对肿瘤进行"个体化"治疗

目前，在肿瘤治疗领域中，各种新的药物和新的治疗手段层出不穷，但实际临床效果并不确定。若盲目使用昂贵的新药或新的治疗手段，不仅造成医疗资源的巨大浪费，也会给患者带来不必要的痛苦和负担。

无论何种癌症，都需要根据患者的身体情况来制定治疗方案。同样的癌症，同样的位置，只要患者不同，方法可能不完全相同。即便是同一个患者的同一个瘤体，其瘤细胞也是不同的，往往消灭了一种，另一种仍然存在。因此，要做到"因人而异"，实施个体化治疗。在临床治疗中，多数患者对放、化疗存有恐惧心理，常将其和痛苦、恶心、掉头发联系在一起，有的患者因此要求减少甚至拒绝接受医生提出的放、化疗治疗方案。事实上，随着医学的进步，现在的化疗药物对身体的伤害大大减轻，反应也没有那么严重，新的化疗药物的毒性越来越小，而且现在减轻化疗副反应的药物也有很多，比如有止吐的、升高白细胞的药物等。如果选择了合适的药物，采取了正确的放、化疗方案，而且时机正确，对患者来说一定是利大于弊。

而有的患者认为只要用上好药，病情就能控制。其实任何手段都存在有效率的问题，总的来说，早期用药的效果要好于晚期。比如小细胞肺癌，化疗药物的有效率比较高，但广泛期比局限期更容易发生耐药。耐药或复发后，药物治疗的有效率也会下降。当然，这种有效率是针对群体来说的，对每一个个体的有效率是不能确定的。化疗药物的种类、剂量、周期数、数量等都有不同选择，而且其选择必须根据患者的身体状况，不能无限制治疗。

经过一个阶段的治疗后，医生会根据患者的病情和身体状况，让患者的身体休息一段时间，以便处于临界状态的肝肾功能有一个修复的过程。但有的患者特别害怕休息，觉得如果不用药，肿瘤细胞就会"死而复生"，因此常去院外找一些偏方，大量购买保健品来填补休息期。但这些东西里面的成分不确定，其毒性也不明确，可能会继续加重对机体脏器的损害，延误下一个周期的治疗或导致一些短期内难以恢复的损害。有的患者在家休息一段时间再回院复查时，出现了严重的肝肾功能损害；还有的患者治疗结束后多年一

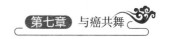

直吃着某种"偏方"，认为这个"偏方"好，吃了不复发，所以就一直吃。

有的病友常常在一起交流，相互鼓励战胜病魔。但有的病友之间还有一些治疗上的交流，比如你吃的什么药啊？效果好不好啊？大夫怎么没给我用这种药呢？有时医生就会遇到患者来找自己，说别人用这种药好，要求大夫给他换药。每个患者的肿瘤类型不同，机体状况不同，用药也不同，所以肿瘤患者之间的用药交流不具有参考价值，切莫因此乱用药物。

有些患者认为加强营养就是多吃肉、蛋、奶及各种补品，这种理解是片面的。营养全面和饮食平衡才是非常重要的，过分补养适得其反。有的患者听医生说要注重休息，就整天不出门在家静养，这也是错误的。适当的运动可以提高机体的抗癌能力，减少癌症转移复发的风险。

4 什么是"姑息治疗"

在很多人的观念中，针对癌症的治疗，不到病程的中晚期，不是万不得已，姑息治疗似乎不应该考虑，甚至有人将其理解为"苟延残喘"，是消极、无奈加无助之举。所以，当临床医生向肿瘤患者及其家属建议采取姑息治疗时，常被误解为病人"没救了""放弃治疗了"，果真如此吗？

WHO 在肿瘤工作的综合规划中，确定了预防、早期诊断、根治治疗和姑息治疗四项重点。由此可见，姑息治疗是控制癌症的一个必不可少的内容。WHO 对姑息治疗的定义是对治愈性治疗反应不大的患者进行完全的主动的治疗和护理，控制疼痛及患者的有关症状，并对心理、社会和精神问题予以重视，其目的是为患者和家属赢得最好的生活质量。WHO 对于姑息治疗特别强调症状控制、患者支持、提升生活质量等多方面的内涵。

对于晚期癌症患者，如何治疗是一个很大的难题。在实际临床中为了治疗，很多医生尽量给予患者更多的积极治疗方案，而患者家属也在不断希望出现奇迹。然而，对于晚期癌症患者来讲，延长寿命则是首要问题，姑息治疗也就是主要治疗方法了。

有些晚期肿瘤患者，已经多处转移扩散且没有手术机会了，如果没有出现危及生命的并发症如梗阻、大出血等，则手术无益。有些患者经过多周期

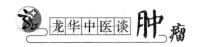
化疗后，骨髓功能严重受抑，部分脏器功能受损，身体极度虚弱，此时再强行化疗则会增加痛苦，加速死亡。有些患者由于过度放疗引起的后遗症，往往难以逆转，生活质量大大降低。

目前对于晚期癌症患者，经常给予放、化疗，尤其是化疗较为普遍。抗肿瘤药物和其他抗癌手段的基本原理都是利用它们强烈的细胞毒性作用来杀灭肿瘤细胞，故一般都有毒副作用大、治疗不彻底的缺陷。WHO 的统计资料表明，几乎所有化疗药物的"致病"作用与其治疗作用是等同的，也就是说，应用某一化疗药物治疗某一疾病的同时会潜在地引发另外一些疾病。所以，对于一些身体状态已经很差的患者来讲，选择放、化疗也要谨慎。

对于这样的患者，我们首先是要采取措施减轻患者痛苦，延长寿命，并改善生活质量，如给予姑息手术或者姑息性局部放疗等。现在业界的观点是，一旦查出癌症，姑息治疗越早介入越好。从确诊癌症开始，不管是早期、中期还是已处晚期，姑息治疗应贯穿诊治的全过程。在治疗过程中，除了利用各种技术手段帮助患者缓解身体症状，医生、家人、社会对患者的心理支持和疏导也同等重要。

⑤ 姑息治疗适用于哪些患者

"姑息治疗"是针对根治性治疗而言的，是指对那些失去了根治机会，以及现有的治疗手段尚不能根治的疾病所采用的治疗。"姑息治疗"虽然不能根治肿瘤，但通过综合、合理的治疗，控制肿瘤的生长，使肿瘤缩小，缓解肿瘤造成的各种症状和疼痛，并能最大限度地延长无症状生存期，提高生活质量。

临床上，现在经常可以听到"姑息性手术""姑息性放疗、化疗"，指的就是不以彻底性根治为目的的手术和放、化疗。这类治疗方法以患者反应小、痛苦小为主要考量，用药剂量根据不同患者的个体情况而定，有的只用到根治剂量的 1/2 甚至更少，如果反应仍然不小，还可考虑减量分次治疗。此外，近年来，射频、微波、亚氩刀等局部微创手术因创伤小、恢复快、对心肺功能要求低、并发症少且轻等特点，有助于身体条件较弱，但仍有一定耐受力的癌症患者减轻疼痛，抑制肿瘤的发展。近年来，中医药作为姑息治疗的一种重要手段逐渐被人们所接受，但中医药治疗并不是姑息治疗的唯一手段。从理论上来看，无论是手术、放疗、化疗还是中医药治疗，根据患者的个体情况，只要运用得当，任何一种治疗手段都可作为姑息治疗的支撑。

以中医药姑息治疗手段为例，配合现代医学的治疗，不仅可让中晚期肝癌患者获益，对处于不同阶段的各类癌症患者都能发挥不同的作用。用中医药姑息治疗，从术后开始调理，可帮助减少术后的复发转移；在放、化疗阶段则可减轻毒性，提高放、化疗的完成率；而在根治性治疗手段停止后，则可帮助改善症状，提高生活质量，延长生存期。

6 外科手术适用于哪些肿瘤患者

肿瘤的治疗目前还是以外科手术、放射治疗、化学药物治疗及靶向药物治疗为主。即使一个恶性肿瘤在早期阶段已被广泛切除，也不能说癌肿已被彻底清除，在所有的病例中，宿主、肿瘤、治疗三者之间存在着极其复杂的相互关系。癌症患者经治疗后有三种可能的结果：①永久性治愈；②癌肿继续不可遏制地发展而导致死亡，治疗没能消灭癌肿；③治疗后经过一段明显的缓解期后，肿瘤复发、转移或出现新病灶，表明机体防御功能低下，而且发生对抗癌药物的耐受性。当前先进国家癌症总治愈率最好的已达60%以上。

一旦确诊为恶性肿瘤，如何选择有效的治疗方案，是治疗成功的关键。癌症早诊断、早治疗无疑对提高治愈率至关重要，尤其是合理的首次治疗非常重要。但不规范的治疗，如早期甲状腺癌、乳腺癌等仅作局部摘除或局部切除，同样会导致严重的后果。一般而言，对早期癌症多选用手术和放射治疗，可使90%以上的患者得到治愈。对于中晚期癌症多采用有计划的、合理的几种疗法结合的综合治疗，以达到取长补短、协同抗癌的作用，从而提高生存率与治愈率。治疗方法不当，特别是首次治疗不规范常导致治疗失败。

肿瘤外科手术与一般外科手术有所不同，除要求术前有明确的病理诊断或术中快速病理切片确定诊断之外，肿瘤外科手术强调整块切除，范围比较广泛，还要将有可能隐藏癌细胞的周围正常组织及区域性淋巴结一起切除，

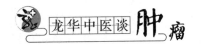
否则术后易复发。为防止或减少癌肿在手术过程中的扩散，对操作技术也有其特殊要求：第一，手术操作中务求轻巧，切忌按揉或挤压肿瘤；第二，手术中要有"无瘤原则""无瘤观念"和"无瘤技术"，手术野的"无瘤区"须谨慎保护，而以肿瘤为主体的"有瘤区"须严格隔离，其主要目的在于防止医源性癌细胞的扩散，防止发生不必要的扩散和转移；第三，解离肿瘤周围组织时，宜用锐性解剖，避免钝性剥离，防止癌细胞在淋巴或血流中扩散；第四，肿瘤治疗强调第一次打击，即首次手术治疗要尽可能干净、彻底，切除的范围距离肿瘤边缘在横向与纵向上要尽可能足够宽大，相应的区域淋巴结要彻底清扫，达到真正的根治性手术；第四，解离的组织和肿瘤应整块切除，保持完整性，不要切入肿瘤或撕裂，更不可支离破碎，以避免造成肿瘤的局部扩散；第五，手术创面可用抗癌药物处理，对胸、腹腔内肿瘤手术完毕时，可在胸腹腔中使用抗癌药物，以减少局部复发率。

对于有些肿瘤是不能手术切除的，例如白血病、恶性淋巴瘤等全身性恶性肿瘤无法手术切除；肿瘤浸润到周围的组织或器官，或与周围的血管和重要脏器粘连，强行切除可能危及生命；已发生远处转移扩散的肿瘤，特别是多发性转移灶患者，原发肿瘤未控制，肿瘤已进入晚期，这也就失去了手术的意义；有严重心肺疾病的患者不能承受手术。对于这些情况来说，可采用肿瘤姑息性手术治疗。姑息性手术是对那些病变已超出手术切除范围的恶性肿瘤，为减轻患者痛苦、解除梗阻所施行的造瘘术或改道术等，是综合治疗的一部分。

当前肿瘤外科手术治疗正向着合理性、功能性、根治性的目标发展。外科治疗癌症的基本概念发生了较大转变，其发展趋势正在经历从"解剖型手术"向"功能保护解剖型手术"转变，这种转变已经从单纯追求扩大手术范围趋向于缩小手术范围，对于没有被侵犯的脏器予以必要的保留，更注意强调保存机体的功能和免疫反应，采取以手术治疗为主的多学科的综合治疗以提高疗效，如早期乳腺癌的保乳手术等。

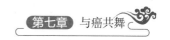

7 放射治疗适用于哪些患者

放疗是肿瘤治疗中不可忽视的一类治疗方法，在肿瘤的治疗过程中几乎超过 70% 的肿瘤患者需要接受放疗。不同的肿瘤对放疗的敏感性不同，因此达到的治疗效果各异。

一般来说，对放疗比较敏感的肿瘤都应该首选放射治疗，常见的有鼻咽癌、喉癌、扁桃体癌、舌癌、恶性淋巴瘤、阴茎癌、宫颈癌、皮肤癌及上段食管癌。其次就是颅内肿瘤、上颌窦癌、肺癌、下端食管癌、胸腺癌、直肠癌、乳腺癌、膀胱癌等，这类肿瘤首选手术切除，为了避免术后癌细胞扩散，需要进行预防性照射，因此放疗是这些肿瘤的次选治疗方法。

对于中晚期癌症来说，姑息治疗不可少，在提高姑息治疗的疗效中，放疗起了很大作用。放疗主要在以下姑息性治疗中效果比较理想。

（1）疼痛是晚期癌症最常见的并发症，一般是由于癌细胞转移到骨组织，出现溶骨性破坏而导致的疼痛，这类情况要及早进行放疗，一般都可以缓解疼痛。

（2）肿瘤介入治疗是在常规放射诊断的基础上，引入了干预措施。干预措施的引入除了使放射诊断更为可靠外，最有价值的在于增加了治疗手段，尤其在治疗恶性肿瘤方面发挥着独特的作用，现已广泛开展。如应用介入技术治疗肝癌，以微创手术经动脉穿刺将特制的血管导管插入肝动脉血管后，施行肝脏血管造影，并将大剂量、高浓度的抗癌药物选择性地直接注入肿瘤的供血动脉内，再栓塞肝动脉，使肿瘤细胞最终被"饿死"，加以抗癌药物直接高效地对癌细胞的杀灭作用，所以使疗效显著提高。介入治疗已广泛应用于头颈、胸腹及盆腔部位肿瘤的动脉药物灌注化疗或（和）肿瘤动脉栓塞治疗，大大拓宽了恶性肿瘤尤其是中晚期恶性肿瘤的治疗范围，明显改善了肿瘤预后，堪称肿瘤治疗方法中的一颗新星，在肿瘤领域中正发挥着重要作用。

8 化学药物治疗适用于哪些患者

肿瘤化学治疗是肿瘤内科主要的癌症治疗手段，是利用化疗药物的细胞

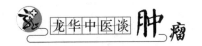

毒性来杀灭肿瘤细胞，是对已有肿瘤和可能生长的"转移癌"进行的全身治疗，"宁可错杀一千，绝不放过一个"。

目前，化疗主要用于治疗恶性程度高、易发生淋巴和远处转移、对化疗敏感的肿瘤，如小细胞肺癌、发生浸润和转移的恶性淋巴瘤和绒毛膜癌及血液系统肿瘤等，这些肿瘤应以全身化疗为主。但化疗对大多数实体瘤的疗效仍不满意，其毒副作用和耐药性问题尚未解决，主要用于手术或放疗前后的辅助治疗。

据统计，初期癌症患者局部治疗（手术、放疗）占 1/3，化疗占 2/3，包括局部晚期患者的新辅助化疗、大于局部治疗病灶的化疗、亚临床病灶化疗及全身转移的化疗。化疗可能治愈 30%～90% 的绒毛膜上皮癌、恶性葡萄胎、精原细胞瘤、恶性淋巴瘤、白血病及皮肤癌等。外科手术和放疗是局部治疗，化疗是全身性治疗，不少恶性肿瘤实际上是一种全身性疾病，不仅是白血病、恶性淋巴瘤、多发性骨髓瘤如此，像肺癌、乳腺癌、胃癌、结直肠癌、骨肉瘤、肾母细胞瘤等，除少数很早期的肿瘤外，大部分癌症常存在局部或远处的转移，即使根治性手术切除，也常因手术时已存在的无法检测的微小转移灶，成为术后复发、转移的根源，而化疗恰是治疗这种病灶的有效手段，从而达到消灭术后难以察觉到的亚临床病灶。化疗作为手术或放疗的辅助治疗，在综合治疗中占重要地位。

化疗药物是以"祛邪"杀伤癌细胞为主的全身性治疗。由于抗肿瘤药物的选择性差，对正常组织细胞也有损伤作用，常出现的毒副作用有：骨髓抑制白细胞和血小板减少，消化道反应，如食欲不振、恶心、呕吐、腹泻等，肝肾功能损害，免疫功能抑制及全身不适、乏力、脱发等。因此不少患者将化疗视为畏途，错误地认为化疗不但不能治癌，反而将削弱已患重病的身体。患者应该正确对待，切忌拒绝化疗，化疗引起的毒副反应是暂时性的，不必紧张，应与医务人员互相配合，积极采取对抗或防止化疗反应的措施，一般都能完成化疗的计划，治疗是根本，切勿因小失大而影响预后。目前，化疗药物对大多数肿瘤还不可能治愈，必须尽可能地结合手术、放疗和激素治疗等，以最大限度减少肿瘤负荷，而对残留的癌细胞可通过生物反应调节剂调动机体的免疫功能将其消灭。

9 靶向药物治疗适用于哪些患者

为了减少化疗药物的耐药性，提高癌症治疗的疗效，并克服化疗的毒副作用及提高患者的生活质量，科学家在不断探索中发现了治疗肿瘤新的疗法——靶向治疗。靶向治疗的出现为肿瘤的治疗开辟了新的领域和广阔的前景，这种治疗方法可以把治疗作用或药物效应尽量限定在特定的靶细胞、靶组织或靶器官内，而不影响正常细胞、组织或器官的功能，从而提高疗效，减少毒副作用。靶向治疗药物的高效、低毒和便利给广大患者带来了福音，其中最重要的为分子靶向治疗。

分子靶向治疗是指使用小分子化合物、单克隆抗体、多肽等物质，特异性干预调节肿瘤细胞生物学行为的信号通路，从而抑制肿瘤发展。靶向治疗针对已经明确的致癌位点来设计相应的治疗药物，药物进入体内会特异地选择致癌位点，并与其相结合发生作用，使肿瘤细胞特异性死亡，而不会波及肿瘤周围的正常组织和细胞，因此分子靶向治疗又被称为"生物导弹"。临床实践证明，分子靶向治疗不仅能"杀灭肿瘤"，而且能诱导肿瘤细胞向正常细胞分化而"治愈肿瘤"，或通过抑制癌基因信号，延缓肿瘤发展而使患者"带瘤生存"，在将来有可能将恶性肿瘤转化成类似糖尿病、高血压的慢性病。

10 什么是"带瘤生存"

从传统的理念出发，一旦怀疑患者得了癌症，首先就是采取各种手段进行层层检查，直至确诊并明确癌症部位、期别，从而制定以消除肿瘤、杀灭癌细胞为目标的治疗方案。而消除肿瘤、杀灭癌细胞的手段不外乎手术、化疗、放疗，加上近几年兴起的生物靶向治疗等。

然而这几十年来，不管是单用手术、化疗、放疗还是采取联合治疗，肿瘤患者的生存期并没有明显的提高。癌症治疗中最大的问题是如何控制复发与转移。大多数患者在承受了治疗带来的巨大痛苦后，仍然不得不接受癌症继续转移和复发的现实。因此，以杀灭癌细胞为宗旨的传统治疗理念，已经

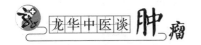

到了必须反思和改变的时候了。

实践证明，人体内的癌细胞是无法完全被杀灭的，而且在杀灭癌细胞的同时，人体的免疫功能同样受到了损害。

随着人们逐步认识到癌症是一种慢性病，既然是慢性病那就要按照慢性病的治疗规律来进行治疗，而不能采取"急于求成"的治疗方法，不能寄希望于一次手术就成功、几次化疗和放疗就达到根治的目的。21世纪癌症治疗的理念将实现由对癌细胞的"寻找、杀灭"向"控制"的重大转变，新境界就是"带瘤生存"。

带瘤生存是一种新观念、新境界。树立这一新观念就必须摒弃"除癌务尽"的旧思想，尤其是医生和家属。中晚期癌症患者经过治疗，只要病情稳定，肿瘤有所控制，生活质量改善，就应当给予必要的中医善后治疗，而不是急于进一步杀灭癌细胞，更不可追求"除癌务尽"。

延长患者生命更重要的一点就是要发挥癌症患者自身的免疫机制。除了通过中药及饮食调理提高免疫力，主要还是从思想上形成带瘤生存的正确认识，让良好的心态提高自身的免疫力。心态越好免疫力越强，对癌细胞的控制也越好，病情也越稳定。做好长期与癌共存、与癌共舞的心理准备，坦然面对病情，就一定能走出恐癌阴影，从而充分享受生命的快乐！

11 治疗癌症的新理念有哪些

癌症又称恶性肿瘤，提起它很多人都会不寒而栗。它是当代威胁人类健康最严重的疾病之一，尤其是近年来随着环境污染、化学污染（化学毒素）、食品安全等问题的加剧，癌症的发病率逐年升高，已呈现全球蔓延的趋势，严重威胁着人类的身体健康及生命安全。因此，探索治疗癌症康复的新理念刻不容缓。

目前，治疗癌症的方法主要分为两大类，即西医治疗和中医治疗。西医以手术、放疗、化疗等手段对病变部位进行切除，效果立竿见影，是当今肿瘤治疗的常规手段。与手术、放疗、化疗相比，中医疗法在缓解西医治疗相关毒副反应的控制方面有着明显优势。若我们在运用西医疗法的同时充分发

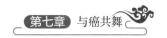

挥中医药在这方面的优势，将有利于提高整体治疗效果。

专家表示，肿瘤的中西医结合治疗经过数十年发展已经取得了明显的疗效，并被越来越多的医生和患者所采用。很多癌症患者在接受放化疗的同时，纷纷寻求中药配合调理。目前，中医治疗癌症分为两个阶段：首先是配合西医治疗，起到"减轻西医副反应"的作用；其次是自行辨证施治。

对付癌症，尤其是中晚期癌症，中医一开始就配合西医治疗，疗效将明显提高。比如患者做完放化疗后，出现明显的消化道反应，骨髓功能抑制，白细胞、血小板、血色素下降，肝肾功能损害等不良反应，中医通过扶正解毒进行调理，达到保肝护肾、改善消化功能、改善骨髓抑制状态等效果，降低放化疗给患者带来的毒副反应，从而提高人体免疫功能，更好地完成放化疗任务。此外，手术后，患者容易出现盗汗、低热等现象，此时，可通过中药调理帮助机体恢复。

西医治疗肿瘤虽然立竿见影，但同时也存在众多的副作用。以化疗来说，虽然被广泛地应用，但化疗药物杀伤肿瘤细胞的同时存在明显的毒副作用，会导致不同程度的骨髓、消化道、心、肝、肾及神经系统损伤。患者在接受化疗时，必须承担药物毒副反应所带来的额外痛苦和治疗费用，患者往往因剧烈的毒副反应产生消极情绪，影响治疗效果及预后。因此，及时地减低化疗过程中出现的各种副作用，对改善患者的生活质量，提高治疗依从性及耐受性有着重要意义。

化疗在中医理论中属于"攻法"范畴，在攻击瘤体的同时也会伤及人体。中医疗法中，攻补兼施，配合患者放化疗，抑制癌细胞生长直至自然凋亡。在以补益为主的抗癌中药处方中几乎不含攻击性很强的抗肿瘤药物，许多中药多选用补气养血之黄芪、人参、丹参等药材，解毒化瘀的同时可以扶正固本，专门用以增强人体免疫功能，达到改变癌细胞生长环境，抑制癌细胞生长的目的。以国药准字的中药复方万年青胶囊为例，大量临床研究表明，其配合化疗，在提高机体免疫力的基础上，可以降低化疗的毒副作用，增强放化疗效果，起到协同增效的作用。

癌症的发病，其实与人体内环境紊乱密切相关。中医调理，就是调整机

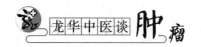

体内环境，改变人体内部的异常状态，从而使癌细胞在机体内不易生存。西医治疗的优势在于短期疗效显著，能使肿块迅速缩小或消失，但也存在使患者免疫力下降及易复发的弊端。相反地，中医治疗虽不能使肿块迅速消亡，但能明显提高生活质量，带瘤生存，延长生存期，远期疗效较佳。因此，将二者优势互补，才能达到最佳的治疗效果。

12 中医治疗肿瘤可行吗

"在肿瘤的治疗中抱着盲目悲观和无所作为的态度，将被历史证明且永远被证明是错误的，人类最终一定能够战胜和控制癌症"，中国肿瘤内科（以化疗为主治疗癌症）的学科开创者孙燕院士如是说。

孙院士还说："作为一个中国人，我虽然学的是西医，但我对中西医结合情有独钟，中西医是两种卫生保健体系，在历史上各自做出过卓越贡献。中医药是一个伟大的宝藏，经受过历史的洗礼。与西医相比，中医从整体的角度认识疾病发生的条件，强调防病，'治未病'，其阴阳、正邪论是唯物辩证的。中医认识到正虚是疾病的重要内因，要比西医早千年；正虚学说也已被现代医学认识和承认；而调控是 21 世纪医学的重要组成部分。"

孙院士的观点是要明确地把中医药列为继手术、放疗、化疗之后的第四大疗法，他认为中医药的辅助治疗地位不容忽视。研究证明，运用中医药疗法，对延长患者寿命，改善症状，特别是消除放、化疗的副反应有着非常显著的效果。

孙院士提出了"祛邪—扶正—强化治疗—扶正"的中国模式，即在充分控制肿瘤发展以后，采取一切可能的方法提高患者的免疫功能，以达到治愈的目的。

孙院士认为，肿瘤内科学是一门发展中的学科，我们应该将分子生物学、单克隆抗体、化学预防、中医药调节及基因治疗等方法综合运用，探索出一条中西融合解决癌症和其他疾病的有效方法，做出我们民族的贡献。

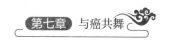

13 如何进行中药的煎煮

汤剂的正确煎煮方法与中药的疗效密切相关，患者在自制汤剂时都会遇到一些疑问。在器具选择上，最好选用陶瓷器皿中的砂锅、砂罐，因其化学性质稳定，不易与药物成分发生化学反应，并且导热均匀，保暖性能良好；其次可以选用白色搪瓷器皿或不锈钢锅。煎药忌用铁、铜、铝等金属器具，因金属元素容易与药液中的中药成分发生化学反应，可能使疗效降低，甚至产生毒副作用。

煎煮汤药的用水量一般为将草药用水浸润后，用手适当加压，使液面没过草药约 2cm 为宜。质地坚硬、黏稠或需久煎的药物加水量可比一般药物略多；质地疏松或有效成分容易挥发，煎煮时间较短的药物，则液面淹没药物即可。

有很多人都忽视了煎煮浸泡这个部分，其实草药煎煮前浸泡既有利于有效成分的充分溶出，又可缩短煎煮时间，避免因煎煮时间过长，导致部分有效成分耗损或破坏。多数药物宜用冷水浸泡，一般药物可浸泡 20 ～ 30 分钟，以种子、果实入药的药物可浸泡 1 小时。夏天气温高，浸泡时间不宜过长，以免腐败变质。

煎煮汤药一般宜先武火后文火，即未沸前用武火，沸后用文火保持微沸状态，以免药汁溢出或过快熬干。解表药及其他芳香性药物，一般用武火迅速煮沸，改用文火维持 10 ～ 15 分钟即可。有效成分不易煎出的矿物类、骨角类、贝壳类、甲壳类及补益类中药，一般宜文火久煎，使有效成分充分溶出。

一般来说，一剂药可煎煮三次，最少应煎煮两次。因为煎药时药物有效成分首先会溶解进入药材组织的水液中，然后再扩散到药材外部的水液中。当药材内外溶液的浓度达到平衡时，因渗透压平衡，有效成分就不再溶出了。这时，只有将药液滤出，重新加水煎煮，有效成分才能继续溶出。为了充分利用药材，避免浪费，一剂药最好煎煮两次或三次。

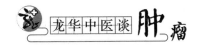

14 何为中医药扶正培本

目前，现代医学对肿瘤的治疗存在明显缺陷，如过多地顾及"瘤体"，常规治疗形式主义严重，缺乏针对性等。而中医非常注重整体观念，又极度重视预防，并且中药品种十分丰富，其现代研究广泛深入，作用机理日益明确，中医药治疗肿瘤的模式日渐成熟，积累了丰富的治疗经验，在肿瘤防治中逐渐显示出其独特优势和巨大潜力，可在一定程度上弥补现代医学治疗肿瘤的不足，改善患者的生活质量，延长患者的生存期。中医治疗癌症方法繁多，其中扶正培本是治疗恶性肿瘤之根本大法。

中医认为，正虚邪犯，正气存内则邪不可干。《黄帝内经》云："虚者补之，损者益之。形不足者，温之以气；精不足者，补之以味。"正气虚乃恶性肿瘤形成和发展之根本条件，扶正固本是中医治疗肿瘤的亮点。许多研究也证实中药之所以能够抑制肿瘤，主要是通过提高机体免疫功能来发挥作用。"养正积自除"，用扶持正气、固本培元的方法来调节人体阴阳气血、脏腑经络的生理功能，以增强机体免疫力。扶正疗法可提升人体正气，调节人体气血阴阳，使五脏六腑功能重回平衡态。补法内容繁多，有补气养血，补益肝肾，填精益髓，补益脾胃等。准确辨证，合理补益能给肿瘤患者带来益处。辨证施补，除汤药外，还有一些中药制剂也可用于肿瘤患者。现代研究已证实，人参皂苷可直接提升人体免疫力，辅助抗癌，常见的制剂有参芪扶正注射液，具有益气扶正，增强机体免疫力之功效，临床治疗中除用于肺癌和胃癌的辅助治疗外，还广泛用作肝癌、肠癌、多发性骨髓瘤的化疗支持剂及肾癌、前列腺癌术后的免疫治疗，协同免疫增强药物作用。复方阿胶浆具有补气活血化瘀，健脾助消化的功效，可以减小放化疗引起的白细胞低下，纠正癌性贫血，提高机体免疫力。贞芪扶正颗粒，能够提高机体免疫功能，保护骨髓和肾上腺皮质功能，用于晚期癌症引起的虚损，也可配合手术、放化疗，促进正常功能恢复。

中晚期恶性肿瘤患者的正气虚，主要以气虚、阴虚、气阴两虚占大多数，故在扶正培本治疗中晚期恶性肿瘤中以益气养阴法的运用最为普遍。扶正培

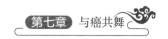

本即为补益虚损，包括益气、养血、滋阴、温阳、健脾、益肾等治法，尤以补脾益肾为重。我们常用的扶正固本的中药有人参、黄芪、当归等，常佐茯苓、半夏、鸡内金等健脾和胃之品，以顾护胃气。

15 何为整体治疗

目前有很多癌症患者把中医当成是西医无计可施时的救命稻草，其实，这种做法是不对的。中医在癌症的治疗方面具有巨大的优势，并且发挥的作用无可代替。中医有其独特的理论和固有的逻辑思维方法，它的诊断步骤、对疾病病机的判定、治疗的方法和用药都具有其特点，其中，最大的优势是治病重视整体性。

中医历来重视整体性。癌症表面看是局部病变，如结肠癌在大肠、胶质瘤在脑部，因此西医往往注重于局部病灶，或手术，或化疗，或放疗，这无可非议。从战争法则要求，只有消灭敌人才能保存自己。但近年来，现代医学亦认识到癌症不仅仅是局部病变，而是全身性疾病的局部表现，特别是免疫系统功能紊乱，然而目前的手术、化疗、放疗等均对免疫系统有所损害。中医早有"正气存内，邪不可干""邪之所凑，其气必虚"等重视内因和整体的理论作为癌症治疗的指导思想。无论何种癌症均有邪气盛与正气虚两种状态，邪气有热毒、痰湿、血瘀等证候，正气虚则有气虚、血虚、阴虚、阳虚等表现。因此，中医治疗癌症的基本要求是，既要看到局部癌块，又更重视患者的正气强弱，无论采用何种治癌方法，时时需要维护正气。

中医治癌有诸多优势，是不容忽视和不可或缺的。对于癌症患者而言，癌症的治疗还是应该要讲究辨证施治，要从整体观念出发，既要考虑患者局部的治疗，又要对整体的身体状况进行系统的调理，使患者达到体内的阴阳平衡，邪正平衡，这样才能控制肿瘤的生长与繁殖，达到长期带瘤生存的目的。

16 中医治疗肿瘤疗效如何

中医治疗肿瘤的效果一方面体现在缩小瘤体上，更重要的是延长了患者

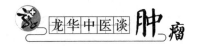

寿命，提高了患者的生活质量，这方面的研究成果很多且大多较有说服力。

（1）患者生存率明显提高：如中山医学院肿瘤医院用养阴生津和健脾益气处方配合放疗治疗鼻咽癌110例，5年生存率达68.18%，单纯放疗组仅为30%～49%。

就Ⅲ、Ⅳ期（晚期）胃癌的治疗而言，据临床观察，仅用西医方法，5年生存率徘徊于20%～30%，中西医结合治疗组5年生存率则明显高于单纯西医（手术加化疗）治疗组。例如，北京广安门医院用健脾益肾冲剂治疗Ⅲ期胃癌，术后合并化疗，观察303例远期疗效，5年和10年生存率分别为53.4%和43.37%，生活质量较好。

以肺癌为例，中国中医科学院进行了防治肺癌术后的复发、转移，以及中晚期肺癌治疗的多中心、大样本、随机对照实验。研究证明，非小细胞肺癌完全切除术后患者，采用中医扶正培本为主的辅助治疗，可以明显改善患者的临床症状及生存质量，其中尤以术后一年最为明显；同时还能延长患者的生存时间，并有减少患者复发与转移的趋势。研究结果充分显示了中药在提高肺癌术后患者生存质量及延长患者生存时间两方面均有突出疗效。

（2）对高龄癌症患者，中医药凸显优势：对高龄癌症患者的治疗是个难题，也一直是业内人士关注的焦点。实践表明，以中医药为主治疗老年患者的癌症，是个十分不错的选择，既能减少治疗的毒副作用，又能改善老年患者的生存质量，延长生存期；并且多数情况下单用中医药就能很好地控制肿瘤，具有明显的优势。

（3）不同方药，抑癌各有所长：癌症的治疗效果与癌症的分期、所用的治疗方法和患者本身的免疫力强弱密切相关。研究证明，扶正中药如人参、黄芪、女贞子等均能明显提高荷瘤小鼠的免疫功能，促进造血细胞增殖，调节内分泌及体液功能，并对清除自由基、预防肿瘤复发和转移也有一定程度的作用。

中国医学科学院肿瘤医院对扶正中药能提高机体免疫功能进行了广泛的研究，取得了确凿的证据。同时，他们也对宫颈癌和乳腺癌的单独放疗组和放疗加扶正中药组的疗效进行了观察和比较，在5年和10年生存率等方面，借助了中药的综合组明显优于单独放疗组。例如，宫颈癌放疗组的 10 年生存率为 50%，而放疗加扶正中药组的 10 年生存率则为 74%。

不少活血药有一定的抑瘤作用，能改善血液循环及血液的高凝状态，提高机体的免疫功能。中国医学科学院肿瘤医院曾对随机取样的 220 例鼻咽癌患者进行比较分析，结果表明活血中药对放疗有较强的增敏作用，5 年生存率放疗加活血中药综合治疗组比单独放疗组高，局部复发率放疗加活血中药综合治疗组为 16%，而单独放疗组为 30%。

17 中医调节免疫的优势是什么

人们觉得癌症可怕是因为它是一个绝症，得了癌症几乎就像被判了死刑一样。而癌症真正可怕的原因是它的转移和复发，这也是导致患者病情恶化和死亡的主要原因。我国新诊断的实体瘤患者中，术后 1 年复发率为 60%，死于肿瘤复发和转移的患者超过 80%。所以，预防癌症的转移和复发是提高生存率和降低死亡率的关键，有效做到这些，癌症也就不可怕了。

（1）预防转移和复发，关键要调整免疫系统：人体内有一套严密的肿瘤防御免疫系统，激活这个系统，人体自主抗肿瘤的程序就会启动，它能调动免疫细胞杀灭癌细胞，防止癌症转移和复发，这套系统被称为"天然抗癌系统"。科学研究表明：人体内蕴藏的抗癌能力是巨大的，若被调动发挥得当，它的抗癌力将高出平时数十倍。而目前常规的手术、放疗和化疗三大治疗方式，虽然在一定程度上能够清除和杀灭癌细胞，但无法将它们彻底地清除掉，而且还会破坏人体"天然的抗癌系统"。这就使得残余的癌细胞有机可乘，趁机转移和复发。所以，在手术、放疗和化疗的前、中、后期，应该调节免疫系统，才会与手术、放疗、化疗起到协同作用，提高它们的抗癌疗效，还可以避免单纯手术、放疗、化疗带来的癌症容易转移和复发的副作用。

（2）传统中医药，激活人体天然抗癌系统，无损伤抗癌：相对于手术、放疗、化疗单纯"祛瘤"的方式而言，中医"以人为本"的理念则会顾全大局，在去瘤的同时，还会考虑不损伤正常细胞，防止癌症的转移和复发。如果说中医"以人为本"的理念是策略的话，中药就是战略了。几千年的中医

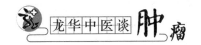

药研究发现很多中药都具有让人体发挥自身抗癌能力的成分，也就是说中药中含有能激活人体"天然抗癌系统"的成分。临床上黄芪、茯苓、人参、灵芝、冬虫夏草、石斛等均有免疫调节的功效。一般的汤剂水煎提取物的有效成分含量偏低，短期疗效不显著，如果提取其有效成分，针对性地调节免疫则疗效要明显得多。

在此基础上，如合理佐以辨证治疗，能够更好地、有针对性地改善患者的总体状态，调整机体内易于癌症生长及转移、复发的"内环境"或"微环境"，从而消除对机体正常免疫机制起消极干扰作用的因素。

18 中医治疗在防治癌症转移、复发中扮演什么角色

（1）肿瘤转移、复发与人体免疫功能的关系：近几年研究认为，宿主的免疫监控可以清除循环中绝大多数癌细胞，并且这一免疫清除能力贯穿于肿瘤细胞转移的整个过程。实验研究发现，恶性肿瘤的转移与免疫功能的抑制程度呈正相关，良好的免疫功能可能通过抑制肿瘤的远处转移而提高肿瘤患者的生存率。研究表明，人体处于中医所说的虚证时，常有机体免疫功能下降，特别是细胞免疫功能的下降，而肿瘤细胞生长。因此，保护和增强患者的免疫功能是防止肿瘤复发与转移的关键。

（2）通过扶正调节免疫：癌症患者免疫功能低下，免疫活性细胞难以识别并杀灭存在于血液循环中具有转移能力的癌细胞，导致转移的形成。扶正培本药物能够调节机体免疫功能，提高机体各种抗癌细胞和因子的活性，从而增强免疫细胞及因子对血液中癌细胞的攻击能力，尽可能地多杀灭癌细胞。此外，组织局部免疫功能的增强，可减少从原发灶脱离并进入循环中的癌细胞数量，从而控制或减缓转移灶的形成和发展。扶正培本药物还具有改善骨髓造血功能，提高体液的调节功能，调节细胞内环磷酸腺苷含量及环磷酸腺苷/环磷酸鸟苷的比值等作用，从而影响肿瘤细胞生长所必需的条件。因此，扶正培本法是中医抗肿瘤转移治疗中最为重要的方法，此法可贯穿于肿瘤防治的全过程。

（3）扶正药的类生物反应调节剂作用：扶正可使机体免疫系统有能力清

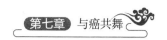

除癌细胞，从而抑制肿瘤转移，这已得到公认。扶正是中医防治肿瘤转移的基本治则。扶正药包括补气、养血、滋阴及助阳等中药，这类中药具有类似生物反应调节剂的作用，可诱导诸多细胞因子的释放，促进淋巴细胞转化，提高细胞免疫活性，使发生转移的癌细胞在运动中被杀灭。

（4）提高机体的正气或抗癌力：这对防治肿瘤转移及使患者长期存活至关重要。癌毒易耗正气，常造成患者气血阴阳耗损，或五脏功能衰竭。如果再单纯采用攻伐的西药治疗，则易使已虚的正气更虚，抗癌力进一步下降，更易导致残存的癌毒复发和转移。中医扶正培本在癌症治疗中最突出的作用，就是能提高机体固有的抗癌系统的抗癌能力，同时还具有双向调节和保护机体平衡的作用。由于肿瘤转移与癌毒残留、正气虚损和降低体内瘀滞密切相关，故单纯地被动祛邪抗癌、扶正培本及化瘀导滞，均不能完全阻断转移的全过程及各个环节。所以，中医防治肿瘤转移应采用复方，而不是单方单药，应包括上述的多种治则，其中，应以扶正培本为主。此外，活血化瘀、软坚散结及燥湿化痰类药物可降低血液黏度，减少癌细胞的黏附性及运动性；收敛固摄类中药可双重防止正气的耗散及癌毒的扩散，这些都可合理选择运用。

（5）诱导凋亡可能降低癌毒特性：肿瘤的转移还与癌毒特性有关，如能改变癌毒特性，诱导其分化成熟为正常细胞，则可降低恶性程度；或是促进癌细胞凋亡，则可以治疗肿瘤和防治肿瘤转移。实验和临床研究表明，应用中药制剂或复方可诱导癌细胞分化和凋亡。中药诱导肿瘤细胞凋亡的可行性及防范转移、复发的长期疗效亦在许多试验中得到证实。

最近，有关肿瘤侵袭与转移的研究发现，高转移的肿瘤往往呈低免疫原性，更利于癌细胞的转移，转移瘤细胞之间可能存在着拮抗凋亡的不同机制。因此推测细胞凋亡可能具有使高侵袭性和转移力的癌细胞过早死亡的作用。

⑲ 中医治疗肿瘤的优势有哪些

中医治疗肿瘤的优势体现在减毒增效，提高西医治疗效果等多方面。

中医可以减毒增效，为化疗辅翼。化疗是治疗癌症不可缺少的重要组成部分。但目前，对化疗引起的各种副作用，还缺乏有效的应对方法。近年来，

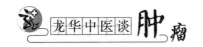
研究发现合理运用中医药，可有效缓解或控制化疗产生的诸多毒副作用且能增强疗效。

恶心呕吐是化疗比较普遍的副作用，往往导致患者无法进食，甚至影响继续治疗。中医药可在一定程度上改善这一情况。相关的研究很多，如运用中药方剂半夏厚朴汤可缓解化疗期间出现的恶心呕吐等副作用；又如运用中西医结合方法，以中药加恩丹西酮预防顺铂所致恶心呕吐反应取得良好效果。治疗组采用中药煎剂香砂六君了汤加减，再加恩丹西酮，对照组单用等剂量的恩丹西酮；治疗组的有效率为96.0%，对照组的有效率为89.0%，两组结果有显著性差异，说明中西药结合效果更好。

化疗过程中往往出现不明原因腹痛、腹泻。实践表明：腹痛可服甘草芍药汤加安中散；腹泻可试用半夏泻心汤。有人对放化疗后腹泻进行了疗效比较观察：将36例患者随机分为治疗组和对照组，治疗组辨证施治用中药或灌肠或配合敷脐治疗，对照组用诺氟沙星等常规及对症治疗，结果治疗组疗效优于对照组且治疗组的症状、体征、内镜检查的改善情况均优于对照组，表示辨证施治用中药辅以内外合治，疗效满意。

骨髓功能抑制表现为白细胞、红细胞、血小板减少，往往需要输血加以改善。化疗过程普遍导致白细胞减少从而导致严重感染，最终可致癌症患者死亡，或常常使得化疗无法继续，只能终止西医治疗。有研究表明，人参养荣汤、补中益气汤等对防治白细胞减少都有一定作用。血小板减少则常发生在使用部分抗癌药如卡铂、依托泊苷等，灵芝有效成分提取物、补中益气汤和十全大补汤等对预防血小板减少都有一定的作用。

放疗是癌症治疗的一项重要方法，是除了手术、化疗之外最主流、最常规的癌症治疗方法。因放射线会使人体产生各种局部乃至全身的反应，如鼻咽癌患者因为唾液腺被烧伤，放疗后患者出现口干舌燥，此外，还有耳鸣、头痛、胃口不佳、恶心、呕吐、白细胞降低等症状，严重者甚至使放疗被迫中断，影响治疗效果。为了保证治疗效果，减少患者的痛苦，预防和治疗放疗的毒副反应，是非常重要的。

中医认为射线为热毒之邪，易致实火过盛，伤阴耗气，损伤脾胃，肝肾亏虚，瘀毒热盛，故治疗原则为凉补气血、生津润燥、清热解毒、健脾补肾，酌以化瘀通络之法。如对放射性肺炎可以采用润肺止咳、养阴生津的方法，可以选用百合固精汤、生脉饮。对放射性食管炎采用健脾养胃、生津润燥的方法，可以选用沙参麦冬汤。对放射性肠炎采用健脾补肾、清热解毒的方法，可以选择香砂六君汤、四神丸、锡类散等。中药使用方法有汤剂内服、灌肠和静脉注射等，对于照射野区域的皮肤黏膜损伤如炎症、溃疡、糜烂、水肿、萎缩、穿孔、坏死等还可以采用外用的方法，取得一定的效果。

总之，放疗期间应用中药，可以防治各种毒副作用，保护骨髓造血功能，减少放疗对重要器官的毒性，协助完成各个疗程的放疗，提高疗效。放疗后期应用中药，可以治疗放射引起的副作用，尽快恢复机体功能，并巩固已取得的疗效。

20 中医治疗肿瘤的基本原则是什么

（1）无伤害：是中医治疗的指导思想，通俗地说，就是无毒的"王道"治瘤，包括改善症状、抑制肿瘤、调整免疫时所选择的种种方法，也包括其他辅助措施，都应考虑到无毒的问题。

①以改善症状为首。我们强调首先应缓解症状，它是中医肿瘤治疗的第一步。初患肿瘤的前几个月，对患者来说是至关重要的。一旦症状改善，患者的康复信心常大增，医患互信关系可稳固建立，患者的总体状态也可从恶性循环（因病加重心理负担，因消极心理又加重病情）走上良性循环。再者，重视症状的消解，也体现了注重人本的思想。

②抑制癌肿。这是肿瘤治疗的主体和关键，应贯穿于整个中医治疗之始终。调整免疫虽然对治疗肿瘤至关重要，但却并非短期地单一措施所能实现，充分体现了肿瘤治疗的长期性、综合性和艰巨性。

③必须考虑"增悦"理念。医学关照的是"人"，"以人为本"是医学的最高准则。注重人的痛苦，并努力加以避免或减轻，并尽量使其快乐，提高其生存质量，就是先进医学理念的核心。

"无伤害原则"应渗透至中医肿瘤治疗的全过程。目前所讨论的尽快缓

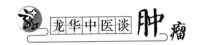

解肿瘤患者的症状，强调外治内服结合，有副作用或伤胃的药外用，就体现着无伤害的原则；以温和的方法，护胃为要，调整为先，也体现着无伤害的原则；强调人文关爱，反对"只看器官不看人"、只有癌细胞而无患者生存质量的观念，依然体现着以人为本和无伤害的原则；在门诊中倡导的"快乐门诊"，更是无伤害原则的体现。

（2）调整为先：对肿瘤患者，特别是初诊患者，或是晚期有众多症状或痛苦的患者，应先着重丁调整其各项功能状态，让其各项功能逐步恢复协调平衡，哪怕是弱平衡状态，让患者先感到症状有所缓解，人开始感到比较舒服。而这种调整，又重在调整脾胃，开其胃口；调整肠道通降，使其能畅而排毒，却不至于泻痢太过；改善其睡眠状态，让其能有个安眠的夜晚等。其次是稳定其情绪，协调其气机升降，从而使患者的总体状态出现好转。与此同时，肿瘤患者往往还伴有白细胞偏低、肝功能受损，或某些癌胚指标有异常等情况，也应努力加以纠正或调整。只有调整为先，解决了患者的苦楚，消解疑虑，患者的抗癌信心才会确立，患者也才会认真而坚定地完成漫长而又较为痛苦的治疗全过程。

（3）护胃为要：肿瘤患者脾胃功能原本就较差，再加上化放疗的伤害，脾胃功能更弱，若再妄行攻伐，差、弱之上更见衰败，"脾胃一败，死期即到"。因此，攻伐之"霸道"在肿瘤治疗中不足取。在贯彻零毒为佳的指导思想时，和胃护胃，以"护胃为第一要义"尤显重要。在肿瘤患者的长期治疗过程中，不管是治疗期、巩固期或康复期，均宜贯彻"零毒为佳""护胃为要"的原则。只有这样，才能收获持久之效。

（4）不同阶段，不同侧重：一般来说，早期肿瘤患者常以消解症状和祛邪（抗癌）为主，合理组合应用一切可能的抗癌治疗手段，力争彻底消灭癌性病灶，并尽可能不损害患者的整体机能，即"祛邪而不伤正"。中期患者则以扶正与祛邪兼施，重在扶正，同时尽可能地改善症状，提高生存质量。这时，即便是祛邪（抑瘤），也要考虑尽量少用"毒药"，以免正伤而促使病笃。晚期患者因正气大衰，各器官组织功能失调，免疫功能和抗癌能力很弱，经不起强烈的抗癌治疗措施（根治性手术、根治性放化疗等），应以扶正疗法为

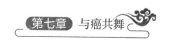

主（增强患者整体的抗病能力，保护机体的整体功能），通过中医各种扶正固本和支持疗法，增强患者自身的抗癌能力，改善患者的一般状况。然后根据患者机体的实际康复情况，给以比较"温和"的抑癌措施，零毒抑瘤更是首选。

21 中医治疗肿瘤的思路是什么

从近年的研究看，肿瘤的中西医结合治疗包括两个方面，即针对癌肿本身的局部治疗和针对患癌宿主的整体治疗。局部治疗可以在较短时间内明显降低肿瘤负荷，使宿主获得恢复的机会，最终有可能消除癌肿，但单纯的局部治疗无法避免残留癌灶的发展及复发、转移等情况。整体治疗除可恢复宿主各方面的功能外，对癌肿转移、复发的预防也有较好的效果，然而单纯的整体治疗，对癌肿局部的消除尚不够明显。因此，局部治疗和整体治疗两者结合，有可能会明显改善癌肿患者的生活质量和生存率。

我国独有的中医药为癌症的治疗提供了切实的帮助，许多临床病例表明中药确有抗癌作用。中药抗癌是多环节起作用，这是由于中药多采用复方治疗，含有多种药物成分，其作用各不相同，功能互相协调制约。中医治病讲究整体调节，虽然癌症可能发生在局部，但是与整体有不可分割的联系，调整好全身状态，对治疗局部病变极为重要。

由此可以看出，中医治癌，有其自身优势，如果被充分合理地利用，对于癌症的治疗将会发挥更大的作用。

22 中医治疗肿瘤有何特点

中医强调整体观念和辨证论治，具有治疗方法多样化、处方用药个体化、临床经验丰富等优势，对于癌前病变，癌症患者病情复杂多变，以及疾病中后期涉及多系统、多脏器等临床情况较为切合。中医药在改善患者生存质量、减轻痛苦、提高缓解率、延长存活期、预防肿瘤发生、延缓肿瘤发展等方面的疗效较为显著。

目前，中医治癌应遵循坚持中医治疗的特色和优势，中医治疗癌症和癌

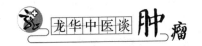

前病变的特色和优势主要集中在以下三个方面：

（1）治疗方法多样化：辨证论治、治疗法则和方药是中医治疗的核心内容，辅以气功、针灸等手段，与肿瘤复杂多变和个体治疗反应差异较大等临床情况是比较切合的。

（2）临床经验丰富：中医治疗肿瘤历经三千多年，积累下无数极有参考价值的临床经验。

（3）临床疗效确切：这主要是从中医宏观整体调节角度来说的。中医药对肿瘤的临床治疗能改善患者的生存质量，减轻患者的痛苦，提高缓解率，延长患者的生存期，预防肿瘤的发生，延缓肿瘤的发展，此外，对部分患者还有预想不到的疗效，如缩小瘤块，消灭癌细胞等。中医药治疗癌症和各种癌前病变的临床研究，不管采用何种研究思路和研究方法，都必须在坚持和发扬中医药疗效特色和优势的基础上进行，只有这样才能保证中医药的发展源泉及其生命力。

中医注重疗效评价方法的客观研究。由于其形成和发展所处的特殊历史条件和背景，中医治疗癌前病变虽然具有一定的特色和优势，但在目前科学技术飞速发展情况下，也暴露出以下一些需要注意的问题：

①临床疗效的评价问题。中医药的疗效主要体现在中医的"证"上，"异病同治""同病异治"就是抓住了"证"，证可以反映疾病的阶段性特点和患者的个体化特点。离开中医的辨证施治，生搬硬套一些疾病的指标去评价中医的疗效，显然是片面的。在整体宏观调节上，有大量的主观感觉指标，现国际通行的生存质量评价理论和方法，其实与中医有相通之处，因此必须加强这方面的研究，制定出现代中医证候的疗效评价科学体系。至于中医药在临床上对肿瘤生物学和病理学方面有疗效的经验，应在临床试验中引用相关理论和方法进行疗效观察的设计和评价，使评价中医药疗效的方法进一步规范化和科学化。

②治疗经验的可重复性问题。中医药治愈或缓解肿瘤的个案不少，但难于重复。解决方法首先要从中医诊断、辨证标准化和中药方剂的质量控制开始，同时加强临床试验的规范化。

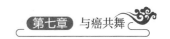

　　③作用机制的科学表述问题。任何成功的实践，必定有它的科学机制。由于历史原因，中医肿瘤治疗学长期游离于自然科学理论和实验技术方法之外。中华人民共和国成立后虽然越来越注意这个问题，并做了不少努力，但对于一个历经三千多年形成的体系，想要在几十年时间内能使之纳入现代自然科学体系，是不现实的。但这又必须为之，故要脚踏实地，不懈努力去实践。解决作用机制的科学表述问题，其意义不仅仅在于阐述中医药的科学性，更重要的是可以进一步促进中医药治疗理论的飞跃，从而整体上推动中医肿瘤临床实践的发展。

　　④需要全新的综合评价指标。中医肿瘤学主要是在西医传入我国之前独立形成和发展起来的，尽管近代和现代的中医肿瘤学受到西医的渗透和影响，但并未从根本上改变中医肿瘤学的基本理论框架和临床治疗特征。因此对中医肿瘤治疗的临床疗效评价，在现阶段，不能完全照搬西医的一些硬指标，如肿块缩小、癌细胞杀死等，而更应该着眼于中医药整体调节方面。其实，现代医学也越来越重视机体免疫功能和生存质量等综合评价指标。因此，中医药治疗癌症疗效的评价方法研究，应以重视证候的量化评价为主，并注重机体免疫调节、血象、骨髓象、代谢、生化等整体生物学指标的评价，适当结合对肿瘤微观的、局部的疗效评价，如此才更符合中医药治疗肿瘤的疗效特点。

23 中医治疗肿瘤的前景广阔吗

　　现代医学得益于 20 世纪生物学等自然科学的崛起，人口、环境、生态的研究使生命科学应运而生，多学科的渗透交融促进了西医学的迅猛发展，今天提出中医药现代化进程已毋庸置疑，而对现代化的内涵和实现手段却是见仁见智、莫衷一是。较多学者主张以中医理论及临床诊疗客观化、定量化、规范化为主要目标，以探索脏腑、阴阳虚实等证的本质为切入点。近十年中医药现代化实践基本是走西医药的科研思路，长此以往，中医药将逐渐蜕变成西医药。中医药学是具有中华民族特色的生命科学，具有独特的理论体系和临床思维模式，其概念是对人体百骸关系的实在描述："气"（元气、真气）

是生命活动的本源；脏腑不仅指组织器官，而且主要表示生命过程的相互关系；经络血脉是气血走向、调控转换的途径；阴阳五行是气机运动规律、协调制约的表达模式等。中医药抗癌研究也应该遵循继承、验证、发扬、创新的思路，在临床实践中构建中医肿瘤疗效标准评价平台，减少中医研究被动模仿西医的情况，避免开发抗癌中药日益脱离自身理论和特有临床体系的倾向。

中医古谚"熟读王叔和，不如临证多"，反映了中医一贯重视临床研究的传统。临床是抗癌研究的战场和狼烟之地，对中医和西医皆如是。美国拥有世界上最发达的医学和较健全的医疗体系，但仍然无法解决高误诊率和药物滥用等问题，每年约有100万住院患者因药物不良反应而受害，并有18万人死亡。我国大型综合医院癌症误诊也占一定比例，部分地区出现"百家医院办肿瘤科，癌症病人不知该进哪个门"的现象，凸显了落实肿瘤患者首诊医生负责制和规范化治疗的重要性。当前的中医肿瘤临床在学术特色、准入制度、体制管理等方面有待加强和规范，以上情况在大专院校和三甲医院较好，而在基层医院和个体诊所则较差。中医和现代肿瘤学一样，其"认病辨证"过程就是明确诊断和临床分型，同样对早、中期疗效较好。而现实中找中医诊治的癌症患者多属晚期，需要在体现中医特色的基础上开展多学科综合治疗，恰如其分地评价疗效。过分夸大或不实宣传反而有损中医的学术声誉，对策是增强学会的专业培训、同行监督和卫生执法的行政管理。

中医肿瘤学是一个古老而又年轻的学科，其古老的学术渊源根植于两千余年前的《黄帝内经》《难经》《神农本草经》，辨证论治成形于汉代的《伤寒杂病论》，至20世纪中期在临床各科中脱颖而出，成为中医临床年轻的独立分科，在学科建设、学术内涵上亟待充实和完善。现代中医肿瘤学则是在上述基础上的一种嬗变与发展，在表达和体现自身原有特色的同时，向定量化、规范化、现代化过渡，其自身特色仍然是中医学的基本特点——以人为本、辨证论治和整体观念。

中医药现代化是促进中医抗癌优势融入世界医学主流的必由之路，中医药现代化的实施必须是在继承基础上的发扬，在发扬的过程中分阶段实现有

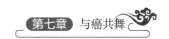
关理论和概念的客观化、规范化、定量化的探索。现代中医肿瘤学的内涵建设已迈向学科发展的坦途，辨证论治与循证医学有实质的相似，整体观念与带瘤生存、肿瘤无进展生存期，虽然分属中西医，但却"殊途同归"。重视中医理论研究、以临床疗效为终极指标的未来中医抗癌研究任重道远，但前景广阔。

24 中医治癌能否被国际认可

在全球范围内，癌症发病率逐渐升高，并且由于其特殊性，常规治疗手段的总体治疗效果仍然不够理想，因此寻求新的治疗方法和思路成为癌症治疗的热门话题。

在过去的十余年中，替代和补充疗法在癌症治疗中的应用越来越广泛，研究也越来越多，美国国立卫生研究院（NIH）和美国国家癌症研究所（NCI）成立了专门研究补充替代医学的部门，并且投入了相当的科研基金对补充替代治疗癌症进行深入研究。2006 年 4 月，美国国家癌症研究所在华盛顿美国国立卫生研究院总部首次举办了全球领域的中医药治疗癌症研讨会，题为"传统中医与癌症研究"，主题是"建立和发展合作"。来自中国各地的中西医结合肿瘤学专家与美国、加拿大、挪威等国的 160 余名中西医结合肿瘤学专家汇聚一堂，共同交流与讨论。这是 NIH 第一次正式邀请我国中西医结合肿瘤学专家赴美进行对话，表明 NIH 向中医敞开了大门。会议的主要议题是交流中医药在肿瘤治疗方面的经验，讨论中医药研究中存在的问题，以及如何建立中医药的研究规范等。

美国食品药品监督管理局（FDA）中药组的官员还组织讨论了有关中药报批的要求和程序，以及临床伦理学问题。在题为"中药在食品药品监督管理局申请"的分会场讨论会中，FDA 负责"植物药"的 3 位官员分别就中药申请的一般程序、临床前阶段和临床试验进行了详细介绍，并留下充足的时间给予答疑和讨论。会议内容主要包括：①中药的申请和批准在食品管理局并无特殊的标准，换句话说，药物审查时采用的药效、质量和安全性（毒性）指标并不会因为是化学药还是植物药而有所区别；②可以用中药复方来申报

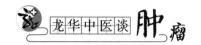

新药，如果用动、植物材料组方，在符和逻辑的条件下不必进一步粗提或精提，甚至有效成分（指单一成分）都不一定要搞清楚，但各成分一定要有质量指标；③ FDA 申请程序分为两个阶段，第一阶段是临床研究申请，是指FDA 批准该药物进入临床试验阶段；第二阶段是新药上市许可申请，是指向FDA 申请正式批准该药物进入临床应用。遗憾的是，截至 2005 年 6 月，进入临床研究申请的 198 种植物药还无一种进入许可申请程序，国内一些厂家的中药产品的确进入了临床研究申请阶段，但多因美国临床试验的巨额花费或其他原因而不再往下进行。

另外，专家们就中医肿瘤研究在西方的理论与实践进行了深入探讨。美国纪念斯隆—凯特琳癌症中心综合医学科主任 Cassileth、美国安德森癌症中心肿瘤预防和人口科学分部 Cohen、挪威特托姆森大学补充与替代医学国立研究中心主任 Fonnebo、美国马里兰大学综合医学中心中医研究项目主任 Lao、美国健康研究院临床中心 Marincofa、美国国立卫生研究院癌症研究所癌症补充与替代医学办公室副主任 Smith、中国中医科学院的教授刘保延和挪威国家补充与替代医学中心主任 Alraek，分别就中医药癌症研究的合作课题或对中医药治疗肿瘤的理解做了报告。

作为本次会议的支持者，美国国立卫生研究院癌症研究所补充与替代医学办公室主任怀特先生总结说："这是一次成功的大会，这种形式的会议在美国国立卫生研究院癌症研究所还是第一次，中医在癌症患者补充替代治疗中的进展使我们受益匪浅。"

《科技日报》还报道了中医药治癌作用首次得到评估的信息。中美两国的科学家组成的国际科研小组目前得到了 NCI 的资助，首次合作开展了有关中医药对癌症治疗作用的评估研究，这一合作反映了美国正在兴起"中医药研究热"。参与该国际科研小组的研究单位是中国复旦大学癌症研究所和美国得克萨斯州大学安德森癌症研究中心。中美科研小组从 NCI 所得到 26.3 万美元的资助经费，并成立了国际研究中心，从事为期 2 年的有关传统中医药对癌症治疗作用项目的合作研究。

根据有关合作研究文件，中美国际科研小组将从三个方面研究中医药，

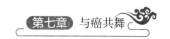

主要包括针对癌症和相关病症的中草药与自然疗法、处理目前癌症治疗副作用的针灸疗法、有关气功和其他意念介入治疗的生物机理与效果等。同时，中美国际科研小组还将在一定范围内进行临床研究，以及在教育方面进行合作。

针对这项合作研究的意义，安德森癌症研究中心主任孟德尔松博士表示，中医药有着悠久的历史，如果与西方科学手段相结合，有望使癌症的研究产生一些重大突破，为全世界癌症患者提供更好的治疗与高质量的生活。

此项合作也反映出美国对中医等替代疗法的兴趣越来越浓厚，一方面，中药在治疗癌症等疑难病症中显示出良好前景，某些西药的开发已开始采用中草药活性物质进行研究；另一方面，某些气功、太极等对精神和身体的锻炼，已逐步被美国医学主流接受和认可，同时也意味着中医治疗肿瘤正在走向国际。

我们期待通过中西医的结合，为人类的抗癌事业做出更大的贡献！

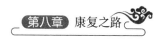

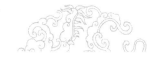

第八章 康复之路

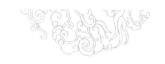 肿瘤康复是什么

随着医学科学及相关学科的发展,恶性肿瘤的诊治水平不断提高,患者存活期变长,甚至治愈的病例越来越多。这些患者在临床治疗的同时和之后,有必要进行康复治疗。

恶性肿瘤是一类难治的全身性慢性疾病。目前,治疗癌症尚缺乏特效的根治方法。临床上,通过手术、放疗和化疗,即使把肉眼能见的肿瘤完全清除,或达到症状完全缓解,也很难保证日后不再复发或转移。因此,每一个患者都需要后续的康复治疗。

随着社会的发展和生活水平的提高,人们非常珍惜生命和健康,追求生活质量。癌症尽管难治,但每个患者都渴望能够得到治愈。科学的临床治疗无疑是治愈疾病的关键措施,但患者总不能老住在医院里,出院以后如何尽快恢复健康,如何防止复发和转移,如何适应新的家庭和社会生活等涉及康复的问题都是患者非常关心的。

癌症患者有以下几方面的康复需要:

(1)身体方面:癌症患者除渴望尽快清除体内的肿瘤以外,也希望能及时解除疼痛、咳嗽、呼吸困难、恶心、厌食、营养不良等躯体痛苦,减轻各种治疗所带来的不良反应。因此康复治疗时需要增强患者体质,为各种治疗

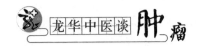
及适应家庭和社会生活提供良好的身体条件。

（2）心理方面：癌症的难治性、长时期的疾病折磨，以及疾病引起的社会适应性明显降低都可以使患者产生较严重的心理问题或障碍。康复治疗时需要理解、支持、鼓励和安慰患者，从而减轻其心理上的痛苦。

（3）社会方面：癌症患者仍然具有社会属性，有得到家庭及社会支持、受人尊重、建立人际关系、参加社会活动、重新工作等权利和要求。这些都需要通过康复治疗来给予指导和解决。

2 肿瘤康复的最终目的是什么

（1）提高治愈率：治愈癌症，临床治疗是关键，康复治疗是保证。临床上经过手术、放疗或化疗，可见的肿瘤可以被清除，或达到症状完全缓解，如能实施科学的康复治疗，就可能防止肿瘤复发或转移，使患者长期存活。另外，有不少带瘤者，经过适当的康复治疗，可以使病情稳定，甚至少数患者肿瘤完全消失。

（2）延长生存期：一些临床治疗效果不佳的中晚期癌症，通过免疫、中药、心理等康复治疗，可以起到延缓病情发展、延长患者生存期的作用。

（3）改善生活质量：适当的心理治疗和护理、及时有效的对症治疗、合理的营养等措施可以减轻患者的身心痛苦，增强患者的体质，提高患者的生活质量。

（4）回归社会：治疗癌症的目的不仅是要让患者活着，而且是要让其尽可能地回归家庭和社会，承担家庭和社会责任，享受家庭和社会生活带来的幸福。在这一点上，临床治疗后体质的恢复、受损器官的功能锻炼、健康心理的重建等康复措施显得尤其重要。

3 肿瘤患者如何进行自我调节

人生时时刻刻都有追求，在不同的时期、不同的背景下有不同的追求，大到将来成为一个有名的政治家、有突出成就的科学家，或拥有亿万资产的企业家，小到一名对社会有贡献的普通一员；远到在一生中能够生产出具有

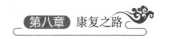

划时代意义的发明创造，近到下个星期天能有一次郊游、钓鱼或野餐。其实，人的一生就是不断追求的一生。人们就是从这种追求中不断获得乐趣、幸福，体味到人生的价值和美好，这种良好的情感对于调整身心健康非常有利。

有观察表明，一些治疗效果显著的晚期癌症患者都有很重要的理由使其继续活下去，他们都感到自己对某一生活目标的强烈追求是疗效奇佳的一个原因。那些能够活得更长的人，正是那些把自己投身于有意义的活动中去，并感到值得活下去的人。因此，树立重要的生活目标可能是癌症患者恢复健康所需的内在力量的主要源泉。

癌症患者树立生活目标应注意以下事项：

（1）目标应是多方面的：有生活方面的目标，如学习、事业、家庭建设等；有娱乐方面的目标，如妥善安排下棋、打牌、看电影、看电视、钓鱼、听音乐等；还有身体健康方面的目标，如定期参加体育锻炼、练气功等。

（2）目标应具体明确：建立生活目标的目的是激励自己采取一步步的行动去实现它，从而在追求目标和实现目标的同时，使内心感到欣慰和快乐。因此，目标一定要具体明确，也就是能很好地看到或体验到。例如，每天晨练一小时，练气功两次，看一个章节的专业书等。

（3）生活目标一定要现实：建立生活目标是帮助你找到新的精神寄托，调整不良情绪，增强战胜疾病的信心。但是，如果你的目标太多、太大，超过你力所能及的范围，你就有可能失败，这样就会削弱你的斗志，使你沮丧、抑郁，不利于疾病的康复。因此，建立生活目标一定要在你力所能及的范围内，要在一定的时间内看到目标的实现。这样才能使你看到成绩，看到自己有能力像正常人一样生活、学习和工作，也有能力征服所患的癌症。

（4）付诸行动：建立生活目标不能只停留在口头上和梦幻中，而是需要付诸行动，要有充分的思想准备，也就是实现同样的目标可能要付出比常人更多的努力。

（5）长期和短期目标相结合：长远目标（如三年内使家庭致富、供孩子上大学、完成一项科研项目等）可激励你不断地追求进取，内心总是充满信心和希望。近期目标（如每周锻炼三次身体、阅读几篇文章、给孩子辅导几

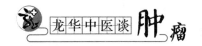

次作业等）可以使你不断地看到成绩，增强自信心。二者结合起来可使你的生活充实，内心充满乐趣和希望。

④ 中医如何看待体质

中医体质学说是以中医理论为指导，研究人类各种体质特征与体质类型的生理和病理特点，并以此分析疾病的反应状态、病变的性质及发展趋向，从而指导疾病预防和疾病治疗的一门学说。中医体质学说还提出体质是由先天遗传和后天获得所形成，个体在形态结构和功能活动方面所固有的、相对稳定的特性，与心理性格具有相关性。中医体质的分类有很多种，与癌症患者相关的主要有：阴虚质、阳虚质、痰湿质、湿热质、气虚质、气郁质、瘀血质。

（1）阳虚体质：阳虚，指机体的阳气虚损，或阳气的温煦、推动、气化等机能减退，气、血、津液等运行迟缓，机体呈现一派寒象和衰弱现象的病理状态。形成阳气偏衰的主要原因有先天禀赋不足，或后天饮食失养，或劳累过度而内伤，或久病损伤阳气等。阳虚体质特点：形体虚胖或面色苍白无光泽；平素怕冷喜暖，极易出汗，脉沉；精神虚弱，说话或动作经常有气无力；容易腹泻，小便多而色淡、不通畅；唇色淡，舌色淡红，舌苔白滑；不喜欢喝水，很少觉得口渴，患病则极易怕冷蜷缩、手脚冰凉；腹中不断作痛，腰背冷痛，咳喘心悸；男性易发生阳痿滑精，女性因体寒易导致不孕。

（2）阴虚体质：阴虚体质有一个最明显的自我感觉就是热，经常感到心窝部发热，伴有手心、脚心发热或发烫，手常喜欢握凉东西，睡觉时喜欢把手脚伸到被子外面，中医管这种症状叫作"五心烦热"。潮热也是阴虚体质的人一种比较明显的自我感觉，这些人常常会感到身上一阵阵地发热（但体温正常），这种烘热感觉来去匆匆且有明显的时间性，早上常不太明显，到了午后，甚至到了傍晚，就会非常明显；常感到头昏、腰酸腿软和耳朵吱吱地响，一睡着就会出汗，醒来后就不出了，这就是中医所说的"盗汗"。

（3）气虚体质：形体消瘦或偏胖，体倦乏力，面色苍白，语声低怯，常

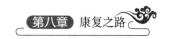

自汗出且动则尤甚，心悸食少，舌淡苔白，脉虚弱等是其基本特征。若患病则诸症加重，或伴有气短懒言，咳喘无力；或食少腹胀，大便溏泄；或脱肛，子宫脱垂；或心悸怔忡，精神疲惫；或腰膝酸软，小便频多，男子滑精早泄，女子白带清稀。

（4）湿热体质：性情急躁易怒，皮肤发黄发暗，面部油腻，唇红齿黄，即牙齿黄、牙龈红、口唇红；皮肤易生痤疮，发红，脓疱；口干，口臭，口苦，汗味大，体味大；大便燥结或黏滞不爽，异味特别大，臭秽难闻；小便黄赤，颜色很深；白带多，色黄，外阴经常瘙痒。舌质红，舌苔黄厚。

（5）气郁体质：人体之气是人生命运动的根本和动力。生命活动的维持，必须依靠气。人体的气，除与先天禀赋、后天环境以及饮食营养相关以外，与肾、脾、胃、肺的生理功能密切相关。所以机体的各种生理活动，实质上都是气在人体内运动的具体体现。当气不能外达而结聚于内时，便形成"气郁"。中医认为，气郁多由忧郁烦闷、心情不舒畅所致。长期气郁会导致血液循环不畅，严重则影响健康。气郁体质特点：神情忧郁，情感脆弱，烦闷不乐；多愁善感，忧郁，焦躁不安；经常无缘无故地叹气，容易心慌，容易失眠；容易受到惊吓，遇事容易感到害怕；舌淡红，苔薄白，胸肋部或乳房容易胀痛。

（6）血瘀体质：血瘀体质的主要证候是血行迟缓不畅，多半是因为长期抑郁，或久居寒冷地区，以及脏腑功能失调所造成，以身体较瘦的人为主。当血瘀滞于脏腑或经络某一局部时，则发为疼痛，痛有定处，得温而不减，甚至形成肿块，此类型的人，有些明明年纪未到就已出现老年斑，有些常有身上某部位疼痛的困扰，比如女性生理期容易痛经，男性身上多有瘀青，身上的疼痛症状在夜晚加重等。血瘀体质特点：嘴唇颜色深，尤以唇缘为明显；舌质青紫，或点点紫色，症状轻的人时有时无，重者常有，并且不退不散；眼眶暗黑，上下眼睑也呈紫黑色；皮肤灰暗没有光泽，肤质粗糙，有皮屑，干燥，甚者如鱼鳞；手指甲或脚指甲增厚变硬，稍轻的人指甲面高低不平，有条状或点状白色花纹；头、胸、腹、背、腰、四肢等部位有固定的疼痛，时时发作；常有胃脘部饱胀难消，按该部位，感觉不适；妇女常有痛经、

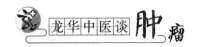

闭经现象。

（7）痰湿体质：痰湿体质的人容易肥胖、沉重，身体发胖（虚胖），面色无光，容易犯困，喉头有痰湿，嗜食肥甘，懒动，嗜睡，身重如裹，口中黏腻或便溏，脉濡而滑，舌体胖，苔滑腻等。痰湿体质者的胆固醇、甘油三酯、极低密度脂蛋白和血糖显著高于非痰湿体质者，常表现为精神不振，头晕目眩，多痰，浮肿，睡时鼾声如雷等。

5 如何运用中药进行足浴

中药足浴是利用热水促进药物渗透进人体而起作用，既可保证药物能通过脚部透达周身经络，又不会出现口服药物过量导致不良反应的情况。患者可选择适合自身需要的中药配方，将刚煎好的中药放入足浴盆中，利用中药蒸汽熏蒸足部约 10 分钟。中药熏蒸是中医重要的外治法之一，将其应用于足疗中，能借助水蒸气扩张足部的毛细血管，使中药的有效成分充分地通过毛细血管循环至全身经络，再循经络运行到五脏六腑，从而达到内病外治，上病下治的作用。特别是服用中药的患者可以将自己日常煎好的药渣晚上用水煮沸后泡脚，这样既可以增强药物的吸收，又避免了资源的浪费。肿瘤患者还可以根据自己的需要，按照适合自己的泡脚方泡脚，这样才能达到事半功倍的效果。

（1）生姜泡脚配方

材料：生姜 100g，盐 1 勺，红花适量。

调制：生姜切成片或用刀拍扁，将切好的生姜与红花用纱布包好放在水里一起烧开，然后再加入 1 勺盐，泡脚。

功效主治：解表散寒，温中止呕，温肺止咳，化痰止咳，解毒。临床上常用于治疗外感风寒及胃寒呕逆等证。所以在冬季，非常适合使用老姜泡脚，可以驱寒，祛湿，活血。

（2）艾叶红花泡脚配方

材料：艾叶 50g，红花适量，盐 1 勺。

调制：将艾叶和红花用纱布包好放在水里烧开，然后加入 1 勺盐，可以

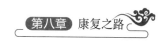

先熏脚，然后再泡脚。

功效：艾叶搭配红花泡脚有很好的活血、暖宫、祛寒、祛湿的作用。长期坚持使用有很好的养生效果，也有很好的缓解女性痛经和例假不准的作用。

（3）中药青皮泡脚配方

材料：青皮、乌药、益母草各 30g，川芎、红花各 10g，醋 50mL 左右。

调制：加水将药材用大火煮开，转小火煎煮 30 分钟，等药冷却至 50℃时连渣倒入盆中，泡脚。

功效：针对经前或经期小腹胀痛，经血色暗而带有血块，可调和气血，具有化瘀止痛的作用。

6 如何通过运动来抗癌

生命动则不衰，乐则长寿。康复期的癌症患者进行科学适量的体育锻炼，具有非常重要的意义。一方面，患者在锻炼中通过人际交往，使紧张、苦闷、孤独的心情松弛下来，从而鼓起战胜疾病的勇气，建立一个较为健康的心理状态；另一方面，适当的锻炼又能明显改善体质，增强机体的抵抗力，使患者从身心两方面得到改善，对巩固疗效及促进身体康复有积极意义。

（1）肿瘤患者卧床休息时间过长，如不注意锻炼，就有可能出现肌肉萎缩、关节强直、组织器官功能退化等并发症，因而在自身体质允许的情况下，肿瘤患者应该进行适当的、有规律的锻炼。

（2）肿瘤患者进行适当的运动可增强机体抵抗力，对疾病的康复大有益处。

（3）肿瘤患者通过锻炼，不仅能改善心肺功能，还可提高消化功能，增进食欲，恢复体力，同时还能改善神经系统功能，从而提高机体对外界刺激的适应能力，解除患者大脑皮质的紧张和焦虑，有助于休息和睡眠。

（4）肿瘤患者通过锻炼可坚定战胜疾病的信心。

（5）通过锻炼增加了人际交往，可以改善心情，有益于康复。

此外，太极拳是一种全身运动，动作柔和而舒缓。在打太极拳时，人需要全神贯注，身心放松，心态平和；通过太极拳这种"意动身随""意到劲

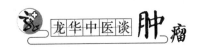

随""以意导气"的意识体操，慢慢调整人体生理功能，从而增强体质，提高抗病能力，以达到强身康复的目的。这对于癌症患者的康复初期，尤其是经过手术及放化疗后体质极度虚弱的情况，尤为适合。虽然太极拳的动作文雅、柔和、轻灵而不用大力，但它毕竟是一种内外结合的运动，患者在开始练习时，注意不要过度疲劳，这是最重要的。

7 术后进行中医扶正治疗的意义是什么

两千年以前中医药对肿瘤就有了一定的认识，甲骨文就有"瘤"字的记载，散见于文献中的舌菌、失荣、噎膈、返胃、乳岩、肺积、翻花疮等名称都是对现代恶性肿瘤临床表现的描述。《黄帝内经》对前人的记载进行了总结，运用中医整体观念和辨证论治的原则就肿瘤的原因、症状、诊断、治疗、预后及预防创立了一套理论体系。中医认为人是一个有机整体，肿瘤是全身疾病的局部表现，它的发生、发展、转移等都是人体正气（抗癌能力）不足所致；在治疗上既要注意消除外在致病因素，又要注意调节人体内环境，增强免疫力，提高自身的抗癌能力。中华人民共和国成立几十年来，在党和政府的正确领导下，中医得到了很大的发展，尤其是中西医结合肿瘤学更是集中医与西医的优势于一身，综合各种手段，以患者为中心，从整体出发，形成了一个完整的治疗肿瘤的系统工程。

中医对肿瘤认识已久，对肿瘤的发生发展有独到的见解，临床治疗实践中也收到了一定的效果。在近代，借助于先进的科学技术，以及在和西医结合的过程中，中医对肿瘤的认识不断加深，中医治疗肿瘤的地位也逐渐被肯定。多年的临床实践证明，中医治疗肿瘤有以下优点：①整体观念强，能增强机体全身的内在抗癌机制；②作用温和，毒副作用小；③能弥补其他治疗的不足，减小放、化疗副作用；④无痛苦，患者易接受。

中医治疗肿瘤可达到以下目的：①减轻症状和体征，改善患者的生活质量；②通过调整阴阳和五脏六腑平衡，改善机体的机能状况；③减轻放、化疗的毒副作用，加速术后恢复；④增强放、化疗效果；⑤抑制肿瘤生长；⑥控制或延缓复发，延长患者生命。

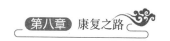

　　恶性肿瘤是一种慢性疾病，有较长时期的康复过程。肿瘤患者康复治疗的目的是提高机体的免疫能力、清除体内可能残存的瘤细胞、防止复发和转移、帮助机体尽快恢复健康。中医治疗肿瘤的特点和作用，说明其非常适合肿瘤患者的康复治疗。

⑧ 心理疗法在抗击肿瘤中是否重要

　　我们在临床上经常看到，两个人年龄相仿，患有相同肿瘤，病情严重程度及治疗计划也都相同，但治疗效果却截然不同。分析后所能发现的区别往往是一个患者情绪悲观，而另一个却充满乐观精神。

　　美国癌症研究所对早期进行手术的恶性黑色素瘤患者的调查研究表明，对治疗怀疑、丧失信心、悲观抑郁者易复发，存活时间比心情开朗、富于勇敢斗争精神的患者短。特别是某些患者在患癌后，考虑问题多，悲观失望，病中再受到其他打击，病情往往急转直下。

　　有关心理因素与癌症发展的关系，Sklar 等曾用动物实验进行研究。首先给老鼠接种可移植的肿瘤细胞，然后随机分为三组。给第一组动物以疼痛的电击，电击后可以逃开；同时给另一组动物以电击，但动物无法逃开；第三组不给电击。结果证明，无法逃开电击的一组老鼠肿瘤细胞生长和老鼠的死亡都较可以逃开的一组老鼠为快，而逃开组和不受电击组老鼠的瘤细胞生长速度基本相同。

　　综上所述，心理社会因素在癌症的发展、预后和转归等多方面都起着十分重要的作用。良好的情绪状态可提高临床治疗效果，使病情日渐好转，甚至出现难以置信的肿瘤自然消失。而不良的情绪可使病情每况愈下，甚至在短时间内出现最坏的结果。

⑨ 平衡膳食在癌症患者康复过程中重要吗

　　临床发现，绝大多数癌症患者都有不同程度的营养不良。严重的营养不良更是晚期癌症患者的突出症状，可表现出严重的消瘦、贫血、全身衰竭等恶病质征象。营养不良可增加治疗的并发症，降低对治疗的耐受能力，影响

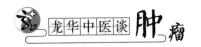

患者的生活质量，缩短生存期。尽管单独补充营养不能很好地阻止恶病质的形成和改善恶病质状态，但合理的营养可防止患者营养状况的恶化，维持和增强患者的体质。因此，癌症患者的营养支持在整个治疗和康复过程中仍然是非常重要的。

合理营养对于维持正常健康、防病、治病是非常重要的。无论任何人（正常人或各种患者）都需要合理的营养。人体需要的基本营养素有蛋白质、脂肪、糖类、维生素、矿物质、膳食纤维和水，膳食中哪一种营养素都不能少。但遗憾的是没有一种食物能满足所有营养素的需要，这就要求在选择食物品种时应合理搭配。合理的平衡膳食应符合以下要求：

（1）具备各种营养素：要有足够的热能来保证生命活动消耗的需要；要有适量的蛋白质供机体组织修复与更新的需要，维持正常的生理功能；要有充分的矿物质参与构成机体组织和调节生理生化机能；要有丰富的维生素保证有关生命活动的正常进行；要有适量的纤维素帮助肠道蠕动和正常排泄，减少有害物质在体内的存留；要有足够的水分维持各种生理生化功能的正常进行。

（2）合理的膳食安排：正常情况下，一日三餐，两餐间隔4～6小时比较合理。癌症患者如出现消化吸收功能减退，可根据情况采取少量多餐。

（3）能促进食欲，易于消化吸收：癌症患者多有各种原因引起的食欲减退和消化吸收功能减弱。因此，在选择和烹调食物时，既要注意食物的色、香、味，又要易于消化吸收。

（4）保证食物卫生：癌症患者的抗病能力一般较弱，所选食物要保证清洁卫生，以免引起食物中毒或造成其他身体损害。

满足各种营养素的供给需要，在各类食物间相互取长补短。一个平衡营养的膳食需要选择几类食物，选择粮食类主要提供热能，肉、蛋、奶、豆类主要供应蛋白质，蔬菜类主要提供维生素和矿物质，烹调油类主要加补脂肪酸，特别是不饱和脂肪酸。

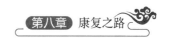

⑩ 何为忌口

俗话说："吃药不忌口，坏了大夫手。"忌口即指治病服药时的饮食禁忌。忌口是中医治病的一个特点，历来医家对此十分重视，其有关内容也广泛存在于《黄帝内经》《伤寒论》《金匮要略》等医籍中。实践证明，忌口是有一定道理的。因为我们平时食用的鱼、肉、鸡、蛋、蔬菜、瓜果、酱、醋、茶、酒等普通食物，它们本身也都具有各自的性能，对疾病的发生、发展和药物的治疗作用，均能产生一定影响。如清代章杏云所著《调疾饮食辨》一书云："病人饮食，藉以滋养胃气，宣行药力，故饮食得宜足为药饵之助，失宜则反与药饵为仇。"所以，服中药时有些食物应忌口，特别是含有激素的食物，肿瘤患者需要谨慎食用，例如蜂王浆、大豆类制品、海狗油、胎盘等。

对于服用中药的患者还有些比较普遍的准则：如服用清内热的中药时，不宜食用葱、蒜、胡椒、羊肉、狗肉等热性的食物；在服温中类药治疗"寒证"时，应禁食生冷食物。在古代文献中亦有大量记载：甘草、黄连、桔梗、乌梅忌猪肉；茯苓忌醋；鳖肉忌苋菜、薄荷；鸡肉忌黄鳝；蜂蜜反生葱；天门冬忌鲤鱼；荆芥忌鱼、蟹、河豚、驴肉；白术忌大蒜、桃、李等。这说明服用某些药物时，不可同吃某些食物。如果吃了禁忌的食物，疗效就会大减或起相反作用。

特别要注意的是，现在很多商家打着各种各样的噱头炒作保健食材，或者药品打着"抗肿瘤的特效药""提高人体免疫力""土方、偏方"等幌子来欺骗肿瘤患者，造成财产上的损失，更有甚者会引起肝肾毒性，这样的例子在临床是很常见的。其实这些绝大多数都是没有经过临床验证的虚假广告，即便要食用，也一定要有正规的临床医生做指导。

⑪ 肿瘤患者的心理康复是什么

一般性心理治疗是一种最常用的和基本的心理治疗方法，很容易掌握和应用。它具有支持和加强患者防御功能的特点，能使患者减少焦虑和不安，减轻抑郁和忧伤，增强安全感和信心。

一般性心理治疗是基于这样的理论，人在来自身体的（如肿瘤）、精神的（如家庭不幸事件）和社会的（如解除工职）应激源的作用下，会产生应激反应，应激的心理反应可表现为焦虑、紧张、抑郁、悲伤、失望等。在这种心理紧张状态下，人们常通过心理平衡系统来增强自己的应对能力。自我防御机制就是减轻心理压力的常用方法。以癌症患者为例，当得知自己患癌后，先是出现焦虑、紧张和恐惧，接着为了减轻这种心理上的痛苦，开始怀疑诊断是否正确，这种"否认态度"可缓解心理上的巨大压力。但这种心理平衡的方法带有很大的歪曲性，只能在短时间内起一定程度的作用，当得知自己患癌确信无疑时，焦虑、紧张的情绪又会加重。不过绝大多数患者在出现这些不良情绪的同时，都热切希望自己的疾病能够被治愈。此时，给患者以心理支持，增强心理平衡系统的机能和对心理压力的承受能力，指导他们采取正确的方法克服悲观、焦虑、恐惧、失望的心理，在治疗上取得患者的密切配合，是很有必要的。常用的一般心理治疗方法有解释、鼓励、安慰、保证、暗示等。

（1）解释：是一般心理治疗的基本方法。人们患病后，由于对自己所患疾病缺乏认识和了解，容易产生焦虑和紧张的情绪。医务人员有必要及时向患者进行解释，讲明道理，帮助患者解除顾虑，树立信心，加强配合。

癌症是一种特殊的疾病，由于它的严重性和人们对其产生的偏见，使癌症患者更易出现焦虑、紧张的情绪。所以，解释工作对癌症患者特别有利。向患者说明癌症的发生和发展过程，使患者建立一个科学的概念；说明癌症的可治疗性，使患者树立战胜疾病的信心；说明癌症的严重性和慢性过程，引起患者对疾病的重视，并作好长期同疾病做斗争的准备；说明各种治疗措施的疗效和毒副反应及处理方法，使患者做到心中有数；说明心理因素和自身抵抗力在癌症发生和发展中的重要作用，增强患者参与抗癌斗争的主动性。

在进行解释工作时，注意语言要通俗易懂，态度要和蔼可亲，避免与患者发生争执，影响治疗效果。

（2）鼓励和安慰：癌症患者感情比较脆弱，遇到一些不解的事情容易向不好的方面考虑。医生应时刻洞察患者的心理变化，及时给予鼓励和安慰。

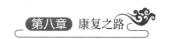

治疗前多讲一些癌症防治方面的进展，以及要实施的治疗方案的科学性、先进性和疗效的可靠性，鼓励患者坚定治疗的决心，树立必胜的信心。出现副作用时，应讲明副作用与疗效之间的辩证关系，副作用是暂时的，以及副作用的有效处理措施等，使患者心理上得到安慰，不至于灰心丧气。出现复发时，应说明复发无非是身体抵抗力降低和癌细胞再次活跃引起的，只要采取有效的治疗，仍能取得满意的效果，甚至得到治愈。另外，通过已愈患者如何战胜癌症的实例，请抗癌明星现身说法，能使患者得到很好的鼓励和安慰。

（3）保证和暗示：癌症患者思想多疑，诊断之初常怀疑诊断是否正确，不愿进入患者角色。此时，从科学角度向患者保证诊断的正确性，有利于治疗方案的及时实施。在治疗阶段，患者最担心的是自己接受的治疗是否合理。医生应以充分的临床实践和研究为依据，用充满信心的态度和坚定的语调，向患者保证所采用的治疗方法是最合理的，以解除患者的疑虑。对疑心特别重的患者，还可通过不经意间的暗示打消其疑虑。至于疗效问题，由于癌症尚未彻底攻破，不能随意做出保证。但有一点可以肯定，无论何种类型和程度的肿瘤，只要采取合理的综合治疗，都会得到较满意的疗效，甚至治愈。

12 如何照顾、体贴癌症患者

癌症患者经过临床治疗，肿瘤已经清除或基本清除，但在一般情况下，刚出院患者的身体还比较虚弱，需要很好地休养。此时，患者往往面临怎样休养，休养多长时间，能否从事一些家务活动，能否参加体育锻炼，能否继续工作等问题。有一些患者在经历了一场"生与死"的考验之后，虽然肿瘤已经清除，但恐癌心理一时很难消除，总是害怕可能复发或转移。因此，他们多不愿意退出患者角色，出院后还想处处得到他人的照顾，觉得能够活下来就是万幸，还谈什么劳动和工作。更有甚者，整天卧床不起，稍有活动还需家人搀扶。也有一些家属抱有同样心理，为了表示他们对患者的关怀，坚持让患者躺在床上，或坐在家中，不让患者管任何事情和参加一切活动，唯恐累着患者，招致复发。在这些患者和家属看来，养病就需要绝对的休息。其实这是不正确的。

诚然，癌症患者治疗后有复发和转移的可能，需要较长时期的康复过程，甚至从此一生都要注意防止复发。但康复的过程绝不是休息的过程，它包括必要的辅助治疗（如中药治疗等）、合理的营养和饮食治疗、心理和体能锻炼等。要认识到癌症患者绝不是废人，癌症患者仍然有享受家庭和社会生活的权利和要求，治愈后能够完全和正常人一样地生活、学习和工作，处理好养病与劳动、工作、体育锻炼之间的关系，对疾病的恢复有很好的促进作用。因此，癌症患者和家属一定要转变观念，把身心休息和锻炼科学地结合起来，出院后要根据自己的身体条件，尽量做一些力所能及的活动。开始可到室外（公园或田间）散步，随后可适当做一些简单的家务活动，以后逐渐增加锻炼和工作的强度。这样既可以锻炼身体，加快体能恢复，又可使患者体会到自身存在的价值，增强战胜疾病的信心。

13 信心比药物更重要吗

癌症可以自愈。临床上发现，有些患者在正规医院被诊断为恶性肿瘤，并已属晚期。医生认为已无法按常规治疗，或因为经济困难等原因患者未接受治疗。本来预计只能活几个月或半年多的患者，在没有经过任何正规治疗的情况下，却奇迹般地活下来了，一年又一年，无肿瘤发展，病情稳定，甚至出现肿瘤消失。这就是癌症的自然"痊愈"或自然"消失"。癌症的自愈现象进一步说明机体的抗癌机制不容忽视。其实，就目前来讲，机体的抗癌机制才是彻底治愈癌症的最根本的因素。

"抗癌明星"有极大的榜样作用。所谓"抗癌明星"是对那些不肯向命运屈服，勇敢地与癌症抗争，并取得胜利的癌症患者的赞誉。为了让社会大众知道癌症不等于死亡，癌症患者需要康复治疗，总结交流癌症康复的经验，宣扬抗癌明星的事迹，激励癌症患者振作精神，坚持不懈地与癌症做斗争，呼唤社会各界对癌症患者的同情和关心，创造条件，改善癌症治疗环境，推动医学模式的转变，探索符合我国实际的癌症康复之路，促进癌症康复事业的发展，让更多的癌症患者活下来，重返社会，继续为国家和人民做贡献。20世纪90年代以来，全国各地先后举行了抗癌明星评选活动，评出的"抗癌

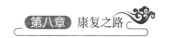

明星"大多数为中晚期癌症患者，生存 5 年以上，最长的达几十年。有些患者在病愈后还为社会做出了很大贡献。从他们的治疗和康复过程来看，除了接受科学的临床治疗以外，他们大都采取了一系列正确的康复治疗，特别是有一个良好的心态，对治疗充满信心。近几年的事实已经证明，这些"抗癌明星"为新发的癌症患者起到了很好的榜样作用。

14 音乐能够抗击癌症吗

科学家认为，当人处在优美动听的音乐环境之中时，神经、心血管、内分泌和消化等系统的功能可以得到改善。另一方面，良性的音乐之声可提高大脑皮层的兴奋性，激发人的感情，陶冶人的情操，加强人们对人生意义的认识，增强自信心，改善情绪，有助于减轻或消除各种应激源产生的不良应激反应。还有大量研究表明，音乐与健康之间存在着密切的关系。音乐可以对人的心理和生理产生影响，能够调节呼吸、循环、内分泌、免疫、神经等系统的功能状态，起到镇静，改善人的情绪、个性特征和行为方式及增强记忆力等作用，列举如下：

（1）调节神经：音乐可以通过大脑边缘系统调节躯体运动、自主神经功能及大脑皮质功能，并刺激网状结构，提高或降低中枢神经系统的活动水平，对人体产生良好的影响。

（2）提供一个发泄情绪的方式：现代医学明确指出，人的心理因素在疾病的发生发展过程中起着很大的作用。如情绪的过分压抑，是许多疾病产生的主要原因。心理因素与癌症发生有着内在的必然联系。保持情绪平衡的一个有效方式就是把情绪表现出来，音乐能够满足人们的这一需要，为人们提供一个情绪发泄的方式，能够影响人的情绪，使其平静下来。

（3）交流情感：疾病使人与外界的交流出现障碍，而通过音乐使人产生丰富的联想与情感表现，从而达到改善与外界交流的目的。音乐也是现实和非现实、意识和无意识之间的一座桥梁。通过想象，平衡和满足人的情感，达到治疗的目的。

（4）音乐是一种物理能量：音乐是一种声音，声音是声波的振动，是一

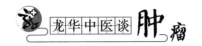

种物理能量，它作用于体内各个系统，发生同步的和谐共振，产生一种类似细胞"按摩"的作用，使其产生兴奋或抑制，从而达到减压与镇痛的目的。

音乐治疗是让患者听音乐，而不是随便听声音。每一首乐曲都有它特有的节奏、曲调、和音及旋律。研究发现，不同的乐曲可以使人产生不同的心理感受。例如，C调——纯洁、果感、虔诚；A调——自信、希望、柔情、伤感；B调——勇敢、豪爽、悲哀、恬静等。

在进行音乐治疗时，要根据患者的具体情况选择合适的乐曲。性情急躁者宜常听节奏慢、让人思考的乐曲，心境不好的人多听优美的轻音乐或严肃的古典音乐，易受惊的人宜听一些柔和、轻松的乐曲，悲观、消极者宜选宏伟、粗犷和令人振奋的音乐，疲劳的患者最好能多听一些舒展优美、轻松流畅的乐曲，失眠的患者多听节奏徐缓与和声悦耳的音乐等。对于癌症患者，可根据其心理变化特点，为其选择合适的乐曲，帮助他们调整好心理和生理状态。

15 气功能够治疗癌症吗

气功是我国的民族文化遗产，气功养生学是祖国传统医学的一个重要组成部分，是综合运用调息、调身和调神三类手段，对心身（精神和形体）进行锻炼，通过调动和培养自身的生理潜力，来实现强身治病目的的一项医疗保健方法。

调神、调身和调息是练气功的三大要素。所谓调神是指意识锻炼，在排除一切思想杂念的情况下，使注意力高度集中在身体的某些部位或身体外的某一方向、某一事物，并持续下去，这就是意守。实验表明，通过意守入静，会在大脑皮层建立起一个稳定的兴奋灶，通过负诱导机制对皮层其他区域起保护性抑制作用，减弱病理性兴奋灶的兴奋性，增强生理性兴奋灶的作用，使皮层有序化程度增强，自主神经系统功能也得到相应的调整，从而起到积极的治疗作用。调身是指练功要保持一定的姿势或采取正确适当的动作引导，可采用卧式、坐式、站式或走式，要求在意念的指导下做自然、柔和、绵绵不断的有规律的动作。调息是指呼吸锻炼，要求和调神、调身相配合，使呼吸逐渐达到匀、细、深、长。

根据中医理论，气功主要通过"意"和"气"的锻炼，调整脏腑机能，增强气化功能，发挥平秘阴阳、调和气血、疏通经络、培育真气的作用，从而达到祛病延年之功效。初步的实验性研究显示，气功对机体阴阳平衡调节产生的影响是广泛存在的，锻炼过程中依据采用的功法和机体机能状态差异可呈现"抑亢助虚"的双重调节作用。

气功锻炼时，在心静体松的基础上，通过"以意领气"，内气沿一定经络路线正常循行，而发挥其作用，使经络瘀阻得以改善，气血运行得以流畅，经气也随之充实。通过气功锻炼，肿瘤患者可以使自己内气旺盛，经络疏通，气血也得以调和，可以增加机体调整、适应、抗病和康复能力，扶助正气，祛除病邪，从而起到治病强身的功效。

16 穴位敷贴在肿瘤治疗中发挥何种作用

穴位敷贴是指在某些穴位上敷贴药物，通过药物和穴位的共同作用治疗疾病的一种方法。穴位敷贴既有穴位刺激作用，又有通过皮肤组织对药物有效成分的吸收，发挥明显的药理效应的作用，因而具有双重治疗作用。

穴位敷贴疗法在肿瘤治疗上可分为以下几个方面：

（1）止癌痛：癌痛是中晚期癌症患者最常见、最痛苦的症状之一且往往成为影响生存质量的重要因素。选取中药里可以活血化瘀、散结止痛的中药为主，配合理气通络药，如甘遂、丹参、鳖甲、郁金、白芍、姜黄、独角莲、马钱子、全蝎、蜈蚣、苏木、冰片、木鳖子、土鳖虫、莪术、水蛭、黄药子、皂角刺、白花蛇舌草、鸦胆子、龙葵、乳香、没药、三七末、麝香、薄荷脑等，按癌症种类的不同选用不同的腧穴贴有良好的疗效。贴敷部位选择阿是穴：以痛为腧，直接贴敷病变部位治疗肿瘤。

（2）逐胸腹水：胸腹水是中晚期癌症常见的并发症。选择中药中具有利下逐水、温阳利水功效的药物，如生大黄、白芷、枳实、山豆根、石菖蒲、甘遂、大戟、芫花、薄荷等为主药，煎浓汁为溶剂状，上撒少许冰片，外敷背部肺俞、膏肓、胸水病变部位，可治疗肺癌、乳腺癌、胃癌等所致的恶性

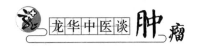

胸水。

（3）抗癌：穴位敷贴还可以直接治疗肿瘤，临床中用血竭、大枫子等数十味中药，按传统工艺制成硬膏，贴敷肿块处治疗恶性肿瘤，如溃疡性黑色素瘤有一定效果。

（4）退热：发热是肿瘤患者中较常见的症状，它多由肿瘤组织坏死，合并感染、免疫功能低下、放化疗后骨髓抑制等毒副作用引起。在中医辨证中多为气虚毒盛证、气阴两虚证、津伤燥热证，选择具有清热解毒功效的中药，如重楼、半边莲、半枝莲、白花蛇舌草等。结合经络理论及病变循行部位选用五输穴中的荥穴、井穴和交会穴等，如胃癌选内庭，肝癌选行间，可有效降低发热的温度和频率。

（5）止吐：放、化疗最为常见的副反应是恶心、呕吐、呃逆等消化道反应，甚至部分患者也会因为严重的恶心、呕吐而影响治疗。选取以日常煎药中慎用的生半夏、白矾等毒副反应较大的中药外用，可以有效减轻对放化疗引起的恶心、呕吐。选穴多以阳明经上的腧穴为主，如足三里、合谷、曲池等。

（6）提升白细胞：放、化疗后骨髓抑制导致血细胞减少是临床中非常常见的现象，尤其是其中的白细胞的减少，往往是导致化疗无法顺利继续进行的主要原因。虽然，现代医学可以使用如粒细胞集落刺激因子等快速提升血液中白细胞的数量，但停药后白细胞又迅速减少，这种做法无异于"拆东墙，补西墙"，而且对于轻度、中度骨髓抑制及长期血细胞减少的患者，此类药物的应用受到了限制。穴位敷贴对于轻度、中度骨髓抑制及长期血细胞减少的患者有其独特的作用。中医认为此病属于气血亏虚、邪毒伤及脾肾。临床中选取益气养血、补肾健脾、温阳散寒的中药，如黄芪、当归、淫羊藿、补骨脂、附子等中药，贴敷于对人体气血有补益功效的穴位，如足三里、三阴交、关元、气海、神阙等，可以长期稳定有效地提升白细胞的数量。

穴位敷贴对于肿瘤治疗还有很多方面可以探索。临床中肿瘤患者在使用穴位敷贴时需要根据临床目的，在相关专业医生的辨证与辨病论治下，并结合穴位和经络的相关理论知识，才可以将穴位敷贴的功效发挥到最大，使得

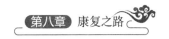

穴位敷贴更加方便、廉价、副作用小，更好地服务于肿瘤患者，减轻他们的痛苦，提高他们的生活质量。

17 何为肿瘤患者的生存质量

肿瘤患者的生存质量可以从很多方面表现出来，如食欲、精神、睡眠、疲乏、疼痛、家庭理解与配合、同事的理解与配合、自身对癌症的认识、对治疗的态度、日常治疗的副作用、面部表情等。国际上流行的评估癌症生活质量标准包括癌症康复评估方法、癌症功能性生活指数、生活质量指数、欧洲癌症研究与治疗组织、36项简短健康调查（MOS）和线性同原语自评量表等。

在临床中，肿瘤患者的生活质量是判断预后的标准。因为生活质量是一个综合性指标，与患者的精神状态和接受的治疗有直接的关系。因此，原则上讲，生活质量高的患者应该比生活质量差的患者有较好的预后。有研究表明，行为状态（生活质量的一部分）是影响许多恶性肿瘤患者生存的强烈的预后因素。

肿瘤患者的生存质量也是临床中评价姑息性治疗的重要指标。临床发现有许多晚期癌症已失去根治的机会，给予姑息性治疗以减轻痛苦、提高生活质量、适当延长生存期是必要的。然而，患者在接受治疗的同时仍然面临毒副作用的问题。此时对患者进行生活质量的测量，对疗效的评价及治疗方案的选择具有特殊的指导意义。近年来资料显示，有许多肿瘤临床研究都把生活质量测验作为评价治疗效果的重要指标之一。

肿瘤患者的生活质量甚至可以指导临床实践。癌症的主要治疗措施，如手术、放疗和化疗都带有一定的破坏性和毒副作用。原则上讲，手术范围越广对肿瘤的切除越彻底；有时较小范围的手术并不一定会缩短患者的生存期。此时可借助患者的生活质量来指导手术的范围。

所以，提升患者的生存质量，是肿瘤治疗中必不可缺的内容。

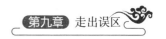

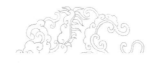

第九章 走出误区

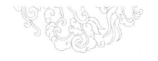

1 癌基因到底是怎么回事

现代遗传学家认为，基因是 DNA（脱氧核糖核酸）分子上具有遗传效应的特定核苷酸序列的总称，是具有遗传效应的 DNA 分子片段。通俗来说，基因就是能把上一代的某些特点传递给下一代，而不同人类之间之所以不同，就是因为基因间的差异。人类只有一个基因组，有 5 万～ 10 万个基因。人类基因组计划是美国科学家于 1985 年率先提出的，旨在阐明人类基因组 30 亿个碱基对的序列，破译人类全部遗传信息。该计划于 1990 年正式启动，其计划的目标是，为 30 亿个碱基对构成的人类基因组精确测序，从而最终弄清楚每种基因制造的蛋白质及其作用。简单来说，基因是制造蛋白质的，而蛋白质是担负人体各项职能的工具，没有蛋白质，我们的生命活动将无法展开。而人类基因组计划，就是要探明各种基因的秘密，好明白我们各项生命活动的根源是什么。随着基因组逐渐被破译，一张生命之图将被绘制，人们的生活也将发生巨大变化。基因药物将走进人们的生活，利用基因治疗更多的疾病不再是一个奢望。因为随着我们对人类本身的了解迈上新的台阶，很多疾病的病因将被揭开，药物就会设计得更好，治疗方案就能"对因下药"，生活起居、饮食习惯有可能根据基因情况进行调整，人类的整体健康状况将会提高，21 世纪的医学基础将由此奠定。

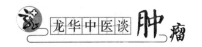

我们都知道，癌症是非常可怕的疾病，那么，癌症发生发展的秘密是否也藏在基因里呢？我们是否可以通过探究癌基因，从根源上解决掉癌症这个梦魇？现代医学研究认为，癌基因是人类或其他动物细胞及致癌病毒固有的一类基因，一旦活化便能促使人或动物的正常细胞发生癌变。简单来说，癌基因就像是一个程序员，它能通过编写一套程序，使得正常的人体细胞向肿瘤方向变化，也就是我们所说的癌变。对于医师及生命科学研究者来说，相对于癌基因，他们更喜欢提的概念是原癌基因和抑癌基因。原癌基因存在于生物的正常细胞基因组中，参与细胞的正常生长，正常状态下，处于静止或低表达状态，在环境有害因素作用下，部分原癌基因发生改变，引起异常激活而成为癌基因，也就是说，它的突变能使正常细胞进入疯长状态。而对于能对细胞生长、增殖和分化起负性调节作用、参与DNA修复和细胞凋亡等过程的基因，则被称之为抑癌基因，其往往在细胞癌变或恶性变的过程中发生突变或纯合缺失，导致基因功能丧失。其实通过刚才的描述我们可以发现，原癌基因和抑癌基因本身都是正常基因，是通过某个突变，功能发生了变化，才摇身一变成了癌基因。但是，不少研究认为，癌变是一个多阶段的过程，把它看作只需要一个癌基因激活的结果似乎是过于简单化了。肿瘤疾病是基因与环境共同作用的结果，在这个过程中，基因决定了患者的易感性。换句话说，在同样的环境因素下，某些遗传因素可能会导致携带癌基因的人更容易发生肿瘤。

随着人类基因图的构成，3000多个人类基因已被精确地定位于染色体的各个区域。理论上来讲，一旦某个疾病位点被定位，就可以从局部的基因图中遴选出相关基因进行分析，这种被称为"定位候选克隆"的策略，将大大提高发现疾病基因的效率。后基因组时代，亦称为功能基因组学时代，它是以提示基因组的功能及调控机制为目标，它的研究将为人们深入理解人类基因结构与功能的关系，研究个体发育、生长、衰老和死亡机理，神经活动和脑功能表现机理，细胞增殖、分化和凋亡机理，信息传递和作用机理，疾病发生、发展的基因及基因后机理（如发病机理、病理过程），以及各种生命科学问题提供共同的科学基础。肿瘤患者的靶向药物治疗，就是建立在药物基

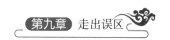

因组学上的。药物基因组学是以提高药物疗效与安全性为目的，研究影响药物作用，药物吸收、转运、代谢、清除等过程中的基因差异，通过对疾病相关基因、药物作用靶点、药物代谢酶谱、药物转运蛋白基因多态性等方面的研究，寻找新的药物先导物和新的给药方式，能有效指导临床用药，而这对于肿瘤患者来说，无疑是莫大的福音。

② 正常基因如何变为癌基因的

通过前面的介绍，我们对癌基因有了大致的概念，那么，我们接着看看，是不是基因突变都会成为癌基因？不是的。基因组非关键位点的突变只是造成了突变的积累，并不影响细胞的正常生长，称为伴随突变。

但是，关键位点的突变则会影响细胞的生长，一组关键位点的组合则会让细胞癌变，称为驱动突变。一般情况下，在细胞增殖的过程中，如果我们的遗传物质，也就是 DNA，在复制过程中不小心出现了很难修复的错误，细胞内有一套机制可以把这个细胞杀死，也就是我们所说的细胞凋亡。细胞内担负这个重要职责的蛋白叫 P53，就如同宫廷里的锦衣卫，一旦发现某个细胞有反叛的意图，立即格杀勿论。而能生产出 P53 这类蛋白的基因，我们称之为抑癌基因（TP53）。反之，对于积极谋划叛变，蠢蠢欲动企图改朝换代的基因，就被称为原癌基因。麻烦的是，忠实的"锦衣卫"也是会被策反的，一旦被策反，就会对叛贼细胞袖手旁观，也就是我们所说的抑癌基因突变失活。很多癌症患者，如至少 1/4 的乳腺癌患者，细胞都有 TP53 基因的突变。而原癌基因一旦突变，就如同终于下定决心踏上实际谋反道路的反贼，逐步进入肿瘤的发生发展的进程。

然而，从正常组织发展成癌症组织的过程其实还是挺漫长的，毕竟造反也非一朝一夕之功，大多数情况下都需要多年累积，而且这个过程是连续的，除了基因突变本身的原因，还有环境的作用。我们并不能界定具体从哪一天开始，一个正常细胞变成了癌细胞，只不过在被诊断为癌症的时候一般都已经很晚了。

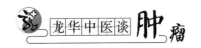

③ 癌症会遗传吗

癌症的病因现在还不完全清楚，但人们已经达成共识的最重要的两个致癌因素是遗传和环境。有人打过一个比方，对于癌症来说，基因或遗传是上了膛的子弹，而环境因素的刺激是扣动了扳机，两者缺一不可。子弹上膛不扣扳机，没事；枪里没子弹，扣扳机也没事，子弹上膛了再扣扳机，癌症就来了。这段文字很好地说明了遗传基因、环境与疾病之间的关系，癌症的发生同样如此。这解释了为什么很多人不抽烟、不喝酒，还喜欢运动，但是却得了癌症，这是因为他们的癌基因较为活跃；很多人喜欢抽烟，喝酒，吃高脂肪、高能量饮食，可就是不得癌症，这是因为他们的癌基因过于沉默。

但是这些都是相对的，毕竟癌基因谁都有，现如今，环境污染越来越严重，所以再好的基因也经不起折腾，该注意的还得注意，否则，尽管得癌症的概率比别人低，也不是绝对安全的。有再坏的基因，也不要着急，只是得癌症概率稍高一点，注意生活习惯完全有可能幸免于难。

换句话说，目前很流行的检测致病或致癌基因的技术是"预测性"的，不是"决定性"的，而这个变数就在于环境和生活习惯。通常老百姓会认为，所谓癌基因就是本身身体里就存在的会产生癌症的基因，而基因是会遗传的，所以癌症也是会遗传的。然而并不是这样，我们上面反复提到过，原癌基因、抑癌基因原本都是我们身体里的正常基因，突变之后，它们功能的开启和关闭就不再受控制，原癌基因使得人体在癌变的路上不断踩油门，抑癌基因的刹车却不灵了。这里面的关键词是"突变"，随着年岁渐长，人体内的正常基因有一些有可能会突变，但这些基因是后天突变的，不会传递给后代。相应地，如果一个人生来就有一份不正常基因，那么一开始他的细胞就携带了一个突变基因，日积月累他就可能在更早的年纪发展到突变为癌症的程度。

当一个家族出现多例癌症时，也可能是巧合或者成员接触同一个致癌源，比如吸烟。如果一个家族中出现多例少见的癌症，如肾癌，或者相对年轻就患上癌症，如20岁得结肠癌，又或者是一人多癌，如一个妇女患有乳腺癌和卵巢癌等，这时肿瘤科医师就会开始考虑遗传性因素。

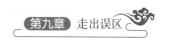

4 做完手术就能彻底根治癌症吗

在癌症的治疗中，我们经常会提到"根治性手术"的概念，由此大众很容易产生一个误解，即通过根治性手术就能彻底治愈肿瘤。然而所谓"根治性"的含义，是指尽可能通过手术，在手术区域内及转移区内没有残留的肿瘤细胞。

但癌症的可怕之处在于，它是一种基因病，所谓的基因病意思就是全身性疾病。只要癌基因持续表达发挥功能，癌症细胞就能不断地死灰复燃，卷土重来。另一方面，一些散落的零星肿瘤细胞就是肿瘤复发和转移的种子，它可能会游动到全身任何部位，如果局部的环境允许，就有可能留下来，生长、繁殖，并最终形成新的肿瘤。

手术虽然是治疗肿瘤的首选方法，可切除较大的肿瘤组织，但对循环肿瘤细胞却无能为力，一旦机体的免疫功能低下，清除散在肿瘤细胞的能力不足，就容易转移和复发。而正是这个原因，我们才需要结合放疗、化疗、靶向治疗、免疫治疗等手段对癌细胞进行尽可能全面的绞杀。

既然我们担心肿瘤细胞在身体的某个角落死灰复燃，莫名其妙地开始增生活跃，那么，简单来讲，化疗就是用一些有杀灭细胞活性的药物杀死癌细胞，因为生长活跃的细胞通常对这种药物比较敏感，而肿瘤细胞如果正在体内疯狂生长，化疗药物就能达到手术所不能及的作用，对活跃的肿瘤细胞发挥作用。只可惜我们体内生长比较快的细胞也会对化疗药物有反应，比如说骨髓细胞、头发毛囊细胞，这就是为什么化疗的时候会出现白细胞减少、掉头发的原因。

5 癌症会传染吗

癌症会传染么？从理论上说，人的癌细胞极难直接传染，原因有二：第一，和大家想象的不同，人的癌细胞一旦离开原始体内环境，是非常脆弱的；第二，人的免疫系统非常强大，擅长消灭各种外来物，外来癌细胞到了新环境，就像羊入虎口，基本上是有命来，没命待，瞬间就会被免疫细胞识别并清除，想在另外一个人身上造成新的癌症简直难于上青天。理论如此，事实也是这样，经过 200 多年的研究，迄今也没有发现可靠的人的癌细胞可以直接传染的证据，但现在已知三大类细菌病毒，如果长期感染，会促使某类癌症发生，而这三类细菌病毒都是可以传染的，所以从这个角度来说，有的癌症是可以"传染"的。

各位可以想象下，外科医生在手术过程中，有时候手套破裂，等到发现时，恶性肿瘤患者的血液已进入破洞的手套而沾染了手指，而且沾满血液的时间也相当长，相信外科医生皆有这种经验。倘若传染力强，则外科医生在长期的开刀工作中，至少也有几十次或几百次的感染机会，早就罹患恶性肿瘤才对，但是并无外科医生患恶性肿瘤率特别高的事实。

另外，在医院里不同种类的癌症患者，长期同住一个病房，也并没有发现癌症相互传染的情况。在肿瘤专科医院或综合医院的肿瘤病房里，长时间和癌症患者直接接触的医护人员也没有像由细菌、病毒引起的传染病那样感染癌症的情况。可见，癌症一般是不会传染的。

因此，癌症患者无论在家里，还是在社会上都不必与健康人隔离，与癌症患者接触也不要产生怕被传染的顾虑和恐惧

⑥ 打了肿瘤疫苗就能对肿瘤产生免疫吗

如今，肿瘤疫苗的概念已经为大众所知，如 HPV 疫苗、胃癌疫苗等，然而 HPV 疫苗等肿瘤疫苗都不是真正意义上的肿瘤疫苗。它们只是通过对致癌病原体的免疫来间接地预防癌症。换句话说，这些疫苗教会人体免疫系统去防御的不是肿瘤本身，而是引起部分肿瘤的病原体。

从这个角度上讲，乙肝病毒疫苗是被 FDA 批准的第一个"癌症疫苗"。我们应该庆幸，现在已经有很好很安全的乙肝病毒疫苗，除非特别原因，所有婴儿都应该接种该疫苗。人乳头状瘤病毒（HPV）有 100 多种，其中至少 13 种可以引起癌症，这类病毒男女都会被感染，是导致大部分女性宫颈癌的元凶，同时也与肛门癌、男女生殖器癌、口咽癌有关。和乙肝病毒一样，目前没有药物能够治愈 HPV 感染，但世界上已经有很好的"防癌 HPV 疫苗"。

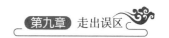

中国是幽门螺杆菌感染的重灾区，大概有 70% 的成年人携带幽门螺杆菌，绝大多数携带者并没有症状，但部分会导致慢性胃炎、胃溃疡乃至胃癌。也正因为幽门螺杆菌感染没有急性症状，很多人都不知道自己被感染，从而进一步传播给了家人。幽门螺杆菌最容易通过"口－口传染"，由于中国的饮食习惯导致感染呈现明显的家庭型，如果父母是感染者，那小孩也是感染者的概率很高。幽门螺杆菌慢性感染会使胃癌发病率提高 3 ～ 12 倍。如果有家人得了胃癌并且是幽门螺杆菌阳性，那强烈建议家中年轻人，尤其是小孩进行幽门螺杆菌测试，如果确认感染，应该尽快治疗。

肿瘤疫苗是个好东西，从字面上理解，貌似打了某个肿瘤疫苗，就不会得某项肿瘤。但是，正如上面所述，现有的肿瘤疫苗无法抵御已经发生的肿瘤，因为疫苗并没有"教导"免疫系统去认识宫颈癌细胞、胃癌细胞和肝癌细胞。也就是说，这些疫苗在守护我们身体时，主要是靠抗击入侵的致癌病原体来发挥作用，对于已经悄悄存在于身体内部的肿瘤，同样束手无策。然而，随着医学的进展，我们对肿瘤的研究越发深入，相信一定能研发出真正意义上的肿瘤疫苗。

⑦ 癌症是"不治之症"吗

实际上，很多癌症，只要发现得早，依靠现有的综合治疗技术（手术、放疗、化疗、分子靶向治疗、免疫治疗等）是能够被有效治疗的，而对中晚期的恶性肿瘤，放疗、化疗、分子靶向治疗是最重要的治疗手段，也是可以使患者缓解症状，延长生存期，提高生活质量的，大可不必认为癌症是不治之症。

首先，患者要有一个积极乐观的情绪，积极情绪可以使患者主动配合医护人员采取各种必要的治疗措施，并能耐受某些治疗措施的毒副反应，完成所需要的疗程，从而提高恶性肿瘤的治疗效果。乐观情绪可以使患者从思想上正确地对待癌症这一难治之症，相信癌症是可以战胜的。这样患者能像正常人那样生活和工作，提高自己的生存质量，增加癌症的长期控制甚至临床治愈的可能性。良好心理状态使患者情绪振奋，主动采取有效的康复治疗措

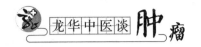

施并能长期坚持。

其次，一定要积极配合治疗，很多患者及家属不了解肿瘤具有转移性和侵袭性的特点，认为手术切除肿瘤就算治好了，这种观念往往会耽误患者的后续治疗。还有不少患者及家属听说放、化疗有严重的毒副反应，不愿接受治疗而任由肿瘤发展。虽然放、化疗在杀死癌细胞的同时也会损害正常细胞，但对于手术后体内仍然存在的亚临床转移灶来说，只有用化疗才能消灭它。针对放、化疗的各种副作用，目前已有很多药物可以预防和缓解。

随着医学科技的发展，癌症的治疗除了原来的手术、化疗、放疗 3 大手段外，近年来又发展了多种免疫治疗，各种介入治疗，再结合我国特有的中医中药，目前癌症已不是不治之症，也像其他的慢性疾病一样，一些癌症已能够治愈，一些癌症通过姑息治疗可以长期带癌生存。认为癌症是不治之症的观念已经过时了。

此外，癌症的好治与否与癌症的类型和发现时间有直接的关系。如果是肝癌、胰腺癌、胃癌、食管癌，可能活的时间会比较短；而如果是直肠癌、乳腺癌、前列腺癌、甲状腺癌，则可能存活很长时间，有些早期肿瘤甚至可以治愈。其次，早发现癌症会比很晚才发现要好得多。比如，鼻咽癌如果在早中期发现，相当多的人能活到五年以上；而如果发现时已经是中晚期，则生存期明显下降。

所以，对于癌症，应该区别对待。并不是得了癌症，就等于下了死亡判决书。

⑧ 化疗反而对身体伤害更大吗

诚然，化疗药物一开始是从毒药中发现的，化疗的原理简单说就是要阻断肿瘤无限制的生长，就会对细胞的增殖分裂有抑制作用。而人体那些原本新陈代谢就快的组织，比如头发（更新较快，一直在不停掉和长）、胃肠黏膜（不断更新来抵抗外界的刺激等）等也会受到化疗药物的影响。因此掉发、恶心呕吐是非常常见的化疗不良反应。而临床治疗时，肿瘤患者本身身体状况就不佳，化疗后掉发、恶心呕吐等反应在患者及家属看来，无疑显得十分惊

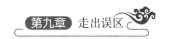

悚，这就给人带来一种错觉，即化疗反而对身体伤害更大。

首先让我们看看，化疗到底有没有效果？1963年的化疗药物方案MOMP出现后，霍奇金淋巴瘤患者的完全缓解率大幅度上升，甚至不再复发，这在化疗发明前是完全不可想象的。相当多的霍奇金淋巴瘤患者仍能好好活着，完全是靠化疗的功劳。霍奇金淋巴瘤从过去的绝症，成为第一个被化疗治愈的成人肿瘤。另外，以铂类药物为基础的化疗方案，使转移性睾丸癌的治愈率也大幅度上升。1981年，诺曼·尼格罗则发明了一套以他名字命名的化疗方案，使原来需要切除肛门的肛管癌患者，保住了肛门，避免一辈子由肚皮上的结肠造瘘口排便的尴尬。

由此可见，化疗绝非人体的杀手，它确实能提高人们的生存期和改善人们的生活质量。我们再来看看化疗的必要性，血液系统肿瘤（典型代表就是我们平时所说的白血病），由于癌细胞广泛分布在骨髓和血液里，是无法通过手术的方式切除的，这个时候，化疗在血液系统肿瘤的治疗应用中无疑是大放异彩。另外，大多数肿瘤在发现时，肿瘤已经或多或少地发生了微小的转移，这种潜在的转移灶是非常让人头痛的，术后肿瘤复发的概率就非常高。

如何对付这些潜伏在体内的微小转移病灶呢？为了消灭这一小部分"逃逸"的肿瘤细胞，就可采用化疗的方法，此时的化疗药物无疑就是机警的侦察兵，能击杀游荡在身体各处的散兵游勇。大多数肿瘤术后辅助化疗对提高生存率有益处，尤其对于中晚期肿瘤患者。肿瘤发现越晚，发生转移的概率越高，因此对于分期较晚的患者，医生通常会推荐患者术后及时进行全身化疗，以求消灭或控制这些可能存在的微小转移病灶。

需要说明的是，癌症根据不同类型、部位分类，有上百种，每种癌症都有不同的化疗方案，总计就有上千种化疗方案。每种癌症的治疗效果都是不同的，不能大而化之评价化疗的优劣。虽然仍有一部分癌症，如胰腺癌，直到今天治疗仍然十分棘手，治疗效果也不好。但相当多的癌症已经能得到很好的控制，甚至一部分已经能治愈。而治疗效果的好坏与癌症发现的时期有重大的关系。毫无疑问，早期的癌细胞相对好杀多了，而到了晚期，则化疗药物也是心有余而力不足。这就如同在战场上，我们面对少许敌军的先头探

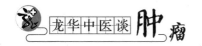
路部队，总是更容易消灭，若是面对大军压境，黑压压一群大部队时，仗就打得比较吃力了。另外，癌细胞实际上是在不断突变的。早期可能也就增殖得多一些，但随着不断增殖过程中突变的增加，可能就会带来更多病变，给治疗带来更大的挑战。

⑨ "饥饿疗法"是让人挨饿吗

我们知道，细胞的生长需要营养，而肿瘤细胞是生长疯狂的细胞，几乎如同脱缰的野马，故而其对营养物质的要求更高，因此恶性肿瘤常常伴有血管的增殖以满足其不断增加的营养需要。如果能够抑制肿瘤供血血管，阻断肿瘤的营养供给，无疑对肿瘤细胞是一种致命的打击。学界一直致力于研究抑制肿瘤血管生成的靶向药物，主要针对抑制肿瘤的供血血管的增殖，使肿瘤细胞不能得到有效的营养供给，从而杀死肿瘤细胞，所谓"饥饿疗法"是对上述内容的一种形象生动的描述。

"饥饿疗法"，顾名思义，很容易让人产生"肿瘤患者不吃有营养的东西，就能饿死肿瘤细胞"的想法，这样显然是不科学的。对于恶性肿瘤患者，营养治疗是整个综合治疗中非常重要的内容之一，有效的营养保证是治疗的一个关键环节。

恶性肿瘤细胞比正常细胞的生长增殖能力更强，如果肿瘤患者的营养跟不上，那么在营养匮乏的条件下，肿瘤细胞的营养摄取能力往往更强于正常细胞。此外，一味地让自己"饿"下去，还会对身体的免疫系统造成损坏。由于营养的缺乏，人体内正常代谢无法进行，免疫系统也会遭到破坏。而免疫系统在对癌细胞的抵抗中发挥着重要作用，如果免疫系统遭到了破坏，肿瘤会发展得更加迅速。

在病理学上，有一个规律，一般分化程度高的肿瘤，相对预后较好；而低分化或者未分化的肿瘤是非常凶险的，因为它们最主要的功能就是不断地分裂与增殖，"狂吃猛生不干活"，在很短的时间内就会消耗掉有限的资源，让患者濒临死亡边缘。如果我们对生物成功的定义只有一条——在竞争中取得优势，杀灭（不论是谋杀还是饿死）所有的资源竞争者，那么在恶性肿瘤

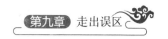

患者身体里，癌细胞无疑是最成功的。但是对于生物整体来说，维持个体的可持续生存，乃至延续自己的基因才是最重要的事情。

我们的机体如果没有营养摄入，就不能维持日常的生理功能。尽管我们不进食，但是并没有阻断肿瘤的供血血管，肿瘤仍然在大量地吸食我们仅存的营养，结果饿死的只能是患者本人，而不是肿瘤细胞。此外，营养不良的人群更加容易发生肿瘤，营养不良的肿瘤患者并发症更多，生活质量更低，临床预后更差，生存时间更短。由此可见，肿瘤患者的营养非常重要。

简单来说，"饥饿疗法"源于国外，国外报道的意思是通过靶向药物如抗血管生成药，可以阻止肿瘤的血管生长，让肿瘤"饿死"，并不是通过人节食来饿死肿瘤。肿瘤细胞作为一个疯狂的恶魔，会毫无节制地抢夺人体内的营养资源，如果想通过控制营养，以"饥饿"治疗肿瘤，反而会导致身体抵抗肿瘤的能力下降，恰恰适得其反。

⑩ 癌症与体质无关吗

在日常生活中，我们总是听到类似这样的对话，老张对老李说："老李，你这体质偏热性，这牛羊肉可不能多吃呀。"老李一听，马上放下了筷子："哎，可不是嘛，多亏你提醒。"那么，我们总是说到体质，体质与癌症有没有关系呢？正如古人所言："壮人无积，虚人则有之。"张景岳也指出："凡脾肾不足，及虚弱失调之人，多有积聚之病。"体质的形成与多方面因素有关，有先天因素，比如父母遗传，也有后天因素，比如环境的影响及个人生活习惯等，这才使得每个人的体质有所不同。而体质又是可以动态变化的，可以向疾病状态转变，也可以向健康转化。借助这种体质禀赋的可调性，对疾病进行"未病先防"的早期干预，成为体质学说研究的一项有意义的工作。

体质状况好，则正气强，反之则弱。而不同的人，由于体质状况不同，对于肿瘤的易患性和倾向性也会不同。体质壮实之人，往往脏腑功能活动旺盛，气血津液充足，则不易发病。中医认为，体质偏颇是患肿瘤的重要因素，中医强调从整体观念看待肿瘤，肿瘤患者往往虚实夹杂，全身属虚，局部属实。临床常见正气不足和肿瘤进展互为因果，交替促进，加重病情。肿瘤患

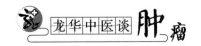
者多由于病邪日久，耗精伤血，损及元气，气血双亏，而患者在经手术、放疗、化疗之后，更容易出现机体脏腑耗气伤津，进一步阻碍机体的阴阳平衡运动，使得气血阴阳运行失调。

2009年4月中华医学会颁布了我国第一部《中医体质分类与判定》标准，该标准将体质分为平和质、气虚质、阳虚质、阴虚质、痰湿质、湿热质、血瘀质、气郁质、特禀质九种类型，以此标准为基础建立中医肿瘤体质判定方法，来研究肿瘤疾病的易感性及预后，是当今中医肿瘤体质学研究的一个方向。中医也应该重视并强调内外因的易感性，癌症发病受禀赋与外环境同时影响，这种认识并未脱离中医的天人相应观。

在肿瘤的治疗过程中，既要掌握疾病特点，又要注重体质背景。通过调整体质，能够促使疾病朝着好转或者缓解的方向发展，同时也有助于减轻患者的身心痛苦。针对不同体质类型的肿瘤患者，我们可以采取适当方式方法进行调整改善。针对一些已经形成肿瘤的患者，通过化疗、手术的治疗方案，同时配合中医药的扶正药物，可改善患者体质因素，增强体质，防止肿瘤进一步恶化、发展或转移。现在中西医结合治疗，已证明能够达到此效果。例如，对于部分早期肿瘤患者，如果身体状况允许，首要任务是考虑应用各种合适的方法（包括手术、放疗和化疗）消灭肿瘤细胞，减低瘤负荷，并注意顾护正气，这不仅可以巩固第一阶段的疗效，也可促进机体自身对肿瘤的抑制功能。而对于某些中晚期或高龄患者，本身体质状况很差，则应将治疗重点放在改善体质和提高生活质量上，主张通过攻补兼施、以调为主的中医中药方法来积极治疗。

在中医用药上也要根据体质的不同选择用药，例如体质强壮者，或偏阳热体质者，患病后多表现为实证、热证，其体耐受攻伐，宜泻实清热，药量可稍重。体质孱弱者，或偏阴寒体质者，患病后多表现为虚证、寒证或虚中夹实，其体不耐攻伐，因而要注意采用补益或温补之剂，即令攻伐，也宜选用气味较薄、毒性较小的药物来治疗。

中医历来重视预防，《黄帝内经》明确提出"治未病"的思想。《素问·四气调神大论》云："圣人不治已病治未病，不治已乱治未乱。"未病先

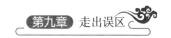

防对于预防肿瘤的发生有重要价值。所以，要通过各种方法增强体质，达到"正气存内，邪不可干"的目的，抵御肿瘤的发生，同时还要采取体育锻炼或根据各自的体质给予适当的饮食或药物调理，适应四时等外界环境的变化或养成良好的生活习惯，戒绝烟酒，忌食霉变不洁的食物，保持良好的精神状态等。

中医养生治疗的优势在于整体调控和辨证论治，整体平衡态的维持在于元气的旺盛，辨证治疗要求因人而异地调整五脏的偏倚，这都是防治癌症的重要理论。研究中医肿瘤体质及其实质对中医肿瘤学的发展是有意义的，同时因为其具有的特殊性、复杂性，这条道路的探索也是任重而道远的。为此还应进一步积累和借鉴各种理论和经验，使中医肿瘤体质研究为肿瘤预防做出贡献。

《黄帝内经》中指出："正气存内，邪不可干。"这里的正气足与不足就是人体体质偏颇的反映。机体发病与否，体质起着至关重要的作用。如果体质强壮，脏腑功能正常，抵御病邪的能力增强，则人体不易发病，反之就易遭受病邪的侵犯，使人体阴阳失调而发病。同一种疾病由于体质不一样，其临床表现和证型等也各不相同，采用的治疗方式也不同；不同疾病由于体质相同，其临床表现、证型也大致相同。同时，体质也决定了个体对病邪的易感性和倾向性。这也就是为什么有的人容易产生肿瘤，而有的人则不容易产生。肿瘤一直是医学上较难攻克的堡垒，对易感体质进行调理，纠正偏颇体质，在治疗时采用辨体、辨病、辨证诊疗模式，从新的角度对肿瘤进行预防和治疗，可以开辟新的前景，力求提升中医干预治疗的临床疗效。

简而言之，体质具有先天性、个体性和可调性。遗传和环境（包括社会环境和自身）是影响体质的主要因素。只有充分认识体质的特征及其影响因素，制定个体化干预措施，及时纠正，才能远离疾病，使人类体质向健康方向优化发展。

🎗 癌前病变就是癌症吗

现代社会，人们越来越接受一个观念："冰冻三尺，非一日之寒。"癌症

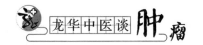
是慢慢发生的。一般认为，癌症会有癌前病变→原位癌→浸润癌的发展过程，这也是细胞变得越来越恶性的过程。通俗来讲，癌前病变就是身体里的某些病变，在某些因素的持续作用下有可能变成癌症。癌前病变是如何产生的呢？人体内正常细胞在不同致癌因素的长期作用下，首先表现为细胞数量增加，但此时细胞形态尚未发生改变，病理上称之为"单纯性增生"；随后，在数量增加的同时，细胞形态与起源组织的细胞形态差异会逐渐加大，进入到癌症的前驱阶段，也就是癌前病变。癌前病变必须在一定条件下才可能转变为癌，而且不同的肿瘤，这一概率也有大有小。但是，值得庆幸的是，虽然癌症十分可怕，但是癌前病变却是可以控制的，在经过正规治疗，如手术、消炎、远离不良刺激后，癌前病变即可以在通往癌症的道路上及时"刹车"。

所以，面对癌前病变，我们完全不必过于紧张，无须杯弓蛇影，草木皆兵，自己把自己吓得不轻，只要以一个积极的态度面对癌前病变，是不必过于忧虑的。常见的癌前病变有：①胃肠道病变（慢性萎缩性胃炎、不典型增生和胃黏膜肠上皮化生），其中对胃肠息肉尤其是家族性息肉病和多发息肉必须重视；②乳腺囊性增生亦称"纤维囊性乳腺病"，表现为乳腺内多个大小不等的结节，伴有压痛，大部分发生在绝经前，若不积极治疗，约20%可演变为乳腺癌；③色痣，短时间内迅速增大、颜色变深、脱毛或周围出现形似卫星状小点，局部发痒、疼痛等，可能是恶变的先兆；④黏膜白斑，是一种最常见的癌前病变，一般在唇、舌、子宫颈、外阴部都会发生，最初多半是白色的光滑软斑，手摸时没什么感觉，以后发展成为突出黏膜表面的白色或灰色斑点，触摸有粗糙感，最后表面发生溃疡，基底部变厚变硬；⑤经久不愈的溃疡、疤痕和瘘管，特别是小腿上的慢性溃疡，外伤性和化学损伤性的溃疡，大面积烧伤、烫伤和冻伤后的疤痕，长期存在的骨髓炎和结核性瘘管等，都有癌变的可能。此时，一方面应做彻底治疗，另一方面应到医院检查。

虽然说癌前病变与癌症仍然隔着相当大的距离，我们不能肯定癌前病变一定会变成癌症，这依然有一个概率上的问题，但是仍有最终走向癌症的可能性，只是这个可能性相对比较小。我们也可以理解为癌前病变是正常组织到癌变的一个缓冲地带，我们仍需给予积极治疗，以最大程度规避患癌风险。

以胃肠息肉为例，界定癌前病变首先要判断息肉的病理类型，如果是炎症性息肉或是腺瘤样增生，大可不必紧张，但如果属于腺瘤性息肉，则有可能往恶性肿瘤的方向发展，临床上应该积极干预治疗。所以如有胃肠息肉，最好取活检以确认其病理特征。至于其他的常见癌前病变如萎缩性胃炎、宫颈糜烂、溃疡等，这些疾病虽都可能与癌症相关，但它们从普通疾病发展到癌前状态，再演化成癌前病变，却有相当长的一段距离，并且是否会沿这段路走也有很大的不确定性。体检是发现癌前病变最有效的手段，一般的防癌检查包括 CT、胃肠镜、乳腺钼靶、肿瘤标志物等，这些不仅能查出癌症，也能查出良性病变。当我们发现身体出现异样时，应该及时到综合性大医院的专科门诊检查确诊，按时复查。癌症是综合因素作用的结果，尽可能地阻断癌变之前的过程，及时发现并进行治疗，这样大部分癌前病变就会在通往癌症的路上"悬崖勒马"并转危为安。

12 某些生辰的人更容易得肿瘤吗

五运六气对研究时间医学具有一定的现实意义。所谓五运六气，简称运气，是一门古代医学气象学，它是探讨自然界天时、地理、气候变化与疾病关系的一门科学，是研究天地日月间，五类物质相互运行（即五行：木、火、土、金、水）所产生的六种不同的气候变化（即六气：风、寒、暑、湿、燥、火六种气候），分别表现于一定的时令季节。其方法是应用天干地支的演绎推理，来表示这种运动变化的规律，作为推测病因病理和临床诊治疾病的理论依据的一部分。

由一个人的出生年、月、日、时可判断出其体质结构特征如何，较易感染何种疾病，病源是什么，何时可愈。人在出生之时，就已携带某些具有由自然孕育的本质和特色，对人体后天的健康状况乃至性格和行为等都有着深远的影响。这是人与自然协调一致的体现，属于中医整体观，这一观念含有丰富的时间医学内容。

首先，我们知道，出生月份决定疾病的说法显然有些绝对，但是中医素有天人感应的说法，现代也有学者认为，出生月份与疾病的关系是综合学科

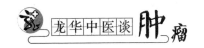

的研究，会受制于很多条件。现在能说明的一些出生月份与某种疾病相关的原因主要取决于气候对孕妇产生了何种影响，如饮食、睡眠、运动、工作、出行、衣着、思维、情感等，通过影响孕妇的生理变化，从而在胎儿的发育中种下"疾病的种子"。北京中医药大学的学者张洪钧，曾指导研究生做过研究，以女性常见肿瘤乳腺癌为研究目标，探讨胚胎发育期所禀受的天地之气（即五运六气）与乳腺癌的相关性，以期为乳腺癌的有效预防和治疗寻找新的方法。其采取回顾性病例研究的方法，以1991年1月～2012年12月北京市肿瘤中心登记的全部乳腺癌患者为研究对象，同时期北京市女性常住人口（由北京公安部门提供）为对照。根据生日，按出生时段分人群，每种人群有相同的运气禀赋。结果发现乳腺癌患者的出生日期多为上半年，非乳腺癌患者多为下半年，为乳腺癌的防治及其他深入研究提供了切实的病因学依据。

不过，更多的出生月份与某些疾病具有相关性的原因还需要大量研究才能得出科学的解释。而且，出生月份与疾病关系的重要性也比其他健康因素要轻一些，因为出生月份是谁也决定不了的，是一种随机的甚至是自然的选择。此外，每个季节或每个月出生都既有优势，也有弱点，因此对健康的影响总体来看是此消彼长，也是一种互补状态。对人健康更重要的影响当然是后天的饮食营养、锻炼和先天的遗传因素。

13 肿瘤骨转移是不治之症吗

骨是癌症远处转移的好发部位。恶性肿瘤细胞转移至骨组织时，引起骨破坏和一系列的症状，最后导致患者的生活质量严重下降。骨转移对于很多癌症患者及家属来说，是非常恐怖的梦魇，一旦查出骨转移，患者及其家属往往陷入不可自拔的绝望中，认为骨转移就表示癌症进入晚期，已经是病入膏肓，生命已经进入倒计时。然而，虽然进入到骨转移阶段令人扼腕，但骨转移并非就是直接和死神握手，比如乳腺癌发生骨转移，患者甚至可生存好几年。面对已经进入到骨转移阶段的患者，我们往往更需要把治疗重点放在改善患者生存质量上，比如，骨转移到后期基本都会出现剧烈骨痛，而剧烈的疼痛无疑会给患者的生活带来重大的影响，另一方面，我们需要警惕骨转

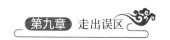

移的早期症状，在骨转移的早期阶段就进行干预，使骨转移对患者的日常生活带来的影响降至最小。

有时候，骨转移的早期表现并非都为疼痛，患者多无自觉症状，往往因为骨折就诊才发现骨转移。骨转移除了疼痛外，还可能出现功能障碍、病理性骨折、高钙血症等一系列骨骼并发症，脊椎转移还可发生脊髓压迫以至截瘫。我们需要关注的重点是，在骨转移患者接受抗肿瘤治疗的基础上，同时进行姑息治疗，积极预防骨折和瘫痪，以提高整体的生活质量。

事实上，对于已经发生肿瘤骨转移的患者来说，大可不必过于悲观，因为我们对于肿瘤骨转移这个张牙舞爪的恶魔，依然有着许多武器。当骨转移癌确诊后，首先要对患者进行全身治疗，包括针对原发肿瘤的联合化疗、免疫治疗、核素治疗和中医中药治疗，以便从源头上遏止肿瘤的发展。同时，我们也需要对骨转移的状况进行针对性地干预。临床上，双膦酸盐的应用就是姑息治疗的一个成功典范。双膦酸盐是目前治疗高钙血症的标准治疗方法，并且已经成为治疗恶性肿瘤骨转移的药物之一，它能抑制因破骨活性增加而导致的骨吸收。最新一代治疗骨转移的双膦酸盐药物唑来膦酸盐较其他双膦酸盐能够更加有效地降低乳腺癌骨转移引起的骨相关事件，患者一旦被确诊为恶性肿瘤骨转移时，医师往往会建议开始双膦酸盐治疗。同时，对于具有手术指征或是癌症早期的患者，或是肿瘤组织已经压迫了脊髓神经而引起了明显的肢体症状的患者，胸腰椎大面积受损的患者，以及已经发生了病理性骨折的患者，可采取外科手术治疗，外科手术能够直接切除骨转移部位的肿瘤，起到消除骨痛、减轻肿瘤对脊髓的压迫、提高患者生存质量的作用。除此以外，放射性治疗也是应用比较广的治疗方法，比如放射性核素治疗是利用亲骨性放射性药物，如 153Sm-EDTMP（即 153 钐 - 乙二胺四甲基膦酸）对骨转移癌患者进行体内辐射治疗。再比如放射线治疗，也叫"照光"，它对缓解骨痛、减少病理性骨折的发生、减轻骨肿瘤对脊髓的压迫有较为明显的疗效。在使用放射线治疗骨转移癌的患者中，有 70% ～ 100% 的患者骨痛症状可明显减轻或消失。

当然，对于骨转移癌，最重要的还是要及早发现。尤其是经常腰腿痛的

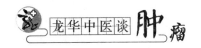

患者，必须提高警惕，当出现无法耐受的异常疼痛症状时，一定要及时去医院检查，以免延误治疗而造成严重后果。

14 癌性性格——什么样的人容易得肿瘤

我们在生活中，有时候会遇到这样的场景，老张和妻子吵架了，老张郁郁寡欢，老李过来百般开导无效，老李不由恨铁不成钢地说："你这性格，遇上点小事就耿耿于怀，很容易得癌症呀。"实际上，中医认为，情志失调与肿瘤的发生息息相关。

现代社会中肿瘤的发病率居高不下，关于情志与肿瘤的相关研究引起了越来越多的人注意。"未病先防，既病防变""注意精神调护"的养生思想深入人心。早在两千年前《黄帝内经》就提出人的情志活动与内脏有着密切的关系，如《素问·阴阳应象大论》说："人有五脏化五气，以生喜怒悲忧恐。"又说"肝在志为怒，心在志为喜，脾在志为思，肺在志为忧，肾在志为恐。""怒伤肝，喜伤心，思伤脾，忧伤肺，恐伤肾。"《灵枢·百病始生》说："心者，五脏六腑之主也……故悲哀愁忧则心动，心动则五脏六腑皆摇。"《素问·上古天真论》云："恬惔虚无，真气从之，精神内守，病安从来。"可见愉快而良好的情绪能使人体五脏协调。

现代研究发现，肿瘤患者的社会心理因素对于肿瘤的发生、发展和转移也起着十分重要的作用。情志是对客观事实的反应，是人体脏腑器官功能的外在表现形式，又是维持机体脏腑功能的基础，是联系内在脏腑与外在表现不可或缺的媒介。中医学无肿瘤之名，古代医籍中关于肿瘤的记载有积聚、癥瘕、噎膈等。五志有怒、喜、思、悲、恐，对应肝、心、脾、肺、肾五脏，五脏的气血通畅与否与情志有密切的关系，而肿瘤与脏腑功能正常与否息息相关。因此，情志恬淡，多参加集体活动，适量运动，充实生活，转移患者对于自身疾病的过度焦虑与负面情绪，机体方可处于精神内守的状态。肝失条达及疏泄，持续日久，导致体内气血运行不畅，自然容易患上疾病。很多文献资料都证明，保持良好的情志有利于提高机体免疫力，减缓肿瘤的生长速度，提高患者的生存质量。平时过于压抑的人属于癌症敏感型的体质，有

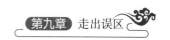

一个词叫"郁结于心"，这样的人除了容易造成性格抑郁之外，由于情绪不得发泄，气血在体内器官形成瘀阻，久而久之瘀积成瘤，就会形成癌症。

中医理论认为，虚证是肿瘤发生、发展的重要原因和病机。"邪之所凑，其气必虚"，正气不足，气血虚弱，导致脏腑功能失调，因而出现气滞、血瘀、湿聚、痰结等一系列病理变化，最终形成肿瘤。

在确诊癌症后，家人对患者的关怀也非常重要，要多和患者交流沟通，陪他们参加一些社会活动，增强自信心，可提高人体免疫功能，同时也是一种积极的心理建设。最重要的还是患者自己要学会调整心态，人生不可能一帆风顺，肿瘤也是人生的一道坎，确诊肿瘤后，由于对于疾病的恐惧，患者往往会陷入顾影自怜的状态，面对生活中遇到的不顺心之事，往往更容易焦躁。然而，悲观抑郁的心态与性格往往会使病情雪上加霜，情志不畅会导致肿瘤增大，肿瘤的发病率及致死率越发增高。而开阔的心胸，则能鼓舞正气，驱邪外出，调和情志，以正确的态度对待疾病，树立战胜疾病的信心和勇气，充分调动自身免疫机能与肿瘤做斗争，维持一个良好的生活质量。

15 红薯抗癌吗？癌症患者的饮食宜忌是绝对的吗

红薯是一种价廉味美、营养丰富、药食兼用的健康长寿食品，被医学专家誉为"抗癌明星"。红薯中含有丰富的纤维素、胡萝卜素、维生素 A、B 族维生素、维生素 C、维生素 E 及钾、钙、铁、铜等物质，能有效地预防便秘，减少肠癌的发生，而且具有减肥、健美、抗癌等多种作用。日本国立癌症预防研究所最新研究结果显示，红薯中含有的一种"脱氢异雄固醇"物质，对癌症有显著的抑制效果，并将抗癌蔬菜列出排行榜，红薯位居榜首。中医认为，红薯性温，味甘，具有健脾益气、滑肠通便等作用。然而，事物都具有两面性，纵然红薯被如此厚爱，但是红薯也有不少"短板"。首先，红薯含有的氧化酶可以在人的消化道内产生大量二氧化碳，导致食用后易产生腹胀的感觉。其次，红薯中糖分含量非常高，对于糖尿病患者显然是不太适宜的。此外，正常人吃多了红薯，也会产生大量胃酸，而胃如果长期受酸液刺激收缩，则可造成反吐酸水等情况，那么对于消化性溃疡患者是不利的。

　　由此我们可以看出，虽然媒体上宣传着各式各样的抗癌食物，但实际上并不存在某一款特别神奇的抗癌食物能通用于每个癌症患者，我们始终需要根据每个患者的不同状况，来制定一张个性化的食谱。许多肿瘤患者在治疗期间互相交流饮食经验，盲目跟从别人的做法，如盲目补充所谓的抗癌食品、抗癌保健品，反而适得其反，弄巧成拙，甚至干扰了正常的治疗。此外，现在人们越来越注重养生，"喝汤是健康的饮食习惯"已经成为许多人的常识，肿瘤患者家属为求患者早日康复，往往会为患者煲许多进补的汤水，如鸡汤、鱼汤等，然而实际上，汤里面的营养成分并不如我们想象中丰富，食物中的大部分蛋白质仍呈凝固状态留在肉里，而非溶于水中。煲2个小时以上的汤中，蛋白质含量也仅为肉中的5%左右，还有95%的营养成分留在"肉渣"中。因此，只喝汤不吃肉，只是满足了口感而已，而大量的营养成分还是在肉渣里，如果只吃肉不喝汤就等于为了一棵树而放弃了整个森林。不过，经过长时间烧煮的汤中所含的肽类、氨基酸更易被人体消化吸收。

　　不论中医西医，对于辛辣刺激的食物都会建议肿瘤患者避免食用。然而我们倒也不必过于苛刻，只追求完全寡淡的饮食。饮食清淡还是辛辣，仍然需要因人因地制宜。在习惯吃辣的地区，若被要求完全忌口，本就因为肿瘤的放化疗引起食欲减退，再改变吃辣饮食习惯，往往会让患者更加没有食欲，这样对患者的康复也就没有任何好处。只要不是过于辛辣刺激，根据每个人的接受度来制定饮食食谱，对于患者的消化吸收也是有好处的。

　　还有当肿瘤患者食欲不振、食物摄入不足时，有的患者及家属会认为静脉营养将更好地满足患者的营养需要，因而千方百计要求医师给患者打"营养针"，这种观点显然是不正确的。人体的自然状态，就是通过胃肠道摄取食物，如果长时间"打营养针"，用进废退，肠黏膜就会萎缩，引起肠道菌群失调，而我们的肠道黏膜的屏障作用也会被破坏，加上肿瘤患者往往免疫力会比正常人低，从而更容易感染。大量研究证实，对各种原因引起的进食障碍，可给予肠内营养支持疗法，建立起有效的营养支持治疗通道，只要肠道有功能，就可使用它。正确识别肿瘤患者的饮食误区，进行科学饮食，可使患者达到感觉良好、保持体力和能量、减轻治疗副作用、降低感染风险、更快恢

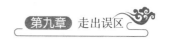

复健康的目的。

虽然没有神奇的抗癌食物，但不代表没有健康饮食。美国癌症研究所指出，均衡的膳食，提高膳食中果蔬的占比且种类丰富多样，就能在总体上有效降低癌症的风险，并不需要去拘泥于其中某一款食物。对于健康人群，与其迷信某款抗癌食物，不如趁早改善自己的生活方式。而对于癌症患者，治病心切，只要有一点效果都想去试一试的急迫心情能够理解，但千万不要因此被各类抗癌食品广告误导，成为某些商家的猎物，在花冤枉钱的同时还贻误了治疗，最终后悔莫及。

16 少量饮酒有益健康？肿瘤患者能喝酒吗

元朝医学家忽思慧在《饮膳正要》一书中，将饮酒的利弊总括为："酒，味苦甘辛，大热有毒，主行药势，杀百邪，去恶气，通血脉，厚胃肠，润肌肤，消忧愁。少饮尤佳，多饮伤神损寿，易人本性，其毒甚也。饮酒过度，丧生之源。"翻译成大白话就是，少量喝酒有益健康，过度酗酒非死即伤。而另一位大医药学家李时珍也非常赞成忽思慧的观点，认为"过饮不节，杀人顷刻"。那么，饮酒对于肿瘤患者来说，应该怎么看待呢？现在大众逐渐取得的共识是，饮酒对于一个人合适与否，以及每天饮酒的量，最好通过咨询专业的医师或是营养师，根据具体的身体状况评估结果来决定，因为每一个人的身体状况都不一样，不同的人对酒精的敏感性不同，个体差异很大，因此不存在所谓绝对的"安全剂量"。

诚然，适度地饮酒的确对身体存在一定益处，比如自古以来，中医就有"酒为百药之长"的说法，酒可以使药力外达于表而上至于巅顶，使理气行血药物的作用得到较好的发挥，也能加快血液循环，舒筋活血，使滋补药物补而不滞，更快地发挥药性。西医的有些研究也发现，饮用少量低度白酒可以扩张小血管，促进血液循环，延缓胆固醇等脂质在血管壁的沉积，对循环系统及心脑血管有利。另一方面，肿瘤患者可能更关心的一个研究发现是，科学家在葡萄皮中发现的一种物质——白藜芦醇，这种物质被认为是一种具有抗癌作用的抗氧化剂，能够延年益寿，因此葡萄酒也对人体有益。不过，当

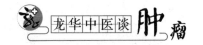

我们关注到饮酒带来的益处时，不能对饮酒可能带来的风险掉以轻心。值得关注的是，甲醇是一种有麻醉性的无色液体，带有乙醇气味，也有刺鼻的气味，毒性很大，过量饮用，可致失明，甚可致死。更可怕的是，其在体内有蓄积作用，不易排出体外，而其氧化产物为甲酸或甲醛，毒性更大。质量越差的酒，其甲醇含量就会相对较高。虽然有研究显示饮用少量低度白酒有益，但同样有研究显示慢性酒精中毒可使血中低密度脂蛋白胆固醇（LDL）升高，造成动脉粥样硬化，另外不可忽视的是，长期饮酒还可导致心肌病、心律失常、心衰及猝死。对于冠心病患者，酒精可诱发痉挛性心绞痛及降低心功能。酒精中毒引起的充血性心肌病，使心肌对药物的反应异常，收缩力降低。众多研究都发现，过量饮酒与慢性肝脏疾病、众多癌症、酒精中毒、胎儿酒精综合征、心脏疾病有关。而肿瘤患者关注的葡萄酒里存在的神奇抗癌物质——白藜芦醇，其临床有效性也待进一步研究开发。目前为止，对于白藜芦醇的研究主要还是在动物身上进行，显然对于动物有效的药品对于人类是否适用是个值得商榷的问题，只有在人类身上进行过临床试验之后才能确切证实某种化合物是否有效。另一方面，抛开具体的剂量谈疗效也是不切实际的，即使我们认为白藜芦醇的抗癌作用对于人类同样适用，那么人类适用的量到底该用多少呢？临床用药中，往往差之毫厘，谬以千里。

不过，我们依然要看到，发现酒里具有某种抗癌物质是一件令人振奋的事情，也许在不远的将来，随着医学的发展，能使得酒类里的抗癌物质为肿瘤患者带来明确的益处。最后，我们仍然需要强调，在决定是否采取饮酒养生时，要根据自己的情况权衡利弊得失，听取专业医学人士的建议，切勿盲目跟风。

17 不治疗是最好的治疗吗

毫无疑问，癌症是所有疾病中最可怕的，一旦患上癌症，不少患者就会不自觉沉沦在癌症的阴影里，一时乱了阵脚，病急乱投医，进入到治疗的误区里。比如，有不少患者就会认为，不论是手术还是化疗，或是中医药调理，都会伤害到身体，甚至让癌细胞生长得更快。而正是这种想法，让不少江湖游医钻了空子，这些江湖游医披着养生大师的幌子，对患者进行信口开河的哄骗。这些"大师"鼓吹着顺应天道、天人合一的所谓自然疗法，主张不治疗就是最好的治疗，让身体休养生息，身体的免疫力上来了，自然就把疾病打败了，而如果是手术或者是化疗，那等于是给本就虚弱的身体带来更重的负担，甚至会拖垮身体，所以不治疗或许会活得更久，我们所熟悉的张悟本和李一就是这样忽悠的。

诚然，不合理的治疗方案确实会给患者带来更多的坏处，比如对于根本无法承受手术的高龄患者，还硬要开一刀，那显然是让患者的病情雪上加霜，积重难返。但是，我们要明确的是，正规合理的肿瘤治疗，可以延长患者的生命，提高生活质量，这都是经过明确的实验证实的。当肿瘤产生压迫症状，如肠道肿瘤压迫消化道，导致消化道梗阻，使得患者腹痛或便秘，不处理可危及生命。这时通过手术，切除部分肿瘤体积，便可缓解症状。再比如当甲状腺肿瘤压迫气管、食管，导致呼吸困难，无法吞咽，这时行甲状腺切除术，即可缓解症状。另一方面，合理的治疗也可以对肿瘤转移进行介入，防止病情进一步恶化，比如结肠癌肝转移，手术切除结肠癌的同时，也能同时切除肝上的转移灶。此外，也能用射频消融术代替手术来处理肝转移灶，当出现脑转移时，伽马刀就不失为一种可行的方法。再比如，骨转移一直是患者及肿瘤科医师非常头疼的一个问题，骨转移患者极易发生病理性骨折，而一旦发生病理性骨折，就很难愈合，严重影响患者生活质量，甚至危及生命。而采取手术方式，预防性植入钢板，或者向骨转移灶内灌入骨水泥，可以防止骨折。当出现多处骨转移灶时，可以静脉注射放射性药物，放射性药物可以被这些骨转移灶摄取，从而杀伤骨内的癌细胞，缓解骨痛。另外，一些晚期癌症可能转移到椎管内，压迫脊髓，甚至引发截瘫，手术可以摘除这些瘤体，防止截瘫的发生。

还有不能忽视的问题是，很多晚期癌症会引发大出血，短期内危及患者生命，这时显然不能"顺应天道，无为而治"，其往往需要局部的手术治疗，给予止血。如气管、肠道的恶性肿瘤发生大出血，医生常常会用内窥镜，甚至开胸、开腹进行手术止血。

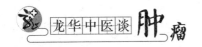

18 肿瘤标志物升高，一定代表得了肿瘤吗

近年来，随着网络知识的发展，很多医学概念开始走入百姓家，公众对肿瘤标志物也不再陌生。但是，很多百姓会认为，肿瘤标志物就是抽个血能查出体内隐藏着的肿瘤，所以现如今，生活体检越来越普及，进行体检后，人们拿到体检报告单，如果发现有一项或者几项肿瘤标志物升高时，往往会惊慌失措，认为自己得了肿瘤。但是，大家大可不必紧张，肿瘤标志物的升高，还是要具体情况具体分析。

首先，一个医学界的共识是，肿瘤标志物升高，不一定意味着有肿瘤，比如肝癌的肿瘤标志物 AFP 水平高于正常，并不一定代表肝癌的发生，也可以是因为肝炎、肝硬化或者是怀孕。而前列腺出现炎症，前列腺肿瘤的肿瘤标志物——前列腺特异抗原 PSA 也会升高，不一定就是前列腺癌。同样，肠道中有息肉也会导致 CEA 升高，而不一定就是结肠癌。糖类抗原 CA19-9 升高，可能是因为有胰腺炎、胆囊炎或者是肝炎等，而不一定就是胰腺癌。一般医师认为，只有当出现不明原因的数值大幅度升高的肿瘤标志物时，才会考虑癌症的可能性较大。

临床工作中，肿瘤科医师经常会遇到这样的场景，患者忧心忡忡地指着一项稍微高一点的肿瘤标志物问："怎么办，医生，我的肿瘤标志物升高了，我肯定是得癌症了。"其实大家大可不必紧张，现如今，肿瘤标志物的意义更多的是起到一种警示作用，只是提示身体可能出现了某种变化，需要我们进行干预，肿瘤标志物和肿瘤的关系大概有以下几种：①只在肿瘤中才产生的物质；②只存在于恶性肿瘤中的物质；③体内存在恶性肿瘤时，人体受到刺激发生反应而产生的物质。由于这些关系，再加上肿瘤标志物可以在血液中查出来，能反映肿瘤的发生、发展，所以在治疗的时候，可以用来监测和评估疗效。而肿瘤科医师的共识是，肿瘤诊断的金标准是病理学诊断，也就是平时老百姓所说的"取一块肉去做检查"。此外需要警惕的是，肿瘤标志物阴性，也是不能除外肿瘤的，有时候在临床会碰到一些患者肿瘤标志物阴性，但经进一步检查却最后查出肿瘤。

也就是说，肿瘤标志物颇有些雾里看花，水中望月的味道。既然如此，我们为什么还要查肿瘤标志物呢？首先是由于其操作简便，抽管血即可，比如肺癌的早期诊断以 CT 为优，胃肠道的肿瘤以胃肠镜为优，但是不可能人人都愿意，或都能去做一遍全套的检查，而抽血检查却很方便，因此相对较准确的肿瘤标志物常常被加入体检项目。其次，对于已确定为癌症的患者，术后复查肿瘤标志物可评估病情、判断疗效。这是因为肿瘤标志物的高低常常与肿瘤的消长相对应，病情控制不好，标志物通常会上升非常多，得到有效治疗后会降低甚至回到正常水平，因此动态观察尤为重要。如手术后，若出现肿瘤复发，CT、核磁在一段时间内可能发现不了，但肿瘤标志物会逐步升高，可以在一些方面帮助医生进行病情的判断并及早干预。如果体检发现肿瘤标志物高了，不要过度紧张，应积极面对，进行复查，查出高的原因，如果复查结果还是升高，也不需过分担心，尽早找到专科医生，专科医生会与你站在同一条阵线上，对可能出现的情况进行评估，并做进一步的决策。

19 癌症患者应该进行体育锻炼吗

运动的好处实在太多了，首先，其能增加机体的免疫功能；其次，其能促进机体新陈代谢，延缓细胞衰老。不仅如此，通过运动，还能增进食欲，改善消化功能；此外，精神心理方面，运动能使人性格开朗，消除烦恼和忧郁，增进心理健康。简而言之，一般认为，通过运动，能提高身体适应能力，促进肌肉、骨骼增长，改善血液循环，在心理上也能缓解紧张情绪、舒展身心、陶冶情操。

那么问题来了，很多癌症患者会担心，得了癌症本来身体就虚弱，这时候还能进行体育锻炼吗？会不会使得本来就虚弱的身体更加不堪重负，导致癌细胞扩散呢？首先，我们要明确的是，长期卧床休息往往是不利的，如果癌症患者担心自己的活动会导致癌细胞扩散而长期卧床的话，往往会弊大于利。因为长期卧床的话，身体处于废用状态，会使关节僵直，肌肉萎缩。卧床时间越长，特别是手术后的患者，恢复体力所需的时间也越长。所以，患者即使是在动完手术的情况下，经过一段时间休息后，也应该循序渐进地在床上做些适合自己体力和耐力的功能锻炼,当病情进一步好转并可以下床活动时,则可进行活动量稍大的运动。众所周知,癌症患者的身体状况对于患者的预后有十分重要的影响,许多预后良好的患者并不是死于癌症,而是死于其他疾病,如心血管疾病。癌症患者内心的恐惧及癌症治疗产生的副作用,往往会导致癌症患者的身体健康状况每况愈下,严重影响治疗效果。

越来越多的文章指出,体育锻炼可以改善某些癌症患者的生活质量和身体状况,有效消除身心疲乏和情绪低落等消极因素的影响。美国癌症研究机构及美国大学的运动医疗组织,都提倡癌症患者进行适当的体育锻炼。体育锻炼的类型、时间和强度,可以按照患者的年龄、身体状况、癌症的类型和治疗情况而定。其中,大多数癌症患者会从体育锻炼中受益。

到目前为止,大部分癌症的治疗重点是杀伤肿瘤细胞。而体育锻炼恰恰可以为标准癌症的治疗提供两大重要的辅助作用:第一,肿瘤致死率虽然是由患者肿瘤细胞的恶性生物行为决定的,但是也与肿瘤患者的身体状况相关;第二,体育锻炼可以通过调节身体内激素水平,来直接作用于肿瘤,从而起到保护作用。这些被调节的激素包括胰岛素、类胰岛素生长因子1、雌激素和脂联素。这些激素可以促进或抑制肿瘤的生长,间接地影响肿瘤的预后。

正是基于这个理论,有人认为,无论是癌症致死率还是其他原因的致死率,糖尿病合并癌症的患者都会比单纯癌症患者要高。而我们都知道,体育锻炼对于糖尿病的预防与治疗,有着举足轻重的作用。尽管癌症患者的死因是非常复杂的,但是出现这些现象,可以说明体育锻炼是癌症患者的一个重要保护手段,或说是一个重要的治疗手段。因此,体育锻炼与癌症死亡率有间接因果关系。

人体内一直会产生肿瘤细胞,为何不是所有的人都得肿瘤?正是因为人体内的免疫系统能将进入身体的细菌、病毒及肿瘤细胞及时击杀。在大多数情况下,我们的免疫系统处于绝对的优势,如同护卫着皇城的禁卫军,忠诚地守护着我们的身体。随着年龄的增长,免疫系统功能下降,或者体内的肿瘤细胞增多,免疫细胞来不及清理,肿瘤就发生了。运动能刺激免疫系统,激活更多免疫细胞,提高免疫力,相当于给守护我们身体的禁卫军练兵,提高他们的战斗力。有研究也发现，癌症患者参加体育锻炼可以缓解化疗和放疗对体内造血功能的抑制，促进造血功能恢复，造血功能改善可以提供更多的可利用的免疫细胞和免疫物质，提高机体的抗病能力。

在生活中，我们发现凡坚持参加体育锻炼的癌症患者，抗感染的能力比不参加锻炼的同类患者要强得多，即使感染了，病情也相对较轻，恢复较快。那么，癌症患者该如何运动？随着年龄的增长，人体各项机能在慢慢走下坡路，在运动的选择上，也要考虑周全。需要结合自身形体活动、呼吸吐纳、调节心理，选择中低强度的有氧运动如健身跑、步行、各种健身操，以及具有民族特色的锻炼项目如太极拳、八段锦、五禽戏等。只要掌握好运动量，循序渐进并持之以恒，就一定会取得良好的效果。

需要提醒的是，体育锻炼之前一定要做好充分的准备活动。癌症患者，特别是心血管病患者，运动前应该要做全面的身体检查，与医生一起制定运动方案，这样的体育锻炼才安全。同时，运动应循序渐进，随时注意身体的变化，一旦身体不适则应停止锻炼，特别是合并有心血管疾病及糖尿病的患者，更应在家人陪同下，做好应急措施，带好应急药品，以防发生意外。

20 肿瘤与职业有关吗

日常生活中，我们经常接触到职业病的概念。我们都知道，有些疾病的发生与职业有着明显的相关性，那么肿瘤呢？肿瘤是否在从事某些职业的人群中发病率会比较高呢？答案是肯定的，癌症的发生还与我们所处的环境密切相关。如果一个人长期处于容易引起癌症病变的环境中，那么患癌的概率就会增大，职业性肿瘤与其他职业病一样，具有明确的致病物质接触史。接触致癌物的人群相应的肿瘤发病率和死亡率显著高于无接触人群，而且其发病率与接触职业性致癌因素的强度（工作环境污染、致癌物的毒性、进入人体的途径与方式、工作环境其他因素的综合作用）和持续接触时间有密切关系。那么，哪些职业会增加患癌症的风险呢？

有研究发现，在与职业相关的肿瘤中，呼吸道肿瘤比例是较高的，有毒气体和粉尘的直接接触者，比如消防队员、矿工、石棉工，往往容易得肺癌。

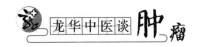

而我们老百姓耳熟能详的另一个癌症——白血病，则更容易发生在油漆工和皮革工身上。除此之外，若是需要经常日夜颠倒的职业，比如护士，其患乳腺癌的风险将可能高于一般人。再比如膀胱癌，在从事橡胶添加剂及颜料生产的工人中发病率较高。

虽然明知这些职业有着相对较高的患癌风险，然而遗憾的是，要人们对这些职业敬而远之、马上更换工作也是不现实的，那怎么办呢？别急，我们仍然有办法将发病风险降到最低。很多癌症都是可以预防的，对于职业癌，改善工作环境，加强保护是最有效的办法，具体如下：①减少从业者与致癌物质的接触，比如提高生产自动化水平，选择更安全的替代物，戴上防护口罩、护目镜、手套等避免直接接触致癌物质。②改善劳动环境，严格执行职业卫生标准，尤其是中小型企业，更要注意不能因为急功近利而放弃对工作环境的改善。比如湿式作业就是一种方便和经济的做法，当作业环境粉尘较多时，使空气中保持一定湿度，让空气中的粉尘黏附到喷洒出的水滴上，也能有效减少与粉尘的接触；而对付有害气体的方法除了减少其排放外，良好的通风是个不错的选择。③工人要加强个人防护，提高保健意识，比如勤洗手、洗澡，勤换衣服，同时，还要注意锻炼身体、合理饮食，提高自己的抵抗力。④对于职业引发的癌瘤关键在于早发现，因此每年一次体检非常重要，如果平时咳嗽、鼻出血、肠胃不舒服等，应及早到肿瘤专科医院或正规大医院就诊。

21 参与临床试验就是当小白鼠吗

相信肿瘤患者在医院就诊，尤其是在医学院附属医院就诊时，往往会看到类似《某临床试验招募志愿者》的广告。当看到这部分广告时，不少患者会十分反感，认为这是医院在毫无人道地拿病人做试验，在榨取病人的剩余价值。然而实际上，临床试验并非洪水猛兽。临床试验也有另外一个名称——药物临床试验质量管理规范，而这个名称现在正逐渐被更多的医师所常用。每一个新药在临床广泛应用之前，都需要进行临床试验。

临床试验分为四期，I期临床试验：即初步的临床药理学及人体安全性评价试验，观察人体对于新药的耐受程度和药代动力学，为制定给药方案提供依据；Ⅱ期临床试验：即治疗作用初步评价阶段，其目的是初步评价药物对目标适应证患者的治疗作用和安全性，也包括为Ⅲ期临床试验研究设计和给药剂量方案的确定提供依据，此阶段的研究设计可以根据具体的研究目的，采用多种形式，包括随机盲法对照临床试验；Ⅲ期临床试验：即治疗作用确证阶段，其目的是进一步验证药物对目标适应证患者的治疗作用和安全性，评价利益与风险关系，最终为药物注册申请获得批准提供充分的依据，该试验一般应为具有足够样本量的随机盲法对照试验；Ⅳ期临床试验，即新药上市后由申请人自主进行的应用研究阶段，其目的是考察在广泛使用条件下的药物的疗效和不良反应，评价在普通或者特殊人群中使用的利益与风险关系，改进给药剂量等。

简单来说，所谓的临床试验就是，首先观察患者对药物的耐受情况，以及这些药物进入人体后怎么通过器官代谢的，然后对治疗作用进行初步评价，最后对药物治疗作用进行确认。一般来说，药物要能推广到临床给广大患者应用，都必须严格经过这几个步骤，但如果一些药物实验的结果比较优异，也能申请进入快速审批通道，尽早造福广大患者。首先我们需要明确的是，所有临床试验，都是以保护受试者权益为第一前提的。在受试者决定要参与临床试验之前，医师会评估受试者的病情或者身体状态是否适合参与临床试验，详细向患者解释参与临床试验可能获得的收益与风险，在受试者完全知情且同意的情况下，才签署知情同意书。除此之外，在临床试验的整个过程中，伦理委员会将作为受试者权益保护的监督机构，审批整个临床试验的完成。

同时，在整个临床试验的过程中，患者具有完全的自主原则，在参加临床试验的过程中，不论是由于出现了不良反应，或者是自身的其他原因，只要不再愿意继续进行临床试验，均可随时退出。而且，临床试验的受试者相比一般患者可能会得到更多来自医疗过程上的照顾，比如就诊的便利等。此外，不仅整个试验过程中受试者的检查及治疗费用免费，而且一旦在试验过程中，患者出现不良反应，对于受试者所采取的补偿原则也是事先设计好，

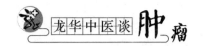
并记载于知情同意书当中。

一般来说，临床试验代表着最新的针对某种疾病的治疗方向，临床试验一旦成功，那参与试验的患者，就会成为第一批受益者。说到这里，也许有的患者还会有疑问，如果在临床试验的分组中，进入到一个没有用新药的组，那不是"亏大了"吗？实际上，无论是被分配使用新药还是旧药，临床试验的治疗方案都是这个领域最标准、最领先的方法，而且很多临床试验都会采用交叉设计实验，在临床试验的后半段时间里，所有用新药的患者和没有用新药的患者会互换治疗方案，也就是说，如果在首先的治疗方案中，受试者没有用新药，那么后半段是可以使用新药的。另外值得一提的是，临床实验治疗的药物是免费的，如果参与临床受试的患者对药物反应不错并且一直有效，很多药物厂商会持续不断地给入组试验者供应药物，而且现在在国内参与临床试验的"新药"，有不少已经是在其他国家认可并应用于临床的，但为了符合中国的标准，必须在国内重新进行试验而已。所以说，参与临床试验，绝不是来当"小白鼠"的。

当然，需要提醒的是，当决定参与临床试验时，一定要选择正规的医院，并和负责实验的医师进行良好的沟通，如实告知病情，在整个临床试验过程中，及时和医师反馈用药情况和不良反应。

22 如何做好癌症筛查

筛查，就像用筛子筛面粉一样，把那些"有问题的"的东西找出来。比如，通过检测大便中潜藏的血液，或用结肠镜直接伸到肠子里看内部的样子，可以较早发现"结直肠高风险腺瘤"，并且进行妥善的处理（比如切掉）。如果不做检查，放在那里不闻不问，这个"结直肠高风险腺瘤"就可能有变成结直肠癌的危险。同样的，通过观察宫颈取来的细胞，可能会看到有些细胞出现了异常，及时处理，就减少了得宫颈癌的可能性。除了结直肠癌、宫颈癌之外，常见的肺癌、肝癌、食管癌、胃癌，还有女性中发病率非常高的癌症——乳腺癌，都有对应的检查方法，能够早期发现那些"可能会变成癌"的微小的变化，或发现早期的、没有症状的癌症。而这7种癌症占了成人所

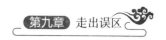

有癌症中的大部分。

那么哪些人更需要进行癌症筛查？哪些人属于发生肿瘤可能性较大的"高危人群"呢？以下几个方面可以帮助我们判断：①近亲属是否有肿瘤，母亲或家族中其他女性亲属有乳腺癌的病史，就属于乳腺癌的"高危人群"；②是否接触过容易致癌的外来物质，长期吸烟或接触"二手烟"、酗酒、食用腌熏食物，或是因工作原因接触过放射线或化学毒物，发生癌症的可能性会明显升高；③是否有癌症高发的自身因素，包括年龄较大，患有乙肝、慢性萎缩性胃炎等。对于发生肿瘤的高危人群，出现肿瘤标志物升高时，体内有肿瘤的风险相对较高，应该做进一步的检查。我们可以根据肿瘤标志物提示的相关部位选择相应检查，包括胸部 CT、腹部 CT、乳腺超声、前列腺超声、内镜检查等，并尽快于肿瘤专科就诊。

还需要提醒大家的是，即使肿瘤标志物完全正常，也不能绝对排除肿瘤。除了上面提到的肿瘤"高危人群"的判断方法，还需要结合我们自身的"报警症状"。比如，长期咳嗽咳痰，可能只是慢性支气管炎的表现；但如果最近痰中出现血丝，或是伴有胸痛、消瘦等症状，就要警惕出现肺癌的可能。出现"报警症状"时，体内存在肿瘤的可能性升高，也应该及时到肿瘤专科就诊，做进一步检查。体检检查结果只能反映人体一定时间内的状况，比如血液学的检查结果经常发生变化，有时一天内的检查结果都不相同；影像学的检查结果也有一定的"有效期"。一般人群的体检一年进行一次，即使每年进行体检，也有可能在两次体检中间诊断出癌症。

如果不属于高危人群该怎么做？如果不属于"高危人群"，身体也没有任何不适，而且肿瘤标志物仅仅是轻度升高，体内有肿瘤的可能性相对较低。我们可以选择改善生活方式，如戒烟、戒酒、注意饮食、规律作息，之后再复查肿瘤标志物，必要时可以完善上面提到的检查。大规模的肿瘤筛查虽然会消耗人力物力，但从卫生经济学的角度讲，是非常有必要的。规范的肿瘤筛查，其意义不仅仅是筛查出患者，还在于早期检出、早期发现的癌症也许还在原位癌阶段，此时通过简单的治疗或许就可以将癌症彻底根除。而且，筛查过程中，除了发现癌症，常常还可以顺道发现很多良性病变。

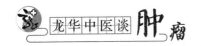

25 癌症可以预防吗

癌不是一种病，而是许许多多种不同疾病的总称。朋友们往往认为，癌症的可怕之处在于"治不好"，总会让人觉得"得上癌症就死定了"，而且每年被诊断出癌症的人数都在增加。面对癌症的肆虐，还能为自己、为亲爱的人做些什么呢？有些预防癌症的方法，每个人都能做到！

预防癌症的方法有很多。比如，可以戒烟限酒。吸烟或二手烟是最大的致癌因素，每年烟草可导致约 22% 的癌症死亡，其中大约 70% 是肺癌；酒精可以增加食管癌、肝癌、结肠直肠癌等的发病风险，是另一个致癌危险因素。再比如，还可以打疫苗。一些病毒感染与相关癌症有明确的关系，比如大家熟知的，乙型和丙型病毒性肝炎可能会发展为肝癌，HPV 感染会导致宫颈癌。因此，及时打疫苗能够明显减少这类癌症的发生。另外，一些特定的细菌感染会增加患癌的可能性，比如"幽门螺旋杆菌"就与胃癌有直接的关系。因此，一旦发现及时根除是很好的降低癌症风险的措施。良好的生活习惯，比如控制体重、适量运动、健康的饮食习惯、改善居住环境、减少室内污染等，也是预防癌症的有效手段。理想情况下，通过肠镜可以看到整个大肠的黏膜表面，在检查过程中如果发现异常，可以直接取异常部位的组织进行病理检查，判断是否存在癌变。大部分肠癌是从最初的腺瘤发展而来，这个过程可能要经历数年甚至更长的时间，如能在暂未癌变或者早期癌变的时候，通过肠镜检查发现患者的腺瘤，并实施经内镜切除治疗，可以有效地阻止大肠癌的发生。

简而言之，如下 9 条简单措施可以让我们远离部分癌症：①不吸烟，并且远离"二手烟"和其他烟草制品；②不饮酒，或减少酒类及酒精饮料的摄入；③坚持锻炼，每天规律运动，将体重保持在健康范围；④健康饮食，多吃全谷类、豆类、蔬菜及水果，限制高热量食物（高糖、高脂食物），少吃或不吃加工过的肉类（如腌制肉、肉肠、肉罐头等），限制红肉及高盐食物；⑤不要晒太阳太久，减少紫外线直接照射皮肤的时间并采取防晒措施，可以预防皮肤癌；⑥母乳喂养，可降低女性患乳腺癌的风险；⑦接种疫苗，例如

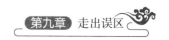

接种乙肝疫苗可以预防原发性肝癌，接种 HPV 疫苗可以预防宫颈癌；⑧关心自己和家族亲戚的身体状况，了解自己的患癌风险；⑨定期体检，进行合理的癌症筛查。

24 何须谈癌色变——接触致癌物一定会导致癌症吗

很多人"谈癌色变"，因为患癌的人越来越多，这是不争的事实。国际癌症研究机构发表的《2014 年世界癌症报告》显示，2012 年全球新增癌症病例达到 1400 多万例，并预计在未来 20 年可达到每年 2200 万例的水平。医学界对于癌症的共识是：相对于治疗，预防的意义更为重大。要实现癌症的预防，找到致癌物是一个重要环节。什么是致癌物？致癌物，顾名思义，就是能诱发人患癌的物质。广义的致癌物，应称作致癌因素，包括任何能增加人类患癌风险的化学的、物理的、生物的物质，以及生活、工作方式等。

1965 年，国际癌症研究机构（IARC）成立，该组织成立之后就开展了确定致癌物的工作。每年 IARC 都发布权威资料，及时更新致癌物的信息。最终，IARC 确定了致癌物的概念，并将其分为了 4 类。

第 1 类致癌物，是"明确"有致癌作用的物质。生活中常见的有烟草、酒精饮料、槟榔、黄曲霉毒素、石棉等。

2A 类致癌物，是"可能性较高"的致癌物。具体含义是经动物实验已证实有明确的致癌作用，但人群研究的证据还比较有限的致癌物。常见的有丙烯酰胺、高温油炸食品、高温油烟、作息颠倒、无机铅化合物等。

2B 类致癌物，是"可能性较低"的致癌物，这类物质的"致癌可能性"在动物实验和人群研究的证据暂时都不太有力。常见的有氯仿、蕨菜、DDT（一种杀虫剂）、硝基苯、汽油（汽车尾气）、手机辐射（电磁辐射）等。

第 3 类致癌物，是"尚不能分类"的致癌物。所谓"尚不能分类"的致癌物，有两种类型：动物实验和人群研究的致癌证据都不充分；动物实验证据充分，但人群研究则明确无致癌作用。常见的有咖啡因、二甲苯、糖精、安定、静电磁场、有机铅化合物等。

第 4 类致癌物，就是对人体"可能没有"致癌性的物质。相关研究中没

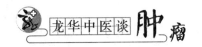

有充足证据证明其具有致癌性。目前 IARC 公布的资料中只有"己内酰胺"一种。

如何应对致癌物？对 1 类和 2A 类致癌物要尽量避免。对于 1 类、2A 类致癌物，国家会出台公共卫生政策，降低人群暴露水平，同时我们也应当尽量避免接触这些致癌物。这里举两个例子来谈。烟草属于 1 类致癌物，北京市在 2015 年 6 月 1 日开始实施"史上最严厉"的禁烟条例，归纳起来，就是任何"带顶儿""带盖儿"的公共场所禁止吸烟，全面禁止各种形式的烟草广告。丙烯酰胺属于 2A 类致癌物，丙烯酰胺与肠癌密切相关，生活中比较多见的就是炸薯条，其中含有大量丙烯酰胺。美国农业部通过政策，准许一种转基因马铃薯商业化种植，而这种马铃薯就能大大减少油炸过程中产生丙烯酰胺。

对 2B 类致癌物不必太紧张。对于 2B 类致癌物，国家尚不需要出台公共卫生政策，个人防护也是非强制的。2B 类致癌物的典型代表就是非电离辐射，常见的有手机、电脑、Wi-Fi 设备等发射出来的射频电磁场。目前没有足够的证据证实非电离辐射有致癌作用，所以没有国家通过公共政策，声称非电离辐射会影响健康而限制其使用。但一些权威机构还是给出了一些个人降低手机电磁辐射暴露的建议，包括减少使用时间、使用免提装置接打电话等。要注意这些只是建议性的意见，非强制性。

对 3、4 类致癌物可以安心。对于第 3、4 类的致癌物，我们大可不必太在意，因为目前的相关研究都没有发现它们可以致癌。

总结：不管是哪一类的致癌物，致癌强度与这种致癌物的分类无关；致癌物的分类只是告诉我们致癌物证据等级的高低；致癌强度与致癌物本身特性、致癌物的暴露水平（剂量）有关。所以，喝过几次酒、吸几次烟并不意味你就会患上癌症，但是，长时间、大量饮酒吸烟，患癌风险则会显著提高。如果戒烟戒酒，避免接触致癌物，当然能够降低患癌风险。

靶向药物适合所有癌症患者吗

顾名思义，分子靶向药物就是把肿瘤上的一些结构当作"靶子"，患者吃

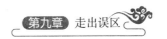

了这种药以后，药物可以直直地射向靶子，也就是癌症细胞，这样就可以更高效地治疗癌症了。传统的化疗，好像机关枪一样，对人体的细胞不分好坏进行扫射，所以就会造成常见的脱发、恶心呕吐等副作用，而靶向药物则有精准的靶点，可以精确射击。

随着疾病治疗理念上的更新，个体化治疗和多学科综合诊治逐渐得到推广。2005 年，易瑞沙（化学名：吉非替尼）进入中国市场，中国非小细胞肺癌治疗正式进入靶向治疗时代。靶向药物针对已经明确的致癌靶点，使肿瘤细胞特异性死亡而不波及正常细胞组织，免去了诸多放化疗的痛苦，患者生存质量大大提高。

但是，作为针对基因靶点生效的特效药物，患者在使用靶向药物之前必须通过基因检测，确认靶点基因出现突变，才能达到最大的治疗效果。目前靶向药物的分子病理学检测方法有两种：一种是通过定量 PCR 的方法来定量检测患者病灶样本，测量出突变的比例，这是该中心目前主要的检测方法，也是欧美国家临床使用的方法；另一种是利用分子影像技术的方法来对肿瘤进行随时监测，但这种方法尚处于概念阶段，距离临床应用还有一段距离。近年来，美国对于特定靶向药物的使用，已经强制要求必须在用药前进行基因突变检测，用以判断患者是否适合用药。例如用于治疗肺癌的易瑞沙（Iressa）和特罗凯（Tarceva），用于治疗结直肠癌的爱必妥（Erbitux）和维克替比（Vectibix），用于治疗肾细胞癌的多吉美（Nexavar）等，都有对应的基因检测用于指导用药。如果患者具备用药条件，那么即使是晚期，也会收到很好的效果；否则效果微弱，只会浪费时间和金钱。近年来，靶向药物陆续进入我国，但其对应的分子病理学检测却迟迟未得到推广，现在在北京已经有一些医院开展了这样的定性检测，这在一定程度上能够指导用药；但准确来说，最科学可靠的是通过定量检测来准确测定靶点的多少与比例，这样才能更好地指导用药。

另一方面，尽管靶向药物在疾病治疗上有着诸多优势，但费用较高一直是绕不过的门槛。由于跨国药企研发、营销成本较高，靶向药物售价明显高出常规药物，治疗费用每个月动辄上万，一般中国家庭难以承受。

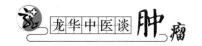

目前，分子靶向药物还是主要适用于晚期的、有特定基因突变的患者。早中期的肺癌，目前还是强调以手术为主的治疗，即使已经不能手术治疗，仍然应该听从医生的建议，进行规范的化疗和放疗，有很多患者都能取得非常好的效果。癌症治疗，应该谨慎，也不可过于急躁，做好检测，权衡花费，把每一笔钱，都花在刀刃上，让治疗肿瘤的效率最大化。

26 癌症偏方是不是真的有效

偏方、秘方治疗癌症的说法由来已久，在网络时代这些说法更是甚嚣尘上。只要在网上搜索"治疗肿瘤的秘方"，就会看见一大堆结果，并且还都附有一个又一个被秘方"治愈"的例子，看起来可信度极高。

为什么偏方、秘方治疗癌症会受到这么大的追捧？究其原因可能有如下几点：①现代医学治疗癌症的方法如手术、放疗、化疗、生物疗法等价格昂贵，并不是每个家庭都能承受得起；②化疗、放疗都有一定的副作用，给患者家属的感觉就是一个"好好的人"接受治疗后可能就恶心、呕吐、掉头发了；③偏方、秘方，一听名字感觉就很高大上的感觉，它仿佛凝聚了多少古来圣贤的智慧，为患者指明了一条捷径；④网络促进了偏方、秘方的传播，而这个时代总有些人存在着侥幸心理，宁信网友，不信医生……总觉得试试这个"秘方"，要是"万一"有用呢？

当然，还有不容忽视的一点，那就是我们现在的医疗水平确实还不能治愈癌症，这恐怕也是许多患者舍弃现代医学治疗的根源。虽然人们有种种理由想去尝试道听途说的偏方、秘方，但这种尝试就是盲目地在用生命做没有成功希望的实验。这个生命可能会就此陨落，这是万万使不得的。只有医患携手一起走，才能在抗癌的道路上走得更远。

27 如何开导癌症患者？家属岂能束手无策

由于错误观念的误导，致使多数患者及其家属认为"癌症等于死亡"。因此，患者一旦得知患癌后即存在严重的焦虑、不安、恐惧、绝望等复杂心理，这些不良的复杂心理活动可变成极大的心理压力影响患者的生活质量和治疗

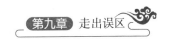

效果。

首先，癌症一旦确诊，对患者和家属都是很大的打击。有的患者心理素质很差，容易出现恐惧、焦虑、抑郁等不良情绪，对治疗缺乏信心，悲观失望，对生活失去兴趣。如果这种情绪长期持续，会导致一系列的神经、内分泌和免疫功能的变化，使血液中的 T 淋巴细胞明显减少，导致肿瘤的生长速度增快。其次，患者接受手术、放疗、化疗等常规治疗后的副反应，包括脱发、恶心、呕吐等，会诱发一些心理问题，例如忧郁，对治疗失去信心、对他人有不信任感，甚至感到人生没有意义。治疗之后患者由于害怕肿瘤复发和转移，可能会出现焦虑、疑病等症状，因治疗所引起的形体破坏和生理功能的障碍则会导致孤僻、不合群、烦躁、性欲减退，出现性格改变和抑郁症，有的甚至不久就发现复发转移。此外，晚期肿瘤患者由于不堪肿瘤失控性的扩散及长期疼痛，常常会产生"求死"的念头。因此，肿瘤患者的心理问题已经日益受到重视。

要减轻患者的心理压力，就必须进行说理开导，其主要步骤为采取劝导、启发、同情、支持、消除疑虑、提供保证等心理学技术帮助患者认识问题，改善心境，提高信心正视现实，从而达到配合治疗、改善生活质量的目的。根据患者不同性格特征采取不同的心理疏导方法，加强患者对有关常识的了解，端正对癌症的认识，对于帮助其减轻心理重压、保持较好的心态、增强战胜疾病的信心有重要意义。必要时用一些精神药物和安慰剂。

家庭及社会相互配合。缺乏家庭支持的患者往往难以面对癌症的现实，支持型的家庭环境可以增强癌症患者的抗病能力。此外，社会的关心和尊重可减轻患者病后的无助感，有利于患者保持乐观的情绪，增强战胜疾病的信心，从而减少抑郁情绪的发生。癌症患者面对每况愈下的身体状况及死亡的威胁，往往产生诸多心理问题。以同感心为基础，设身处地从患者的角度去感受并表达患者的情绪，让患者感觉被理解、被接纳、被支持。医务人员应以平等、尊重、接纳的态度，站在患者的立场对待患者并指导家属采取同样的方式对待患者，从而赢得患者及家属的信任。通过细心聆听、肯定、澄清、代述、鼓励等方式，使患者能表达自己的感受，宣泄并理顺情绪。医务人员要通过语言和行动向患者表明，尽管他们失去了健康，容颜毁损，甚至脏器切除，但医务人员和家属永远不会厌弃他们，仍会关爱和支持他们；了解患者的需求，在可能的范围内尽量帮助患者满足其心愿，如协助解开患者与家属之间的芥蒂，为患者庆祝生日等。

肿瘤并不可怕，只要注意维持并激发患者的希望，让其自身生发出力量，从而更有效地应付艰难状况，并积极规划，依然能焕发出生命的光彩。医务人员及患者家属更要与患者进行充分的心灵沟通，为患者提供最大的心理支持。

28 质子重离子治疗可彻底击杀癌症吗

质子重离子技术是放疗中的一种，是国际公认的放疗尖端技术，质子和重离子同属于粒子线，与传统的光子线不同，粒子线可以形成能量布拉格峰，所谓的布拉格峰，是指质子或碳离子经由同步加速器加速至约光速的70%时，这些粒子射线被引出射入人体，在到达肿瘤病灶前，射线能量释放不多，但是到达病灶后，射线会瞬间释放大量能量，形成一条能量释放轨迹。

换句话讲，理论上质子重离子治疗能够在对肿瘤进行集中爆破的同时，减少对健康组织的伤害，整个治疗过程好比是针对肿瘤的"立体定向爆破"，实现疗效最大化。

但是，需要指出的是，所谓癌症治愈，不是癌症缩小或暂时消失了就是治愈，而是以后不再复发才算治愈。近期疗效好，肿瘤缩小或消失了，不等于远期疗效也会好，可以活得更久。未来是否复发，多久复发都是未知的。另外，既然是"定向爆破"，那么只有实体的、有确定边界的、尚未扩散的肿瘤才会从质子重离子治疗中获益——毕竟我们无法把整个身体大部分"爆破掉"，也就是说，很多情况下的癌症是无法用这项技术的，比如晚期肿瘤和血液系统肿瘤。质子重离子治疗只是一种针对局部肿瘤的治疗手段，很多中晚期的肿瘤还要联合化疗、外科系统治疗。它和手术本质的相同注定了它主要适用于早期癌症。

另外，质子重离子治疗的费用相当高昂，上海市质子重离子医院每个疗

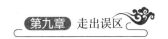

程平均价格将近 30 万元且不在医保范围内（尽管这个价格是低于国际平均水平的）。而其实早期癌症多数情况下手术就可以解决——直接切掉，所以对于那些可手术的早期癌症，多数情况下还是建议手术，疗效肯定，花费不多，治愈率也较高。到了晚期手术基本没办法，质子重离子治疗同样也没办法，只能姑息治疗。对全身广泛转移的晚期癌症，除了化疗和靶向治疗等，局部治疗的作用极其有限。

那么，质子重离子治疗到底可以治疗哪些癌症？首先，无法耐受手术的早期癌症患者，比如一些结合多重疾病的老年患者，或者患者就是不想做手术，那么可以考虑做这个治疗。其次，生长位置刁钻，抑或通过手术会造成身体大面积损毁的肿瘤，像鼻咽癌、口咽癌、脑膜瘤等，或者靠近心脏和大血管、手术风险极大的肿瘤，都是适合选择质子重离子治疗的。另外，某种癌症局部复发灶且复发位置很刁钻，不方便手术甚至无法手术，而又不能耐受化疗，也可考虑采用放疗。质子重离子治疗当然更好，但也只是暂时局部控制，极可能会再长出来。但上述两种治疗技术的前提是癌症不能属于晚期，如果全身扩散转移了，质子重离子治疗的获益也相当有限。

质子重离子治疗的不良反应同样也是放疗损害，表现和一般的放疗差不多，只是更少一些，程度更轻一些。质子重离子治疗是一种高精准的放射治疗手段，确实是治疗癌症的利器，但也没有那么神奇，它终归是一种局部治疗手段，只能解决部分问题。

29 癌症晚期还能做手术吗

一般认为，手术治疗适用于早期肿瘤患者，而在医学上，也有个概念叫姑息性手术，是指为减轻症状或以切除主要癌灶为目的的手术，可为总体治疗打下一个良好的基础；或没有彻底切除癌灶，或有某一远处转移癌灶者，即使是肺癌局部彻底切除的各种手术，也都属于姑息性手术。在这一基础上追加其他各种有益治疗，合理安排，患者仍可以获得可观的收益，仍有可能长期生存。故姑息性手术也是综合治疗的重要组成部分。

姑息性手术要不要做？其实这不仅是医生单方面的决定，更需要患者和

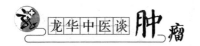
家属的充分沟通。简单来说，就是要权衡手术治疗的风险和效果，首先要考虑患者的实际情况。目前的状况是什么？有没有那么严重？姑息性手术能不能解决患者存在的问题？对减轻症状和提高生活质量有帮助吗？能不能预防短时间内可能出现的相关并发症？手术效果符合患者和家属的期望吗？成功的姑息性手术应该是在最小风险下，达到患者和家属的治疗期望，所以一定要考虑手术预期效果是不是符合患者和家属的期望。一般晚期肿瘤患者的身体状态都不太好，在考虑手术预期效果的同时，也要评估任何治疗操作可能带来的风险。比如，患者还能忍受手术带来的创伤吗？手术可能带来并发症（出血、感染、切口愈合等）的风险有多大？患者和家属要与医生充分沟通，尽量了解手术的预期效果、医生对手术成功的把握程度、并发症风险、费用等，然后再决定要不要承担这份风险。

其实对于患者和家属来说，最重要的是想清楚自己想要的结果是什么，是想通过姑息性手术延长生命时间还是提高生活质量。在符合医疗常规的基础上，患者和家属的意愿是医生在考虑是否进行姑息性手术时的关键。虽然姑息性手术没有技术上的难度，但对医生来说，难在做这样的决定。因为结果可能是没有人获益，反而让患者承受更多的痛苦和风险。这个时候，能不能做不重要，对患者和家属而言，愿不愿意做才最重要。

30 中西医如何取长补短，携手抗癌

中西医之争由来已久，很多肿瘤患者会迟疑，不知到底是该接受中医治疗好，还是接受西医治疗好。有些肿瘤患者在听到手术、化疗、放疗都感到惊慌害怕，觉得创伤性的治疗方式会让身体承受不了，甚至会加速疾病的进展，而中医通过药物调理，更显温和，还是选择中医好了。也有些肿瘤患者，认为中医无非就是喝点草药汤水，根本对治疗毫无帮助，甚至不少西医医师实在对肿瘤的控制束手无策时，才会以死马当活马医的心态让患者寻求中医治疗。

实际上，很多肿瘤患者到了晚期，肿瘤负荷过大、合并多脏器功能衰竭，才去寻求中医药治疗，这无异于螳臂挡车，难以奏效。中医药的治疗要尽早

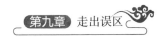

介入，在机体能正常吸收代谢的情况下，才能通过调动机体的免疫功能，起到抑制癌细胞的作用。但是，西医对肿瘤治疗的作用同样不能忽视。

对于多数的癌症尤其是癌症早期，目前最有效的治疗方法就是外科手术治疗，患者不能因为对治疗方法的不了解就不选择更有利的治疗方法。对于是否采用中医、多大程度上采用中医治疗，则需要具体问题具体分析。

对于恶性肿瘤，许多临床经验已证明，单一的治疗手段不太理想，相反，中西医多学科的综合治疗更有效。目前，恶性肿瘤的治疗模式是综合、多学科和个性化的，治疗手段包括手术、化疗、放疗、靶向治疗和中医中药治疗。其中，中医中药在肿瘤治疗中的重要作用已被越来越多的患者认可，已有一部分患者充分感受到了中西医结合治疗带来的疗效叠加效果。

术前给予中医药治疗可改善患者的一般症状，创造良好的手术条件，保证手术顺利进行；术后多伤及气血，可予益气固表、补气养血等中医药方法治疗，使患者因手术造成的损伤得以早日恢复，以尽快接受其他治疗，提高肿瘤治愈率和改善生活质量。

另外，中医与放化疗结合，既能增强放化疗对肿瘤细胞的杀灭力，采用健脾和胃、降逆止呕、滋补肝肾、益气养血等方法，也可明显减少放化疗引起的消化道反应、心肝肾功能的损害、骨髓及免疫功能受抑制等毒副作用。

肿瘤的复发转移一直是肿瘤科医师十分头疼的问题，大部分肿瘤患者手术、化疗、放疗后，往往正气虚弱，这正是中医药发挥优势的良好时期。中医强调扶正祛邪，讲究整体治疗与局部治疗相结合，辨病治疗与辨证治疗有机结合，将大幅度降低肿瘤患者复发和转移的概率，明显延长患者的生存期。

㉛ 肿瘤预后不良，患者生存期一定很短吗

现代社会，随着医学知识的普及，大众逐渐接触到越来越多的医学概念，比如很常见的一个概念就是疾病的预后。所谓疾病的预后，通俗来讲就是，根据已有的资料和经验来推测疾病发展的走向，比如说是完全治愈，或是留下后遗症，或是长期吃药可以维持健康。而肿瘤科的患者更是非常关注自己所得肿瘤的预后情况。如果很不幸，所患的肿瘤是属于预后不良的肿瘤，患

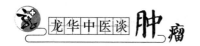

者往往会万念俱灰，认为自己日子所剩无几。

实际上，大可不必如此灰心丧气，所谓预后不良的肿瘤，指的是"根据长时间、大量的研究发现，病情相似而且各方面状况都比较接近的人，患上这种肿瘤则生存期较短"。所以我们可以看出，说某种肿瘤预后不良，更多的是说一种概率上的问题，而影响肿瘤预后的因素有很多：①如果患上癌症时，发现还是早期癌症，那无疑是个福音，早期癌症无论是治疗难度还是治疗效果，都远远优于晚期癌症，而定期体检是发现早期无症状癌症的有效方法；②体质因素也占有一席之地，合理的营养和充足的锻炼，可以有效增强体质，减少癌症发生，即使得了癌症，也会因为"身体底子好"而受益，比如对化疗的耐受性更好；③接受正规的癌症治疗，能提高癌症患者的生存期，是衡量各种癌症治疗方案的关键点之一。在正规医院，癌症患者会按照指南要求接受治疗，而指南则是在大量的数据支持下制定的。不是所有的癌症都那么可怕，并不需要谈癌色变。

治疗肿瘤的终极目标是把肿瘤变成一种慢性疾病，并且癌症的治疗并不一定要追求快，更不要过度进行放化疗，要倡导个体化、标准化与规范化治疗，以提高患者生存质量为目的，让癌症与患者一起慢慢变老。